Elogios para
De5Graça

"O novo e inovador livro do Dr. Mercola sobre os efeitos dos CEMs na saúde é ao mesmo tempo um conto sombrio e um chamado efetivo à ação. O Dr. Mercola cuidadosamente apresenta a história e as evidências dos efeitos nocivos da exposição aos CEMs e fornece medidas concretas e em tempo real a serem tomadas para mitigar os danos para você e sua família. Como resultado da leitura deste importante livro, estou redobrando meus esforços para proteger minha família e meus pacientes dos efeitos nocivos dos CEMs, especialmente à luz do lançamento do 5G. Esta é uma luta que envolve todos nós, e o livro do Dr. Mercola pode ajudar a iluminar o caminho nesta importante luta."

— **Dr. Thomas Cowan**, autor de *Human Heart, Cosmic Heart*; *Vaccines, Autoimmunity, and the Changing Nature of Childhood Illness*; e *Cancer and the New Biology of Water*

"Dez anos atrás, minha saúde em declínio melhorou da noite para o dia após uma simples mudança em minhas exposições à eletricidade. Se quinze anos atrás eu soubesse dos efeitos sobre a saúde resultantes da exposição à eletricidade e ao wireless, teria poupado mais de uma década de profunda dor e sofrimento pessoal. Leia este livro e compartilhe o que você aprendeu para proteger a si mesmo e aqueles que você ama."

— **Peter Sullivan**, fundador da Clear Light Ventures

"Quer saber como os CEMs afetam sua saúde? Este livro fornece uma explicação magistral sobre por que nossa vida e nosso planeta estão se tornando uma de5Graça e mostra o que podemos fazer a respeito. Equilibrado e de fácil compreensão, é uma leitura obrigatória para qualquer pessoa realmente interessada em proteger a saúde."

— **Lloyd Burrell**, autor de *EMF Practical Guide* e fundador do ElectricSense.com

"A tecnologia 5G promete conexões mais rápidas, maior largura de banda, baixa latência, um grande alcance da Internet das Coisas e cidades inteligentes. O que há para não gostar nisso? Dr. Mercola escreveu um livro abrangente e fácil de ler que explica o que a ciência sabe sobre os potenciais efeitos biológicos adversos de um aumento maciço em nossa exposição aos CEMs se/quando o 5G se tornar amplamente disponível. Mesmo que você não use a tecnologia, não poderá fugir, porque ela estará em todos os lugares. Este é o livro certo se você quiser se informar sobre os perigos dos CEMs."

— **Stephanie Seneff**, Ph.D, pesquisadora sênior do Laboratório de Ciência da Computação e Inteligência Artificial do MIT

"Este livro de Joseph Mercola — *De5Graça* —apresenta ao leitor o conceito de que a tecnologia eletrônica e sem fio emite frequências na forma de eletricidade suja e radiação de micro-ondas que podem prejudicar, e estão prejudicando, nossa saúde. Este livro vem em um interessante momento, quando os governos de todo o mundo estão correndo para lançar o 5G, tecnologia sem fio, sem nenhum teste dos efeitos biológicos e à saúde advindos da exposição em longo prazo. À medida que estamos cada vez mais expostos a mais radiação por meio de medidores e aparelhos inteligentes, Wi-Fi nas escolas e agora antenas de pequenas células 5G colocadas em postes de iluminação a cada 100 metros, um número crescente de pessoas está perguntando 'Por que a pressa para o 5G?' e 'Nós realmente precisamos dessa tecnologia?' Já não é suficiente para nós apenas comer orgânicos, beber água purificada, respirar ar puro, fazer exercícios e dormir bastante para ficarmos saudáveis. Devemos também minimizar nossa exposição aos efeitos nocivos da poluição eletromagnética. Saiba como reduzir sua exposição e como reparar danos relacionados a CEM lendo este livro do Dr. Mercola, *De5Graça*. Você não ficará desapontado!"

— **Dra. Magda Havas BSc**, Ph.D., professora emérita na Trent University, Canadá

"O Dr. Joseph Mercola escreveu o livro definitivo sobre campos eletromagnéticos, com especial ênfase em como eles afetam nossa saúde. Este livro é um recurso inestimável, com muitas soluções práticas, especialmente para aqueles que são sensíveis aos CEMs. Para quem ainda não conhece os CEMs ou que se recusam a levá-los a sério, será mais difícil ignorá-los depois de ler este livro. Todos precisam saber sobre os perigos dos CEMs, e este manual abrangente ajudará a conseguir isso."

— **Oram Miller**, consultor certificado de biologia da construção e especialista em radiação eletromagnética

DE5GRAÇA

OUTRAS OBRA DO DR. JOSEPH MERCOLA

KetoFast

KetoFast Cookbook (com Pete Evans)

Superfuel (com James DiNicolantonio)

Combustível para a Saúde

The Fat for Fuel Ketogenic Cookbook (com Pete Evans)

Cura sem Esforço

The No-Grain Diet

Sweet Deception

Dark Deception

The Great Bird Flu Hoax

Freedom at Your Fingertips

Generation XL

Healthy Recipes for Your Nutritional Type

DR. JOSEPH MERCOLA
AUTOR BEST-SELLER DO *NEW YORK TIMES*

DE5Graça

5G, WI-FI & CELULARES:
COMO SE PROTEGER DE SEUS PERIGOS OCULTOS

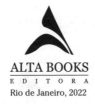

ALTA BOOKS
E D I T O R A
Rio de Janeiro, 2022

Des5Graça

Copyright © 2022 da Starlin Alta Editora e Consultoria Eireli.
ISBN: 978-65-5520-268-7

Translated from original EMF*D: 5G, Wi-Fi & Cell Phones: Hidden Harms and How to Protect Yourself. Copyright © 22020 by Joseph Mercola. ISBN 978-1-4019-5875-6. This translation is published and sold by permission of Hay House, Inc., the owner of all rights to publish and sell the same. PORTUGUESE language edition published by Starlin Alta Editora e Consultoria Eireli, Copyright © 2022 by Starlin Alta Editora e Consultoria Eireli.

Impresso no Brasil — 1ª Edição, 2022 — Edição revisada conforme o Acordo Ortográfico da Língua Portuguesa de 2009.

Dados Internacionais de Catalogação na Publicação (CIP) de acordo com ISBD

M556d   Mercola, Dr. Joseph
     Des5Graça: 5G, Wi-fi & Celulares: Como se proteger de seus perigos ocultos / Dr. Joseph Mercola ; traduzido por Ana Paula Silva. - Rio de Janeiro : Alta Books, 2022.
     320 p. ; 16cm x 23cm.

     Tradução de: EMF*D
     Inclui índice e apêndice.
     ISBN: 978-65-5520-268-7

     1. Saúde. 2. CEMs. 3. Tecnologia. 4. Wi-Fi. 5. Telefones celulares. I Silva, Ana Paula. II. Título.

2022-314   CDD 613
                                    CDU 613

Elaborado por Vagner Rodolfo da Silva - CRB-8/9410

Todos os direitos estão reservados e protegidos por Lei. Nenhuma parte deste livro, sem autorização prévia por escrito da editora, poderá ser reproduzida ou transmitida. A violação dos Direitos Autorais é crime estabelecido na Lei nº 9.610/98 e com punição de acordo com o artigo 184 do Código Penal.

A editora não se responsabiliza pelo conteúdo da obra, formulada exclusivamente pelo(s) autor(es).

Marcas Registradas: Todos os termos mencionados e reconhecidos como Marca Registrada e/ou Comercial são de responsabilidade de seus proprietários. A editora informa não estar associada a nenhum produto e/ou fornecedor apresentado no livro.

Erratas e arquivos de apoio: No site da editora relatamos, com a devida correção, qualquer erro encontrado em nossos livros, bem como disponibilizamos arquivos de apoio se aplicáveis à obra em questão.

Acesse o site www.altabooks.com.br e procure pelo título do livro desejado para ter acesso às erratas, aos arquivos de apoio e/ou a outros conteúdos aplicáveis à obra.

Suporte Técnico: A obra é comercializada na forma em que está, sem direito a suporte técnico ou orientação pessoal/exclusiva ao leitor.

A editora não se responsabiliza pela manutenção, atualização e idioma dos sites referidos pelos autores nesta obra.

Produção Editorial
Editora Alta Books

Diretor Editorial
Anderson Vieira
anderson.vieira@altabooks.com.br

Editor
José Rugeri
acquisition@altabooks.com.br

Gerência Comercial
Claudio Lima
comercial@altabooks.com.br

Gerência Marketing
Andrea Guatiello
marketing@altabooks.com.br

Coordenação Comercial
Thiago Biaggi

Coordenação de Eventos
Viviane Paiva
eventos@altabooks.com.br

Coordenação ADM/Finc.
Solange Souza

Direitos Autorais
Raquel Porto
rights@altabooks.com.br

Assistente Editorial
Caroline David

Produtores Editoriais
Illysabelle Trajano
Larissa Lima
Maria de Lourdes Borges
Paulo Gomes
Thales Silva
Thiê Alves

Equipe Comercial
Adriana Baricelli
Daiana Costa
Fillipe Amorim
Kaique Luiz
Maira Conceição
Victor Hugo Morais

Equipe de Design
João Lins
Marcelli Ferreira

Equipe Editorial
Beatriz de Assis
Brenda Rodrigues
Gabriela Paiva
Henrique Waldez
Mariana Portugal

Marketing Editorial
Jessica Nogueira
Livia Carvalho
Marcelo Santos
Thiago Brito

Atuaram na edição desta obra:

Tradução
Ana Paula Silva

Copidesque
Diego Franco Gonçales

Revisão Gramatical
Alessandro Thomé
Rafael Fontes

Revisão Técnica
Jaqueline Mendes
Doutora em Ciências pela Fiocruz

Diagramação
Rogerio Passo

Capa
Larissa Lima

Editora afiliada à:

ASSOCIADO

Rua Viúva Cláudio, 291 — Bairro Industrial do Jacaré
CEP: 20.970-031 — Rio de Janeiro (RJ)
Tels.: (21) 3278-8069 / 3278-8419
www.altabooks.com.br — altabooks@altabooks.com.br
Ouvidoria: ouvidoria@altabooks.com.br

SUMÁRIO

Introdução		IX
Capítulo 1:	Entendendo os CEMs	1
Capítulo 2:	5G: A Maior Experiência de Saúde Pública da História	31
Capítulo 3:	Os Cigarros do Século XXI	55
Capítulo 4:	Como os CEMs Prejudicam Seu Corpo	77
Capítulo 5:	CEMs e Doenças	111
Capítulo 6:	Como Reparar Danos Relacionados aos CEMs?	137
Capítulo 7:	Como Se Proteger dos CEMs	163
Capítulo 8:	O Caminho a Seguir	201
Recursos		211
Apêndice A:	Efeitos Prejudiciais do Excesso de Peroxinitrito	225
Apêndice B:	Trinta e Quatro Mecanismos Específicos do Ciclo de NO/Peroxinitrito[1]	227
Apêndice C:	Estudos que Demonstram os Efeitos Prejudiciais dos CEMs	231
Notas		243
Agradecimentos		295
Sobre O Autor		297
Índice		299

INTRODUÇÃO

Em meados do século XX, o tabagismo foi, por muitas décadas, uma prática comum. As pessoas fumavam em casa, no trabalho e na escola, enquanto comiam em restaurantes, dirigiam seus carros e voavam de avião. Um maço de cigarros era orgulhosamente exibido no bolso da camisa da maioria dos homens ou aninhava-se nas bolsas das mulheres.

Corta para a atualidade. Fumar é proibido em quase todos os espaços públicos, e o consumo do tabaco diminuiu bastante. Mas como os cigarros eram pilares da vida cotidiana e da cultura popular ao redor do mundo, era difícil imaginar as coisas de outra maneira.

Sabemos agora que a indústria do tabaco tomou conhecimento dos efeitos desastrosos do tabagismo para a saúde na década de 1950, mas, ainda assim, ocultou as crescentes evidências do público, de quem dependia que comprasse seus produtos. Durante décadas, o público foi descaradamente enganado a respeito da segurança dos cigarros. Foi somente quando alguns corajosos delatores trouxeram à tona as pesquisas ocultadas e as táticas de manipulação da indústria que o governo norte-americano começou a tomar medidas para reduzir a dependência de tabaco. Mas provavelmente centenas de milhões de vidas em todo o mundo foram prematuramente perdidas nesse meio-tempo.

Na virada para o século XXI, algo começou a substituir todos aqueles maços de cigarros nos bolsos de camisas e nas bolsas: os telefones celulares. Nestas duas décadas desde a virada do milênio, esses dispositivos de comunicação, que antes eram uma novidade, tornaram-se uma parte inevitável da vida moderna.

Infelizmente, cigarros e celulares têm mais em comum do que sua popularidade. Eles também compartilham o fato de que cada um deles representa uma enorme ameaça à saúde individual e pública.

O perigo dos celulares não vem dos próprios aparelhos, mas dos *campos eletromagnéticos* (também conhecidos como CEMs) que os celulares — e outros dispositivos eletrônicos sem fio — usam para funcionar.

Os CEMs são invisíveis a olho nu e existem em um espectro de frequências que incluem ondas de rádio e TV, micro-ondas, luz visível, luz ultravioleta, raios X e elementos radioativos. Algumas fontes de CEMs são naturais, como a luz solar, enquanto outras são produzidas pelo homem — como a energia usada para cozinhar alimentos em fornos de micro-ondas.

Esses CEMs têm efeitos fisiológicos negativos comprováveis, mas poucas pessoas têm total compreensão disso. Fomos levados a uma falsa sensação de segurança por uma indústria que está se esforçando para nos manter no escuro, assim como nos primórdios do tabagismo. E o governo norte-americano parece infinitamente disposto, até mesmo ávido, a permitir que as empresas de tecnologia façam praticamente o que quiserem — incluindo gastar muito dinheiro para dissuadir os legisladores de aprovar leis que regulariam esse setor, que está impedindo cada vez mais a consciência de seus perigos, além de não os evitar.

O QUE OS OLHOS NÃO VEEM O DNA *SENTE*

Uma estimativa conservadora é de que 3% da população tem *eletrohipersensibilidade*, o que significa que apresentam sintomas evidentes — dores de cabeça, insônia, fadiga, palpitações cardíacas, sensações de formigamento na pele — quando expostos aos CEMs. O resto de nós não consegue senti-los.

Mas isso não significa que os CEMs aos quais você está exposto não estão causando danos.

A indústria de redes sem fio (particularmente das telecomunicações sem fio) e as agências governamentais que deveriam regular essa indústria querem que você acredite que a ciência está consolidada e que a exposição às redes sem fio é segura. Infelizmente, essa mensagem não condiz com a realidade. Os danos dos CEMs podem se manifestar de inúmeras maneiras, incluindo muitos problemas de saúde que não param de aumentar, como a diminuição do número de espermatozoides, distúrbios do sono, ansiedade, depressão, doença de Alzheimer e câncer.

A primeira vez que se soube de preocupações a respeito de possíveis danos causados pelos telefones celulares foi há mais de vinte anos. Na época, concordei que fazia sentido, mas não tomei nenhuma atitude. A verdade é que eu simplesmente não queria acreditar que isso fosse verdade. Até onde eu sabia, os resultados eram ambíguos, na melhor das hipóteses.

E mesmo que fosse verdade, imaginei que minha dieta e meu estilo de vida saudáveis seriam mais do que suficientes para compensar essas exposições relativamente "inconsequentes" — infelizmente, uma das suposições profissionais mais tolas que já fiz. Difícil de acreditar, mas eu caí na propaganda da indústria de rede sem fio (particularmente, das telecomunicações sem fio).

Agora percebo que, a menos que você tome medidas sérias para diminuir sua exposição aos CEMs, não será possível manter uma saúde plena, não importa quão cuidadoso você seja quanto ao que come ou quão estratégicas sejam suas escolhas de estilo de vida.

Suspeito que muitos estão no mesmo barco que eu estava, e você não deve se sentir mal por isso, afinal, a indústria das telecomunicações sem fio tem muito mais recursos à sua disposição do que a indústria do tabaco jamais teve.

A AMEAÇA NÃO VAI PARAR DE CRESCER

Entendo que as notícias que estou fornecendo podem ser desanimadoras, afinal, os telefones celulares e a tecnologia Wi-Fi oferecem conveniências incrivelmente úteis. E eles são onipresentes: alguns de nós estão apenas a alguns passos de distância de nossos celulares o tempo todo — mesmo durante o sono. Passamos a maior parte de nossas horas de trabalho a um braço de distância de um computador conectado à internet sem fio. Vivemos em casas, bairros e cidades que estão em contato constante e direto com esses campos por meio da fiação elétrica, dos fornos de micro-ondas, das torres de telefonia celular e do Wi-Fi.

À medida que a sociedade adota cada vez mais tecnologias sem fio, estamos mais e mais banhados por altas intensidades de CEMs. Alguns deles são emitidos por dispositivos que temos e usamos, mas mesmo que você se recusasse a comprar um celular ou um roteador sem fio, ainda estaria exposto a quantidades cada vez maiores de CEMs, graças ao crescente número de torres de celular e pontos de acesso sem fio (hotspots Wi-Fi), assim como de satélites usados para transmitir esses sinais.

Para piorar as coisas, com o advento do 5G (ou a "quinta geração" da tecnologia de telefonia celular), que está sendo lançado enquanto escrevo isto, sua exposição aos CEMs — e as implicações ambientais e sanitárias desencadeadas — está prestes a aumentar exponencialmente. Quando este livro estiver em suas mãos, se você vive em uma grande área urbana, provavelmente terá acesso ao 5G.

Conforme você aprenderá nos capítulos a seguir, alguns dos CEMs que o 5G usará exigem novas tecnologias para transmitir e receber os sinais. Isso significa que estamos prestes a experimentar uma explosão de novas antenas, e todos os sinais de todas essas antenas e estações-base adicionais serão adicionados por cima do pântano de CEMs no qual já estamos chafurdando.

Esses novos CEMs nunca foram testados quanto à segurança em longo prazo para seres humanos, sem mencionar micróbios, insetos, animais e plantas. Isso significa que somos todos participantes involuntários de um enorme experimento de saúde pública. Depois de ler este livro, no entanto, você não será um participante inconsciente — você saberá ao que está sendo exposto e o que precisa fazer para se proteger.

E é disso que este livro realmente trata: de fornecer conhecimento para minimizar os riscos a sua saúde e a de sua família.

Afinal, se você não conhece os riscos que corre todos os dias ao colocar o celular no bolso ou segurá-lo próximo à cabeça, comprar um eletrodoméstico do tipo *smart* ou trocar seu celular por um 5G, está basicamente jogando com sua saúde, seu tempo de vida e até mesmo sua capacidade de ter filhos.

Pior ainda, você está brincando com a saúde de seus filhos, a expectativa de vida e a capacidade deles de ter filhos (o que é especialmente preocupante, já que muitas crianças são encorajadas a interagir com celulares — seja para assistir a um vídeo ou simplesmente pressionar os botões aleatoriamente — em um esforço para mantê-las ocupados, desde os 6 meses de idade).[1]

Se não começarmos a tomar medidas amplas para mitigar essa bomba-relógio, em breve estaremos de5Graçados.

Estou dizendo que você precisa eliminar toda essa útil tecnologia de sua vida? Ou mesmo apenas os celulares e o Wi-Fi? Certamente não. Mas estou dizendo que você e sua família se beneficiariam de medidas bem-informadas para reduzir sua exposição à radiação a que essas inovações tecnológicas os expõem. Eu escrevi este livro para ajudá-lo a fazer exatamente isso.

É hora de examinar mais de perto os riscos da conveniente conectividade sem fio para que possamos mitigá-los. Afinal, você não corrige um problema que ainda não sabe que tem.

COMO USAR ESTE LIVRO

Como em todos meus trabalhos, desejo fornecer as informações necessárias para que você entenda suas opções para melhorar a saúde e fazer escolhas esclarecidas e empoderadas.

Para tal, organizei este livro de modo que, no final, você compreenda:

- O que são os CEMs e como eles funcionam.
- Como a ciência comprova que os CEMs são perigosos, além de como empresas e agências governamentais conspiraram — e continuam a conspirar — para manter escondidas essas informações.
- O modo exato como os CEMs prejudicam seu corpo.
- Como reparar o dano que já foi feito.
- Como restringir sua exposição aos CEMs e reduzir o risco de sofrer danos futuros.

Em alguns momentos, a leitura deste livro pode ser um desafio: algumas das informações são altamente técnicas. Eu pretendo torná-las o mais acessíveis possível. Embora algumas delas possam ser perturbadoras, este livro lhe permitirá fazer escolhas que o levarão a uma saúde melhorada, duradoura e vicejante.

É imperativo que você comece a fazer essas escolhas agora, porque se esperar que o setor das telecomunicações ou o governo o proteja, esperará por tempo demais, e simplesmente não há mais tempo para isso.

CAPÍTULO 1
ENTENDENDO OS CEMS

Pense em todas as modernas comodidades eletrônicas que você usa ao longo de seu dia. A lista é praticamente infinita: máquina de lavar louça, forno, lavadora e secadora de roupas, aquecedor, ar-condicionado, televisão, computador e, não vamos esquecer, o seu celular.

Todos esses dispositivos são alimentados por uma mistura invisível de energia elétrica e magnética. Nas últimas décadas, esses dispositivos, junto à internet e ao Wi-Fi, transformaram a vida como a conhecemos, oferecendo conveniências incríveis.

Mas a que custo?

Os enormes benefícios que essas comodidades oferecem na economia de tempo tornam fácil ignorar os danos que podem causar. Ao longo de décadas, muitos pesquisadores respeitados têm levantado sérias preocupações quanto aos efeitos dos campos eletromagnéticos — os CEMs — sobre a saúde. Para te ajudar a entender o impacto negativo dos CEMs sem fio, você precisa de uma compreensão básica do que eles são, como funcionam e como afetam as coisas com que têm contato. É isso que você encontrará neste capítulo.

O QUE SÃO OS CEMs?

Vamos simplificar. Existem muitos tipos diferentes de CEMs, e cada um tem sua própria frequência, que é o número de ondas que passam por um ponto fixo a cada segundo. As frequências são medidas em uma unidade chamada Hertz, nomeada em referência a Heinrich Hertz, físico alemão do século XIX, e abreviada como Hz. Mil Hz são 1 quilohertz (KHz); 1 milhão de Hz são 1 megahertz; e 1 bilhão de Hz são 1 gigahertz (GHz).

Como mencionei na Introdução, os CEMs vêm tanto de fontes naturais, como os raios e a luz solar, quanto de fontes artificiais, como telefones celulares, roteadores Wi-Fi, fiação elétrica e fornos micro-ondas. Eles existem em um espectro, desde a frequência extremamente baixa (de 3Hz a 300Hz) até as alturas dos raios gama, que têm uma frequência superior a 1.022Hz.

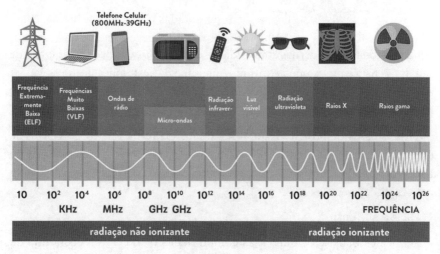

Figura 1.1: O espectro dos CEMs.

Como você pode ver neste gráfico, os CEMs são tipicamente classificados em dois grupos principais: os de *radiação ionizante* e *não ionizante*.

Ter radiação ionizante significa que um CEM em particular tem energia suficiente para romper a estrutura de um átomo ao desprender um ou mais de seus elétrons fortemente interligados, transformando esse átomo previamente neutro em um íon com carga positiva.

Os íons são um problema porque eles podem produzir radicais livres. Os radicais livres são moléculas simples que se ionizaram e não encontraram nada com que se ligar para remover sua carga desequilibrada. Eles se comportam como canhões aleatórios no mundo civilizado e ordenado da bioquímica de suas células.

Os radicais livres, por si só, não são perigosos, já que seu corpo precisa de um certo nível deles para se manter saudável, mas quando são produzidos em quantidades excessivas, tornam-se problemáticos. Eles podem atacar as moléculas de suas membranas celulares, proteínas, células-tronco e mitocôndrias, cujas formas são complexas e precisas, e torná-las disfuncionais e, em muitos casos, inúteis.

A radiação ionizante também pode causar danos ao DNA. Esse é um fato indiscutível e explica por que todas as vezes que você realizou um exame de raio X (uma forma de radiação ionizante), recebeu um avental de chumbo para cobrir seu torso e proteger seus órgãos da exposição.

Os principais tipos de radiação ionizante são: nêutrons de elementos radioativos como urânio, partículas alfa, partículas beta, raios X e raios gama. Como as partículas alfa e beta podem ser paradas por barreiras físicas, como uma folha de papel ou uma chapa de alumínio, elas geralmente não são motivos de grande preocupação. Mas os nêutrons dos elementos radioativos, e os raios gama e X, são muito mais penetrantes, e a exposição a eles pode causar sérios danos biológicos.[1,2]

Níveis de Exposição de Distintas Fontes de Radiação Ionizante

Exposição a radiação ionizante	Dose em millirems
Radiação de fundo	0,006
Raio X do tórax	10
Voar a 10.000km de altura	0,6/hora
Tomografia computadorizada	200–1.000

Esses dados foram compilados da U.S. Nuclear Regulatory Commission.[3]

A radiação não ionizante não tem energia suficiente para criar íons, e por isso, de modo geral, há décadas tem sido considerada como segura e biologicamente "inofensiva". Mas recentemente estamos aprendendo que existem outros mecanismos pelos quais a radiação não ionizante pode causar danos a células vivas.

Como você pode ver no gráfico, a radiação não ionizante é produzida por aparelhos eletrônicos como celulares e outros dispositivos sem fio, incluindo babás eletrônicas, telefones sem fio e eletrodomésticos inteligentes. Já foi comprovado ser falsa a classificação da radiação não ionizante como universalmente "segura" em exposições apropriadas, embora muitos ainda se atenham a ela. (No Capítulo 4 Explorarei mais a ciência por trás dessa afirmação.)

Nem todas as formas de radiação não ionizante são prejudiciais. O gráfico também mostra que a luz visível e a luz infravermelha são formas de radiação não ionizante, e ambas são importantes para a saúde humana. Já está bem estabelecido que a exposição a essas formas de luz é necessária para uma saúde ideal. No entanto, ao revisar as pesquisas e tomar ciência dos esforços realizados para distorcer ou suprimir suas descobertas, você verá provas convincentes de que os CEMs não ionizantes têm a capacidade de causar grandes danos a sua saúde.

Seis Principais Fontes de CEMs em Sua Casa

Os seguintes dispositivos emitem a grande maioria dos CEMs aos quais você está exposto em sua casa. Abordarei como substituir esses aparelhos, ou como reduzir o nível de CEMs que eles emitem, no Capítulo 7. Por enquanto, mantenha a maior distância possível desses dispositivos, já que a proximidade aumenta a exposição exponencialmente.

- Celulares, laptops e tablets.
- Roteadores Wi-Fi.
- Telefones sem fio DECT (Digital Enhanced Cordless Telecommunications — ou Telecomunicação Digital Sem Fio Melhorada, em tradução livre).
- Fornos de micro-ondas.
- Aparelhos bluetooth, como fones de ouvido, AirPods, rastreadores de atividades físicas, teclados, mouses sem fio, impressoras, babás eletrônicas, aparelhos auditivos, caixas de som, consoles e controles de jogos, dispositivos Amazon Echo e outros aparelhos compatíveis com a Alexa, e qualquer aparelho inteligente, incluindo praticamente todas as TVs novas.
- Medidores inteligentes de luz, gás e água.

AMBAS AS RADIAÇÕES, IONIZANTE E NÃO IONIZANTE, DANIFICAM O DNA (APENAS AGEM DE MANEIRAS DISTINTAS)

Como a radiação não ionizante pode ser às vezes boa e às vezes ruim?

Para ajudá-lo a entender essa aparente contradição, permita-me aprofundar um pouco mais o porquê de as radiações ionizante e não ionizante poderem ser tão perigosas.

Primeiro, explicarei como a radiação ionizante danifica seu corpo. Como mencionei antes, ela passa facilmente por todos os tecidos de seu corpo. Ela pode tirar elétrons da órbita dos átomos e transformá-los em íons destrutivos que podem gerar radicais livres prejudiciais.

Um dos aspectos mais preocupantes desse processo é quando a radiação ionizante passa pelo núcleo de suas células, onde a maior parte de seu DNA é armazenada. Nele, há energia suficiente para quebrar diretamente algumas das ligações covalentes de seu DNA. É assim que a radiação ionizante causa dano genético, o que pode levar à morte celular ou ao câncer.

Existe também uma maneira indireta pela qual a radiação ionizante danifica o DNA: por meio da conversão da água de seu núcleo em um dos radicais livres mais perigosos do corpo, o *radical livre de hidroxila*. Esse radical livre altamente instável pode, então, causar a destruição do DNA.

Veja na ilustração a seguir os danos — diretos e indiretos — causados pela radiação ionizante no DNA.

Por muitos anos, a indústria wireless e as agências reguladoras federais dos Estados Unidos insistiram que a radiação não ionizante não causa danos ao DNA porque não tem energia suficiente para romper diretamente suas ligações.

É altamente controversa a ideia de que a radiação não ionizante, o tipo emitido pelo seu celular e pelo Wi-Fi, pode causar danos genéticos similares aos da radiação ionizante. A razão pela qual esse problema é tão confuso é, em grande parte, devido ao fato de que a radiação não ionizante de seus dispositivos sem fio causa danos biológicos por meio de um mecanismo completamente diferente da radiação ionizante.

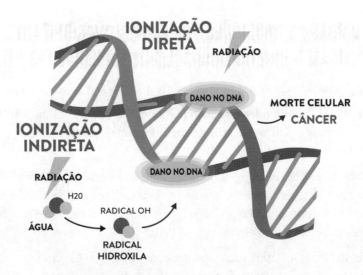

Figura 1.2: Como raios X danificam seu DNA

A radiação não ionizante, por definição, não têm energia suficiente para quebrar diretamente as ligações covalentes de seu DNA, nem produz radicais de hidroxila que têm o mesmo efeito. No entanto, a radiação sem fio resulta em danos biológicos e no DNA quase idênticos aos danos causados pela radiação ionizante. Ela faz isso de uma maneira diferente, sobre a qual poucas pessoas têm conhecimento.

A radiação não ionizante de seus dispositivos sem fio, na realidade, cria radicais livres de carbonila — em vez dos radicais de hidroxila originados pela radiação ionizante —, que causam danos praticamente idênticos ao seu DNA nuclear, às membranas celulares, proteínas, mitocôndrias e células-tronco.

Obviamente, toda a extensão do processo têm mais implicações do que esta simples explicação, e é por isso que no Capítulo 4 me aprofundo na ciência de como os CEMs de radiação não ionizante causam danos, onde você aprenderá por que a radiação não ionizante à qual você está exposto todos os dias por meio de seus dispositivos sem fio e Wi-Fi é, em conjunto, muito mais perigosa para você do que a radiação ionizante. Existem, ainda, algumas outras distinções entre os diferentes tipos de CEMs com os quais você deve estar familiarizado para entender os fatos que analisarei nos próximos capítulos.

AS NORMAS DE SEGURANÇA DE DISPOSITIVOS SEM FIO ATUAIS SÃO PERIGOSAMENTE FALHAS

Como resultado dos esforços coordenados e dispendiosos da indústria wireless, você e sua família são lamentavelmente deixados desprotegidos pelas atuais diretrizes federais de segurança dos Estados Unidos, porque elas são fundamentalmente falhas.

A Federal Communications Commission (FCC) [Comissão Federal de Comunicações, em tradução livre] estabelece diretrizes de segurança para a radiação emitida pelos celulares usando o que é conhecido como *manequim antropomórfico específico* (SAM — Specific Anthropomorphic Mannequin) —, um modelo realista de uma cabeça humana, feito de plástico, preenchida com um líquido projetado para imitar a taxa de absorção do tecido cerebral — para determinar o que é conhecido como *taxa de absorção específica* (SAR — Specific Absorption Rate).

O único modo de medir a SAR é mensurar o efeito térmico de curto prazo da radiação em seu corpo. No entanto, como discutirei detalhadamente no Capítulo 4, a principal maneira pela qual os CEMs danificam seu corpo não é pelo calor, mas por mudanças no nível celular, que a leitura da SAR não mede.

Existem muitos problemas adicionais com a SAR:

- O SAM é moldado como um homem de 1,87m que pesa mais de 90kg e, portanto, é significativamente maior do que a maioria da população dos EUA, principalmente as mulheres e crianças.
- Os valores da SAR são relatados à FCC pelos fabricantes de telefones, e sabe-se que eles variam em até duas vezes em relação ao número relatado entre modelos do mesmo telefone.
- O valor da SAR varia de acordo com a fonte da exposição e da pessoa que usa o telefone. Por exemplo, se você estiver em uma área rural ou em um elevador ou carro, onde o celular consome mais energia, seu cérebro sofrerá uma exposição mais intensa, devido à necessidade de maior potência nesses casos. Sob certas condições, o valor da SAR pode ser de dez a cem vezes maior do que o relatado.
- Segurar o telefone de uma maneira um pouco diferente pode, na verdade, tornar menos prejudicial um aparelho com a pior SAR, quando comparado a um com a melhor SAR.

Talvez você seja convencido a comprar um celular de SAR baixa para se tranquilizar, mas isso te levaria uma falsa sensação de segurança, porque a classificação da SAR *não tem nada a ver* com o verdadeiro dano biológico causado pelos CEMs emitidos pelos celulares. É apenas uma medida da intensidade do efeito de aquecimento, que oferece nada além do benefício de poder comparar a SAR de um telefone com a de outro.

Mesmo que uma classificação de SAR baixa refletisse o potencial de dano de um telefone, você provavelmente ainda estaria em risco. Todos os fabricantes de celulares recomendam que você segure o telefone a, pelo menos, de 5 a 15 milímetros de distância do corpo. No entanto, poucos conhecem essa diretiva. Infelizmente, a fabricante de seu celular a enterrou bem fundo no manual, que praticamente ninguém lê.

Mesmo com todas suas imprecisões enquanto estimativa de dano biológico, as classificações da SAR ainda podem oferecer algum benefício, uma vez que classificações mais altas estão correlacionadas a maior radiação de radiofrequência (RF) e correspondem a um dano maior nas células.

Finalmente, a FCC e outros órgãos reguladores de todo o mundo distanciam seus parâmetros daqueles do trabalho realizado por um grupo privado chamado Comissão Internacional de Proteção contra Radiação Não Ionizante (ICNIRP — International Commission on Non-Ionizing Radiation Protection). O ICNIRP chegou a declarar em 1998:

> Essas diretrizes se baseiam em efeitos à saúde imediatos e de curto prazo, como a estimulação dos nervos e músculos periféricos, choques e queimaduras causados pelo contato com objetos condutores, assim como a elevação da temperatura dos tecidos resultante da absorção de energia durante a exposição aos CEMs.[4]

Em outras palavras, eles se destinam apenas a "proteger" da exposição em curto prazo, e, como você lerá mais no Capítulo 2, as doenças associadas aos CEMs — especialmente o câncer cerebral — podem levar décadas para se desenvolver.

Além disso tudo, o ICNIRP também foi citado recentemente pelo grupo de jornalismo investigativo Investigate Europe como sendo integrante de um cartel de agências reguladoras controladas pelas indústrias para favorecê-las.[5]

Você precisa entender que simplesmente *não é possível* determinar a segurança de seu telefone a partir dos parâmetros das SARs atualmente definidos pela FCC.

A IMPORTÂNCIA DOS CEMs PULSANTES VS. OS NÃO PULSANTES

Existem dois tipos diferentes de eletricidade: a *corrente alternada* (CA) e *corrente contínua* (CC). Uma carga de CA se move em duas direções diferentes e alterna entre essas direções em pulsos regulares, semelhantes aos batimentos cardíacos. Nossa rede elétrica fornece uma CA que pulsa 60 vezes por segundo, conhecida como 60 Hertz (Hz) nos Estados Unidos, e 50 Hz na maioria dos países fora dos EUA.

A eletricidade de corrente contínua (CC), por outro lado, flui apenas em uma direção. As correntes contínuas são o que você experimenta na natureza. A Terra cria um campo magnético e elétrico de corrente contínua. A eletricidade de CC é baseada na ideia de uma bateria enviando os elétrons em uma direção. Todas as baterias são de CC.

O sistema nervoso de seu corpo faz o mesmo e usa a CC nas sinapses e nas sinalizações. A bomba de sódio-potássio das células é essencialmente uma bateria que produz uma corrente contínua. Desse modo, seu corpo foi projetado para funcionar com uma corrente contínua.

Conforme discutirei um pouco mais adiante neste capítulo, Thomas Edison popularizou a corrente contínua, e foi isso o que as pessoas começaram a usar quando a eletricidade foi distribuída pela primeira vez ao público. A razão pela qual usamos eletricidade CA em vez da CC é porque Nikola Tesla descobriu que a CA pode percorrer distâncias maiores que a CC sem redução significativa na voltagem, que é a pressão da eletricidade.

Isso é lamentável, já que usar a CC para alimentar a rede elétrica seria uma solução biologicamente melhor — uma vez que os organismos vivos foram regularmente expostos aos campos elétricos e magnéticos estáticos da Terra durante toda sua evolução biológica, nosso corpo tolera muito melhor a CC do que a CA.

De fato, quando há variações de mais de 20% nos campos eletromagnéticos naturais da Terra, durante tempestades magnéticas ou pulsações geomagnéticas, que ocorrem, aproximadamente, a cada 11 anos, devido a mudanças nos ciclos da atividade solar, há um aumento nas taxas animal e humana de incidentes de saúde, incluindo doenças nervosas e psiquiátricas, crises hipertensivas, ataques cardíacos, acidentes vasculares cerebrais (AVCs) e mortalidade.[6, 7]

Como os organismos vivos não têm defesas contra variações acima de 20% nos CEMs naturais, é plausível esperar que eles não tenham defesas contra os CEMs artificiais, que variam de modo imprevisível e a 100%, ou mais, da intensidade média.

Para piorar ainda mais, os sinais sem fio usam várias frequências diferentes simultaneamente, aumentando a variabilidade. É possível que seja por isso que os organismos vivos percebem a pulsação dos CEMs criados artificialmente como fatores de estresse ambiental.[8]

Por exemplo, verificou-se que um CEM de 2,8GHz com pulso em 50Hz era significativamente mais eficaz no aumento da frequência cardíaca de ratos do que o CEM de 2,8GHz de onda contínua correspondente (não pulsante) com a mesma intensidade média e duração de exposição.[9] Pesquisadores também descobriram que a exposição a pulsos de radiofrequência (RF) de 900MHz causaram alterações nos EEGs humanos (eletroencefalografia, exame de atividade cerebral), enquanto o sinal correspondente da onda portadora (mesma frequência, só que contínua, em vez de pulsante) com a mesma duração de exposição não causou alterações.[10]

CEMs DE FREQUÊNCIA EXTREMAMENTE BAIXA

A maioria dos CEMs que abordo neste livro — principalmente aqueles usados pelos celulares e os dispositivos sem fio — é classificada entre as frequências muito baixas e as mais altas. Mas há uma categoria de CEMs abaixo desse grupo, que são as *frequências extremamente baixas* (ELFs — Extremely Low Frequencies). As ELFs têm uma frequência entre 0Hz e 300Hz e são emitidas pelas linhas de transmissão elétrica, pela fiação elétrica e por aparelhos elétricos, como secadores de cabelo.

Mas também existem ELFs associadas a sinais sem fio regulares na forma de pulso e modulação. Existem evidências indicando que os efeitos desses CEMs sem fio nos organismos vivos se devem às ELFs embutidas.[11, 12] Além disso, ELFs são encontradas independentemente de serem bioativas.[13, 14] Como você lerá no Capítulo 5, existem muitos estudos da relação entre a exposição a linhas de transmissão elétrica e câncer de mama, prejuízos ao sono e leucemia infantil.

O potencial impacto negativo à saúde da exposição a ELFs parece ser maior quando estas são pulsantes. Por exemplo, pesquisadores descobriram que um sinal de RF de 1,8GHz com amplitude modulada por ELFs pulsantes causava danos ao DNA de células humanas cultivadas em laboratório, enquanto o mesmo sinal, com uma onda contínua não modulada, com a mesma duração de exposição, não causou efeitos.[15]

Fontes Comuns de ELFs

- Linhas de transmissão elétrica
- Fiação elétrica
- Cobertores elétricos
- Todos os aparelhos elétricos

CAMPOS MAGNÉTICOS VS. CAMPOS ELÉTRICOS

Os campos eletromagnéticos têm dois componentes — um campo elétrico e um campo magnético. A Terra tem um campo geomagnético, já que nosso planeta é essencialmente um ímã gigante — seu campo magnético é o que faz com que as bússolas funcionem e permite que os animais migratórios saibam para que lado viajar. Seu corpo também tem um campo magnético — ambos os campos magnéticos naturais são de CC e medidos em unidades tesla (T) ou gauss (G).

Uma corrente elétrica naturalmente gera um campo magnético ao seu redor. Se você já brincou com dois ímãs, já experienciou o fato de que um campo magnético fica rapidamente mais fraco com o aumento da distância. No entanto, existem evidências de que os campos magnéticos têm um risco próprio.

OS EFEITOS DOS CAMPOS MAGNÉTICOS NA SAÚDE

Grande parte das pesquisas sobre os efeitos dos campos magnéticos na saúde têm sido relacionadas ao aumento da leucemia infantil e do câncer cerebral. Um estudo que analisou uma coleta de dados de 1997 a 2013 examinou 11.699 casos e 13.194 controles e concluiu que "o nível de exposição a campos magnéticos pode estar associado à leucemia infantil".[16]

Esses estudos são algumas das pesquisas às quais a Organização Mundial da Saúde se refere ao admitir que alguns tipos de CEMs estão realmente relacionados a cânceres, são biologicamente prejudiciais e devem ser limitados.

Além disso, em 1979, Nancy Wertheimer e o físico Ed Leeper descobriram que as taxas de leucemia infantil dobraram, em relação aos grupos de controle, em crianças submetidas a exposição a campos magnéticos de apenas 3 miligauss, quando nas proximidades das linhas de distribuição de energia elétrica de Denver.[17] Esse resultado se repetiu em um estudo de 1988 realizado pelo Departamento de Saúde do Estado de Nova York.[18]

Também há pesquisas que relacionam níveis mais altos de exposição a campos magnéticos durante a gravidez e um aumento no risco de aborto.[19,20]

Fontes Comuns de Campos Magnéticos em Espaços Internos

- Fiação danificada e/ou problemas de aterramento.
- Caixas de disjuntores.
- Fogões elétricos.
- Motores de geladeiras.
- Secadores de cabelo.
- Correntes nas tubulações de água de metal (geralmente encontradas em casas cujos canos de água potável são de metal).
- Correntes em outros componentes do sistema de aterramento, incluindo revestimentos de cabos de TV, tubulações internas de gás de metal e dutos de ar.
- Fontes pontuais, como transformadores e motores.

OUTRA FONTE DE RADIAÇÃO QUE É PREJUDICIAL A SUA SAÚDE: A ELETRICIDADE SUJA

Esse tipo de CEM é um tipo específico de campo elétrico e magnético conhecido por alguns nomes diferentes: o mais comum é *eletricidade suja* e o mais preciso é *transientes de alta tensão*. Interferência eletromagnética (EMI — Electromagnetic Interference) é outro termo frequentemente usado para descrever a eletricidade suja.

Hoje, muitos especialistas em CEMs usam o termo adicional *microsurge electrical pollution*, ou MEP, para descrever a eletricidade suja e a definem como todos os campos elétricos e magnéticos de qualquer frequência acima de 50/60Hz (que é a frequência elétrica das concessionárias de energia de todo o mundo).

Esses transientes geralmente acontecem sempre que a eletricidade de corrente alternada (CA), que corre ao longo das linhas de transmissão de energia (com uma frequência padrão de 60Hz na América do Norte, e de 50Hz, no resto do mundo), é manipulada em outros tipos de eletricidade (como na corrente contínua, ou CC), ao ser transformada em outra tensão usando uma fonte de alimentação comutada, ou quando seu fluxo é interrompido.

A eletricidade suja geralmente varia de 2.000Hz (2kHz) a 100.000Hz (100kHz). Essa é uma faixa muito especial, pois é a frequência na qual os campos elétrico e magnético se acoplam ao seu corpo mais facilmente, causando danos biológicos por meio de um mecanismo que descreverei mais adiante neste livro.

A principal maneira pela qual a eletricidade suja ocorre em todo o mundo é quando um motor elétrico que usa uma fonte de alimentação CA é acionado, tal como em seu ar-condicionado, geladeira, liquidificador, TV ou computador. A boa notícia sobre essas fontes de eletricidade suja é que elas são produzidas pontualmente e facilmente remediadas com filtros. Abordarei como fazer isso no Capítulo 7.

Na América do Norte, no entanto, existe outra fonte de eletricidade suja comum: subestações de distribuição que fornecem energia pública, mas que não conseguem separar os fios neutros das linhas de aterramento de cada usuário no retorno à subestação.

Em vez disso, as concessionárias usam a rota mais barata e deixam que o solo real retorne boa parte da corrente, já que a Terra é um condutor de eletricidade. Como a eletricidade suja caminha junto da eletricidade de 60Hz, onde quer que vá, essa prática contamina o solo com eletricidade suja.

Outra fonte comum de eletricidade suja são as lâmpadas fluorescentes compactas. Elas criam eletricidade suja porque têm um pequeno transformador com chip em sua base, chamado *fonte de alimentação comutada*, que converte a corrente de 60Hz da CA primeiro em corrente CC, e depois altera a tensão para uma frequência mais alta, geralmente em torno de 50.000Hz (50kHz).

As lâmpadas fluorescentes não apenas criam eletricidade suja, mas também produzem luz digital com um espectro prejudicial, que é predominantemente azul, o que interrompe os níveis de melatonina se você se expuser a ela após o pôr do sol. Portanto, uma excelente estratégia para melhorar sua saúde é limitar sua exposição a luzes fluorescentes em casa e no escritório.

Os dimmers eletrônicos atuais, que modulam o nível de luz emitido pelas lâmpadas ao ligar e desligar a fonte de energia — mais rapidamente para uma luz mais brilhante e mais lentamente para uma luz mais fraca — também são fontes significativas de eletricidade suja. (Os reostatos de décadas atrás, dimmers mais antigos, não geram eletricidade suja).

Computadores, monitores e TVs criam eletricidade suja porque seus vários componentes funcionam com eletricidade de CC. Eles também usam fontes de alimentação comutadas para converter eletricidade de CA em várias tensões de CC, e são esses componentes que emitem a eletricidade suja.

As próprias torres de telefonia celular são uma fonte substancial de eletricidade suja. Quando, em meu site (mercola.com), eu entrevistei Sam Milham, um médico epidemiologista e mestre em saúde pública, autor de *Dirty Electricity*,[21] ele observou:

> Cada torre de celular do mundo produz toneladas de eletricidade suja. Muitas escolas têm torres de celular em seus campus. Elas estão banhando as crianças [com EMI, ou interferência eletromagnética — eletricidade suja]. Ela volta aos fios; os fios terra e fios de energia que as atendem. A rede se torna uma antena para toda essa eletricidade suja, que passa a se estender por quilômetros a fio.

Painéis solares e turbinas eólicas também são grandes colaboradores para os índices de eletricidade suja — ou melhor, seus inversores são. Os painéis solares geram eletricidade de CC de baixa voltagem, que não é utilizável, nem pela fiação da sua casa e nem pela rede elétrica. Portanto, os painéis geralmente são conectados a um inversor, que converte o CC em CA e aumenta a tensão para 120 volts.

Muitas pessoas que instalaram painéis solares (painéis fotovoltaicos) em suas casas desconhecem completamente o fato de que seus inversores são uma fonte de eletricidade suja. As grandes matrizes solares comerciais têm um problema semelhante, uma vez que também usam inversores — às vezes milhares deles, se forem usinas realmente grandes —, e todos eles geram EMI, ou eletricidade suja.

Quando instalei painéis solares em minha casa, há muitos anos, eu não tinha conhecimento desse problema. Depois que soube dessa questão, fui capaz de remediar essa poderosa fonte de eletricidade suja, e mais à frente compartilharei este método. Isso é importante porque está claro que o mundo está se movendo rapidamente em direção às energias renováveis, que usam esses inversores que produzem eletricidade suja. Então, eventualmente isso será um problema para a maioria de nós.

Fontes Comuns de Eletricidade Suja

- Lâmpadas fluorescentes compactas (CFLs).
- Telefones sem fio.
- Ventiladores com múltiplas velocidades.
- A maioria dos aparelhos e fornos de baixo consumo de energia, já que, provavelmente, economizam energia ao ligar e desligar a corrente repetidamente.
- Muitas lâmpadas LED.
- Computadores e laptops.
- Qualquer aparelho eletrônico que tenha um transformador no final do cabo de alimentação elétrica.
- Secadores de cabelo.
- Interruptores dimmer.
- Geladeiras e refrigeradores.
- Impressoras.
- Carregadores de celular.
- Televisores.
- Roteadores Wi-Fi.
- Medidores inteligentes.
- Dispositivos inteligentes.
- Torres de telefonia celular.
- Inversores de painéis solares.

COMO CHEGAMOS AQUI? A HISTÓRIA DO INÍCIO DOS CEMs

Em meu livro *Combustível para a Saúde*, relatei como os óleos vegetais processados, como o de semente de algodão, de soja e de canola, foram lançados no final do século XIX e, então, se disseminaram pelo sistema alimentar a uma taxa cada vez maior — assim como as incidências de doenças do coração.

A relação entre o aumento da eletrificação e das doenças crônicas segue uma trajetória assustadoramente similar e, acredito, apresenta uma razão convincente pela qual essa eletrificação — e a expansão de dispositivos que emitem CEMs que a acompanham — seja uma das principais razões para a epidemia de doenças crônicas que estamos vivendo agora.

THOMAS EDISON, ARAUTO DA ENERGIA ELÉTRICA

Às vezes temos a impressão de que sempre tivemos acesso instantâneo e generalizado à energia elétrica, mas a realidade é que ela não existia até 150 anos atrás. E ainda demorou mais quase 75 anos para se tornar amplamente disponível nos EUA fora das áreas urbanas.

A introdução dos serviços elétricos começou no final da década de 1870, quando Thomas Edison estava trabalhando em seu laboratório, em Nova Jersey, para desenvolver uma lâmpada incandescente que usava energia de CC para aquecer um filamento, que, então, brilhava. Ele precisou de 14 meses de testes, mas em 21 de outubro de 1879, Edison fez uma lâmpada incandescente ficar acesa por 13 horas e meia. Ele patenteou sua lâmpada em 1880.

As primeiras pessoas a desfrutarem de luz incandescente sob demanda em suas casas foram famílias abastadas na cidade de Nova York, com pequenos geradores usados para alimentar individualmente cada casa. A questão então se tornou: como levar eletricidade a várias casas, em lugares distintos?

MUITOS AINDA NÃO TÊM ACESSO À ELETRICIDADE

No entanto, as áreas rurais continuaram praticamente sem energia, e por mais de cinquenta anos havia basicamente duas populações nos EUA: aquela que morava em áreas urbanas e tinha acesso à eletricidade e a que morava em áreas rurais e não tinha acesso. Foi somente na década de 1950 que a rede elétrica alcançou a maioria das áreas periféricas, graças ao Rural Electrification Project [Projeto de Eletrificação Rural, em tradução livre].

Obviamente, ainda existem vastas faixas do mundo sem acesso à eletricidade — principalmente na África Subsaariana e na Ásia Central. De fato, em 2016, estimava-se que 13% da população mundial não tinha acesso à eletricidade.[22]

O número de pessoas em todo o mundo que ainda não têm acesso à eletricidade é significativo, embora diminua a cada ano; 2017 foi o primeiro ano em que o número ficou abaixo de 1 bilhão.[23] Além disso, a cada ano, 100 milhões de pessoas em todo o mundo obtêm acesso à eletricidade.[24] Isso significa que ainda não atingimos o pico de saturação de CEMs na Terra. À medida que mais regiões do mundo se eletrificam e que mais tecnologias evoluem e se espalham, produzindo CEMs durante seus usos, nossa exposição continuará a crescer.

A INTRODUÇÃO AOS RAIOS X ANUNCIA OS PERIGOS DOS CEMs

Os raios X estão entre os melhores exemplos da confiança cega da sociedade na capacidade de uma tecnologia de melhorar vidas, muito antes dos efeitos físicos dessa tecnologia serem compreendidos ou mesmo examinados. Na virada do século XX, os norte-americanos adotaram os raios X, assim como seus netos, mais tarde, acolheriam as tecnologias sem fio — com uma completa falta de preocupações com a saúde.

Os raios X foram descobertos em 1895 por Wilhelm Conrad Röntgen, professor de física da Universidade de Würzburg, na Alemanha. Röntgen estava fazendo experimentos com um tubo de raios catódicos quando percebeu que uma placa de madeira coberta de fósforo apoiada em uma mesa próxima brilhava sempre que o tubo de raios catódicos estava em operação.

Diz a lenda que ele, então, cobriu o tubo de raios catódicos com um papel preto grosso, mas ainda assim o painel coberto de fósforo emitia uma luminescência sutil. Röntgen soube, então, que havia descoberto algum tipo de raio invisível, que seguia um caminho inesperado. Como ele não entendia de onde o raio vinha, ou como funcionava, nomeou esse raio desconhecido como "raio X", com o X representando sua origem desconhecida.

Os raios X rapidamente chamaram a atenção e a imaginação de médicos e cientistas da época. Thomas Edison foi um dos primeiros entusiastas da tecnologia de raios X. Em 1896, ele até mesmo convidou repórteres ao seu laboratório para testemunhar uma série de experimentos com raios X.

Rapidamente acreditou-se que esse raio era capaz de curar a acne e outras doenças da pele, encolher tumores e curar o câncer — os raios X ofereceram a promessa de milagres médicos sem cirurgia. A mídia promoveu essa promessa publicando artigos que anunciavam as habilidades de cura dos raios X, como em um artigo do *Chicago Daily Tribune*, de 1896, publicado com a manchete: "O raio X é um agente de cura?"[25]

Havia um fascínio disseminado pela capacidade "mágica" dos raios X de revelar vastidões desconhecidas, e isso catalisou e incentivou seu uso generalizado. Barbearias os usavam por sua capacidade de remover pelos, fotógrafos os usavam para criar um retrato muito mais íntimo, e alguns amadores faziam ou compravam suas próprias máquinas de raio X para experimentações pessoais.

Em 1920, esses raios mágicos estavam sendo usados nos aeroportos (para inspecionar as bagagens), no mundo da arte (para autenticar pinturas) e nas forças armadas (para avaliar a integridade estrutural de navios, aviões e canhões). As máquinas de raio X invadiram até mesmo as áreas rurais, muito antes de a rede elétrica se estender às regiões mais remotas. Os geradores, às vezes movidos a gasolina, incrementavam o espetáculo sensorial que as primeiras máquinas de raio X ofereciam.

Um conhecido mártir da radiação é Pierre Curie, que, com sua esposa, Marie, descobriu o elemento radioativo rádio e cunhou o termo *radioatividade*. Embora Pierre não tenha morrido como resultado direto de uma doença provocada por radiação, o que inclui dermatite generalizada e síndrome aguda da radiação, isso certamente teria acontecido caso ele não tivesse sido pisoteado por um cavalo em 1906. Sua esposa, Marie, assim como sua filha Irène e seu marido, Frédéric Joliot-Curie, morreram todos de doenças induzidas pela radiação.

No entanto, o fato de as pessoas estarem morrendo devido à exposição aos raios X surtiu pouco efeito em mitigar seu uso. Um artigo do *New York Times* de 1926 descreveu o destino de Frederick Baetjer, da Universidade Johns Hopkins, que perdeu oito dedos e um olho e sofreu 72 cirurgias como resultado de seu trabalho com raios X.[26] Apesar desses exemplos óbvios do perigo potencial dos raios X, eles logo expandiram seu uso para até mesmo lojas de calçados.

OUTRO EXEMPLO DO PERIGO DE TECNOLOGIAS DEFEITUOSAS: O FLUOROSCÓPIO DE SAPATARIA

Um uso específico de raios X implementado logo após sua descoberta era fornecer uma imagem da aparência dos ossos e tecidos moles dos pés enquanto usavam sapatos.

Esse dispositivo era um gabinete de madeira com um espaço na parte inferior para os clientes inserirem o pé dentro do sapato que queriam comprar. Ao olhar pelo visor, era possível ver a forma dos ossos e tecidos moles do pé enquanto se usava o sapato e determinar se o calçado se encaixava corretamente.

A máquina de raio X estava localizada na parte inferior do gabinete, separada do compartimento do pé do cliente por um revestimento fino de alumínio ou chumbo. Ela apontava para cima, o que significa que não apenas os pés sofriam irradiação, mas também as pernas, a pélvis e o abdômen das pessoas prostradas em torno da engenhoca.

De fato, todo o corpo da criança sendo medida — assim como o dos pais e do vendedor — era banhado em radiação; outras pessoas na loja também estavam sendo irradiadas através das paredes da máquina.

A máquina também irradiava as mãos do vendedor, que frequentemente ficavam dentro do compartimento para apertar os pés do cliente durante o procedimento de raio X. Houve relatos de muitos casos de vendedores de calçados contraindo dermatite nas mãos, e pelo menos uma modelo de calçados teve que amputar a perna devido a uma grave queimadura por radiação.[27]

As lojas de calçados rapidamente adotaram fluoroscópios de sapataria, da década de 1920 até o final da década de 1940. No início da década de 1950, estima-se que existiam 10 mil dessas máquinas em uso nos Estados Unidos, com mais 3 mil no Reino Unido e aproximadamente mil no Canadá.[28]

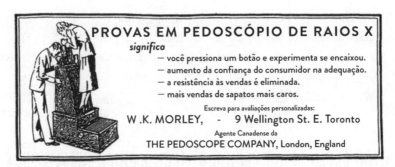

Figura 1.3. Propaganda da Pedoscope Company, *The Shoe & Leather Journal*, 12 de junho de 1938, página 73.

Os fabricantes de fluoroscópios de sapataria também iludiram os pais a acreditarem que as máquinas poderiam garantir um melhor ajuste e, portanto, uma menor chance de comprometimento do desenvolvimento dos pés causado por sapatos muito apertados. Os ares de verdade científica deram confiança às mães, que eram as principais responsáveis por tomar as decisões de compra.

Nesse sentido, o fluoroscópio de sapataria é um exemplo perfeito da ciência servindo de cobertura a cruas ambições capitalistas. Os norte-americanos foram seduzidos a sacrificar sua saúde em um esforço velado de aumento das vendas dos varejistas de calçados.

Da mesma forma, hoje nos dizem que precisamos nos expor cada vez mais à radiação sem fio em nome de velocidades de download mais rápidas e melhor conectividade, quando o principal impulsor do crescimento da indústria é a fome de vender mais produtos e serviços, não importando os custos para a saúde.

É importante notar, aqui, que a mania da fluoroscopia dos pés aconteceu muito depois de os médicos e cientistas norte-americanos saberem que a exposição aos raios X era perigosa. Há muitos incidentes bem conhecidos, que acometeram os chamados mártires da ciência, que levaram a mortes agonizantes por exposição à radiação. Houve alguns pedidos para abandonar as máquinas de raio x dos pés, mas levou décadas para que a mensagem fosse totalmente ouvida e as máquinas deixassem de ser usadas.

Foi somente depois da Segunda Guerra Mundial e do lançamento da primeira bomba atômica que a preocupação com a exposição à radiação cresceu a tal ponto, que os governos e o público começaram a buscar, a sério, um caminho para proibir o uso da fluoroscopia dos pés. Em março de 1948, a cidade de Nova York se tornou um dos primeiros lugares a regular as máquinas.[29]

Um artigo do *New York Times* de 1950 observou que os funcionários e os clientes das lojas de sapatos (adultos e crianças) que foram expostos ao fluoroscópio repetidamente ao longo do ano tinham um aumento no risco de crescimento atrofiado, dermatite, catarata, malignidade em tumores e esterilidade.[30]

Em 1953, a conceituada revista *Pediatrics* publicou um editorial que pedia o fim da prática do uso de fluoroscópios de sapataria em crianças.[31, 32] A essa altura, as coisas começaram a acontecer. Em 1954, a International Commission on Radiological Protection [Comissão Internacional de Proteção Radiológica, em tradução livre] apelou ao abandono do uso de raios X para qualquer coisa que não fosse "procedimentos médicos".[33]

Ainda demorou mais alguns anos para uma ação legislativa que protegesse os consumidores. Em 1957, a Pensilvânia tornou-se o primeiro estado a proibir completamente o uso de fluoroscópios de sapataria.[34] Em 1958, a cidade de Nova York revogou todas as licenças para fluoroscópios que havia emitido. Em 1960, 34 estados norte-americanos haviam aprovado alguma forma de legislação reguladora.[35] Em 1970, havia apenas duas máquinas ainda em operação em todo o mundo.[36] No fim das contas, essas máquinas cuspidoras de radiação foram disponibilizadas ao público por mais de três décadas, apesar dos perigos serem bem conhecidos desde o início de sua proliferação.

No geral, o uso por trinta anos de fluoroscópios mortais para vender sapatos é um exemplo inegável de como o lucro geralmente supera o senso comum. Estamos vivendo outro atraso de décadas entre a introdução de uma nova e empolgante tecnologia e sua regulamentação pelo governo.

Espero que compartilhar a história dos fluoroscópios com você aqui (e a história estranhamente similar da ascensão e queda da indústria do tabaco que você lerá no Capítulo 3) ajude a convencê-lo de que não podemos confiar nas empresas de tecnologia para proteger a saúde de seus clientes, não podemos confiar no governo para proteger a saúde do consumidor, e nem podemos confiar em nós mesmos para considerar o potencial de danos quando apresentados às novas tecnologias, tão interessantes.

Temos que tomar medidas por nós mesmos para nos proteger da exposição, nos educar enquanto consumidores e defender nossa saúde e a saúde de nosso planeta perante nossos legisladores.

OS MICRO-ONDAS FACILITARAM UM AUMENTO MASSIVO DOS CEMs NOS LARES

Outra inovação que ampliou a influência dos CEMs na vida cotidiana foi o desenvolvimento da tecnologia de micro-ondas. As micro-ondas foram descritas pela primeira vez pelo físico e matemático James Clerk Maxwell, em 1864. A primeira aplicação prática das micro-ondas foi o radar, que foi produzido pela primeira vez em 1935 pelo físico britânico Sir Robert Watson-Watt e passou a ter seu uso mais difundido pelos militares durante a Segunda Guerra Mundial.

O termo *radar* é um acrônimo para *radio detecting and ranging* [detecção e alcance de rádio, em tradução livre]. As frequências dos radares estão na faixa das micro-ondas do espectro eletromagnético: alguns equipamentos de radar operam na mesma faixa de frequência dos celulares, de 800MHz a 900MHz. Outros sistemas de radar operam em frequências mais altas, em torno de 2.000MHz (ou 2GHz).

Em 1945, o radar começou a ser usado de uma maneira totalmente diferente, quando um engenheiro chamado Percy Spencer descobriu que uma barra de chocolate com amendoim, que estava em seu bolso enquanto ele estava perto de um dispositivo de radar conhecido como magnétron, havia derretido. Acidentalmente, ele descobriu que as micro-ondas eram capazes de aquecer alimentos. Desde então, o forno de micro-ondas evoluiu até o posto de um dos eletrodomésticos mais populares do mundo.

Depois que Spencer demonstrou que o radar de frequência mais alta, em torno de 2,45GHz (as mesmas frequências agora usadas por muitos telefones sem fio, celulares e Wi-Fi), podia cozinhar pipoca e ovos, seu empregador, a Raytheon, concordou que eles tinham um novo modo de cozimento em suas mãos. Raytheon e Spencer patentearam o forno Radarange e o colocaram no mercado em 1947.

O primeiro Radarange era do tamanho de uma geladeira. Ele pesava 340kg e custava U$S5mil (o equivalente a mais de U$S57mil, na economia de hoje). Devido à combinação de custos elevados, grandes dimensões e tecnologia desconhecida, o Radarange foi um fracasso comercial. Mas o conceito sobreviveu por tempo suficiente para ver o forno de micro-ondas desfrutar um aumento meteórico em sua popularidade.

Em 2015, o U.S. Census Bureau[37] estimou que 96,8% das famílias norte-americanas tinham um forno de micro-ondas. Embora esses aparelhos, sem dúvida, reduzam o tempo de cozimento e coloquem o jantar na mesa muito mais rápido, essa conveniência tem um preço alto em termos de exposição aos CEMs e outras consequências secundárias à saúde, já que seu micro-ondas, quando ligado, é provavelmente a maior fonte de exposição à radiação em sua casa. (Cumulativamente, no entanto, seu roteador Wi-Fi cria CEMs com riscos maiores).

TELEFONES SEM FIO E CELULARES

Outro uso mais recente da radiação de micro-ondas foi descoberto na década de 1950, quando os pesquisadores desenvolveram o telefone sem fio. Embora não estivessem amplamente disponíveis para os consumidores até a década de 1980, os telefones sem fio foram rapidamente adotados. De acordo com um artigo do *New York Times* de 1983,[38] 50 mil telefones sem fio foram vendidos em 1980. Em 1982, esse número havia saltado para pouco mais de um milhão.

Os telefones sem fio funcionavam usando ondas de rádio para se comunicar entre a base do aparelho e o telefone. Eles começaram usando frequências mais baixas, como 27MHz, mas cresceram rapidamente para 900MHz, depois 2,4GHz, e até mesmo algo tão alto quanto 5,8GHz. A corrida para mudar os telefones domésticos tradicionais com fio para versões sem fio significou a maior introdução de CEMs nas residências desde a adoção generalizada dos fornos de micro-ondas. Mas ainda havia mais por vir.

Quando a popularidade dos telefones sem fio estava crescendo, os celulares estavam apenas começando. Em 3 de abril de 1973, Martin Cooper, o engenheiro da Motorola que desenvolveu o primeiro telefone celular funcional do mundo, fez a primeira ligação sem fio. Embora Cooper estivesse indubitavelmente ciente de que sua invenção mudaria a maneira como as pessoas se comunicavam, é provável que não pudesse imaginar o quanto o telefone celular mudaria a vida como a conhecemos.

A Motorola levou mais 10 anos para desenvolver um celular acessível ao público. Em 1983, a empresa estreou o DynaTAC — um modelo que pesava 800 gramas e custava US$3.995,[39] o equivalente a quase US$10 mil em 2019. Demorou vários anos para que o preço e o tamanho dos celulares diminuíssem o suficiente para que se tornassem amplamente difundidos.

Ao longo dos anos 1980 e início dos anos 1990, os celulares ganharam aceitação lentamente — eles eram um símbolo de status em seus primórdios. Foi só no final dos anos 1990 e anos 2000 que os celulares realmente ganharam apelo massivo. Em 1998, 36% das famílias norte-americanas tinham um celular. Em 2001, esse número foi para 71%.[40]

O USO DO CELULAR EXPLODE AO REDOR DO MUNDO

Em 2005, 33,9% da população global tinha algum plano de celular, de acordo com um relatório de 2015 do Information and Communication Technology [ICT — Tecnologias de Informação e Comunicação, em tradução livre].[41] Dez anos depois, esse número foi para 96,8%.

Na segunda década do milênio, o uso de telefones celulares em todo o mundo já havia proliferado tanto, que os dispositivos móveis eram mais acessíveis do que a internet, os telefones fixos e até mesmo a água encanada. De acordo com a Household Survey on India's Citizen Environment & Consumer Economy [Pesquisa Domiciliar Sobre o Cidadão, o Ambiente e a Economia do Consumidor na Índia, em tradução livre] de 2016, 77% dos indianos mais pobres tinham celular, enquanto apenas 18% tinham acesso a água encanada.

E suas taxas de uso ainda estão subindo: de acordo com um relatório da empresa de pesquisa IHS Markit,[42] o número de smartphones no mundo pode ter atingido 6 bilhões em 2020, em relação aos 4 bilhões de 2016.

O uso de celulares depende das torres que recebem e transmitem ondas de rádio — sua voz é convertida em um fluxo digital de informações, que é enviado para a torre de celular mais próxima, onde é recebido e, então, enviado para a pessoa do outro lado de sua ligação.

A incrível popularidade dos celulares e o desejo constante de cobertura de sinal significam que são necessárias mais e mais torres para transmitir e receber ondas de rádio (que são CEMs) através de áreas cada vez maiores.

De acordo com o Banco Mundial, 99,9% dos norte-americanos têm cobertura de rede móvel.[43] Isso é importante porque, se você tem sinal de celular — mesmo que não esteja usando o telefone naquele momento, ou nem mesmo tenha um celular —, você está sendo exposto à radiação. Ao usar o telefone e segurá-lo próximo ao seu corpo, você será exposto a ainda mais radiação.

À medida que a demanda por mais funcionalidades dos dispositivos móveis aumenta — como assistir a vídeos —, mais essas torres de celular precisam ser expandidas e fortalecidas, com novas frequências adicionadas para atender à demanda.

Além de receber e transmitir ondas de rádio, as torres de telefonia celular também são fontes de eletricidade suja, pois precisam converter a CA da rede em CC, que os transmissores usam como energia com a qual carregam as baterias reserva.

Claro, celulares emitem ainda mais CEMs quando você os utiliza durante uma chamada ou para acessar a internet (seja por Wi-Fi ou pela rede celular), e essa exposição aumenta em relação a proximidade ao seu corpo. Até mesmo os fabricantes de celulares admitem isso, porque afirmam em seus manuais que os usuários dos celulares devem sempre manter o telefone a uma distância mínima de 5 a 15 milímetros do corpo. Infelizmente, essas informações geralmente estão escondidas nas profundezas do manual, que poucas pessoas leem.

Saiba Quantas Torres de Celular Existem Perto de Você

As antenas de telefonia celular são apontadas em todas as direções. É por isso que é importante obter medições de um especialista qualificado, especialmente aqueles que medem a radiofrequência (RF) sobre nosso corpo enquanto "antenas". Os medidores direcionais medem apenas as frequências para as quais o medidor de RF está apontado.

Seu corpo está exposto em todos os ângulos e, portanto, coleta a microvoltagem de várias frequências, de todas as direções, assim como as antenas. Algumas antenas podem estar direcionadas diretamente para sua casa, enquanto outras podem estar direcionadas para longe, ou podem haver obstruções que refletem a energia.

Para ver a quanta radiação de celular você está sendo exposto em sua casa, escritório ou escola, recomendo que visite AntennaSearch.com. Este site, com conteúdo em inglês, é uma ferramenta útil para se ver os vários tipos de frequências e a saturação aos quais você está sendo exposto.

> A melhor maneira de pesquisar é processar e visualizar os "antenna results" [resultados de antenas], em vez de focar os "tower results" [resultados de torres]. Os resultados de antenas fornecem as frequências às quais você está sendo exposto, além da localização em relação a sua casa. Depois que os resultados de antenas estiverem carregados, aparecerá uma lista de empresas em "multiple" [múltiplo] e "single" [único]. O "múltiplo" significa múltiplas antenas, ou frequências, instaladas em cada torre. Pode haver apenas dois transmissores ou várias centenas instaladas em uma única torre! Algumas pessoas obtêm uma falsa sensação de segurança quando veem apenas algumas antenas neste site, mas não procuram quantos transmissores existem em cada antena. Pode haver apenas cinco antenas perto de sua casa, mas elas podem chegar a centenas de transmissores, quando você faz a soma.
>
> Para visualizar a frequência e o número de transmissores, você deve clicar no nome de cada empresa. Quando fizer isso, o site abrirá uma nova janela com as informações sobre a frequência, a potência e a energia irradiada.
>
> Você precisa fazer isso em cada empresa que aparece nos resultados da pesquisa para somar todas as várias frequências e entender a verdadeira saturação da localização de sua casa. Os endereços das torres também estão listados, então você pode dirigir até elas e ver as antenas por si mesmo para tentar determinar se elas estão ou não apontadas para sua casa.
>
> Fiquei surpreso quando descobri que minhas caminhadas diárias na praia estavam me levando por um bosque de torres de telefonia celular. Quando eu investiguei mais a fundo, descobri que as leituras de CEMs (que eu te ensinarei a fazer no Capítulo 7) eram mil vezes mais altas na praia do que dentro de minha casa! Agora tomo uma rota diferente e vou para o sul na praia, em vez do norte, porque há menos torres de celular lá e os níveis de radiação são mais baixos.

INTERNET WI-FI

As sementes do Wi-Fi foram semeadas em 1985, quando a FCC liberou várias bandas do espectro dos CEMs para fins de comunicação sem exigir uma licença do governo.[44] As seções do espectro em questão eram de 900Hz, 2,4GHz e 5,8GHz — que eram chamadas de "faixas lixo" — e já estavam sendo usadas por alguns dispositivos como fornos de micro-ondas.

Foram necessários os 14 anos seguintes para que engenheiros e corporações desenvolvessem um sistema regulado, que permitiria que dispositivos fabricados por diferentes vendedores acessassem um sinal de banda larga sem fio. Para minimizar a interferência entre os sinais Wi-Fi e outros eletrodomésticos, o Wi-Fi foi desenvolvido para transmitir saltando entre várias frequências.

O Wi-Fi entrou no mercado e na consciência do público em julho de 1999, quando a Apple lançou seus primeiros notebooks com a funcionalidade Wi-Fi, através de um adaptador fabricado pela Lucent Technologies chamado AirPort.

Esses primeiros adaptadores libertaram os usuários de notebooks de estarem conectados à internet por meio de fios enquanto trabalhavam em casa, e a tecnologia se espalhou rapidamente. Hoje, passamos a contar com — e até mesmo exigimos — acesso sem fio à internet em nossos escritórios, residências, hotéis e cafeterias. Cidades inteiras estabeleceram acesso sem fio praticamente onipresente e contínuo à internet.

Novas classes de dispositivos, como os tablets e o iPad, foram desenvolvidas principalmente por sua capacidade de se conectarem via Wi-Fi à internet e permitir que os usuários leiam livros, joguem, assistam a vídeos e chequem seus e-mails sem precisar acessar um computador completo.

Ao contrário dos computadores, esses dispositivos geralmente são mantidos a poucos centímetros do rosto do usuário, onde a exposição à radiação é exponencialmente maior do que quando se está a um braço de distância (como em um computador desktop). Segundo um relatório da PEW Charitable Trusts, em 2010, apenas 3% dos norte-americanos tinham um tablet; em 2016, esse número foi para 51%.[45] Esperava-se que ele atingisse 62%, ou 185 milhões de pessoas, nos EUA até 2020.[46] O que toda essa conectividade também traz é uma exposição constante à radiação.

Não é apenas o fato de que mais pessoas têm acesso à internet sem fio; gastamos cada vez mais tempo usando esse tipo de conexão — quase três vezes mais do que no início do século XXI.

O Relatório do Futuro Digital de 2017, do USC Annenberg's Center for the Digital Future, descobriu que os norte-americanos passam 23,6 horas por semana online — acima das 9,4 horas em 2000.[47] Isso é mais do que apenas muito tempo de tela — é muito tempo sendo bombardeado por CEMs não saudáveis.

5G E A INTERNET DAS COISAS (IOT)

Pegando carona na popularidade do Wi-Fi, há o desenvolvimento de dispositivos que usam uma conexão sem fio à internet para fornecer acesso a informações, monitoramento e relatórios. Isso inclui termostatos que você pode ajustar usando um aplicativo em seu smartphone, babás eletrônicas, geladeiras e medidores "inteligentes" que informam seu consumo à empresa concessionária sem a necessidade de enviar um representante para fazer a leitura; assim como os assistentes virtuais domésticos, como o Google Home e a Alexa da Amazon.

Coletivamente conhecidos como Internet das Coisas, esses dispositivos inteligentes levantam preocupações em relação à privacidade e segurança, já que são vulneráveis a hackers. Mas o outro risco que eles representam é que se tornam mais uma fonte de radiação CEM e eletricidade suja na sua casa. Havia 15,4 bilhões de dispositivos conectados em todo o mundo em 2015, número que deve subir para 75,4 bilhões até 2025.[48]

E ainda por cima, para tornar a Internet das Coisas possível, seremos obrigados a adotar o 5G, o que representa um enorme risco para a saúde pública, o qual abordarei no Capítulo 2.

O QUE TODA ESSA CONECTIVIDADE ACARRETA

Todos os desenvolvimentos científicos e técnicos que compartilhei neste capítulo trazem consigo uma bênção mista. No lado positivo, os gadgets e a tecnologia oferecem maior comodidade, recursos aprimorados e um salto em nossa capacidade de expandir nosso conhecimento. No lado negativo, eles fornecem exposições cada vez maiores aos CEMs, em quantidades que os humanos nunca experimentaram antes. É natural pensar que haveriam algumas consequências à saúde.

Um dos princípios orientadores que usei ao longo de minhas quatro décadas de prática em medicina natural é comparar novas pesquisas à nossa herança ancestral, para ver como elas se reconciliam.

Vamos aplicar esse pensamento aos CEMs e comparar o tipo e a quantidade deles aos quais seus ancestrais foram expostos e os tipos e níveis aos quais você está sujeito hoje.

Seus ancestrais de fato se depararam com a radiação eletromagnética: a de suas próprias células, a do campo magnético da Terra, a do campo elétrico da atmosfera, a dos raios e, claro, a do Sol.

Comparar isso com a atualidade, quando, além dessa radiação natural, estamos continuamente expostos a cada vez mais radiação eletromagnética artificial, realmente não é uma comparação justa, pois, como você acabou de aprender, CEMs artificiais não existiam até cerca de 170 anos atrás. Então, vamos comparar a exposição a campos eletromagnéticos no início dos anos 1900 e hoje.

Para fazer uma comparação precisa, precisamos restringir nossa resposta a um comprimento de onda específico. Então escolheremos uma bem difundida, à qual quase todos nós estamos expostos: 2,4GHz, que é muito próximo da frequência de seus celulares e Wi-Fi.

Então, qual foi o aumento de sua exposição a campos eletromagnéticos nos últimos 100 anos?

Fiz essa pergunta a milhares de pessoas nas muitas palestras que proferi, e ninguém nunca a respondeu corretamente. De fato, ninguém nunca chegou perto — porque a resposta é realmente impressionante. As respostas típicas estão entre 10 a 1.000 vezes mais exposição agora do que há 100 anos. Uma alma rara e corajosa chutará um milhão de vezes mais. Mas mesmo esse palpite aparentemente ultrajante está fora da ordem de magnitude.

A resposta está muito além de um bilhão. É maior que um trilhão. A verdade é que estamos expostos *um bilhão de bilhões de vezes mais aos CEMs agora* do que há apenas 100 anos. (Caso você esteja se perguntando, um bilhão de bilhões é o número 10 seguido por 18 zeros).[49]

(Para o leitor versado em ciência: mesmo que pequenas quantidades de frequências de banda larga existissem como radiação de fundo do big bang, que muitos teorizam que criou o universo, as frequências artificiais que encontramos hoje têm uma forma e polaridade diferentes — elas são quadradas e pulsantes — das de qualquer outra frequência natural. Desse modo, você poderia argumentar que estamos infinitamente mais expostos aos CEMs).

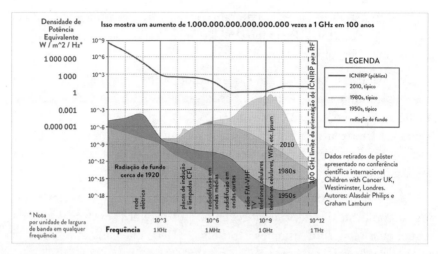

Figura 1.4: Exposição diária típica a radiofrequências eletromagnéticas ao longo do tempo, e também as recomendações de segurança da ICNIRP.

Essencialmente, nossa fome por dispositivos eletrônicos e conectividade nos transforma em objetos de pesquisa de um estudo de saúde global, um experimento do qual nunca consentimos em fazer parte e que está ficando cada vez mais difícil, se não impossível, de optar por não participar. E uma das maiores razões pelas quais não poderemos optar por não participar é a ampla adoção do 5G — um tópico sobre o qual discorreremos no próximo capítulo.

CAPÍTULO 2

5G: A MAIOR EXPERIÊNCIA DE SAÚDE PÚBLICA DA HISTÓRIA

Os dispositivos sem fio, incluindo os celulares e os roteadores Wi-Fi, existem há quase duas décadas. Foram muitos anos até integrar essas tecnologias convenientes à sua rotina diária. No entanto, agora é muito urgente que você mude esses comportamentos. Por quê?

A resposta é simples: 5G. A mais recente tecnologia sem fio está prestes a mudar completamente a sua realidade eletromagnética.

O termo 5G é uma abreviação para *quinta geração*, o que faz com que pareça uma simples melhoria da tecnologia 3G ou 4G. Mas esse entendimento é um equívoco, porque o verdadeiro 5G é uma criatura completamente nova, que utilizará uma parte do espectro eletromagnético distinta das que já estão em uso.

A diferença entre a exposição às CEMs do 4G e do 5G é equivalente à diferença entre um córrego e um vasto oceano.

É assim porque o 5G não substituirá as tecnologias sem fio existentes, mas será adicionado a elas. Isso significa que cada pessoa, sem mencionar todos os micróbios, insetos, animais e plantas, experimentarão um aumento exponencial em sua exposição aos CEMs, em uma frequência que não foi testada quanto às suas implicações para a saúde em longo prazo.

OUTRA CRIATURA POR SI SÓ: ONDAS MILIMÉTRICAS

Hoje existem alguns celulares e equipamentos que afirmam ser 5G, mas a maioria deles ainda usa a tecnologia LTE (evolução de longo prazo), que usa os mesmos fundamentos do 3G e do 4G. Enquanto o serviço de celular LTE (e a maioria das iterações atuais do 5G) usa ondas de rádio de 6 GHz ou menos, eventualmente o 5G adicionará uma banda larga entre 24 GHz e 28 GHz, e, posteriormente, espera-se a implementação de uma banda larga acima de 30 GHz.

Essas frequências são, estruturalmente, muito diferentes daquelas que alimentam as redes 3G e 4G.

Parte das frequências que o 5G utilizará serão as *ondas milimétricas* (mmW), assim chamadas porque o comprimento de uma onda é inferior a 10 milímetros. Isso se contrapõe às frequências mais baixas usadas atualmente (e que continuarão sendo usadas), que têm comprimentos medidos nas dezenas de centímetros.

A principal razão pela qual as empresas de telecomunicações estão recorrendo às ondas milimétricas é porque sua largura de banda é significativamente maior do que as ondas de rádio usadas pelas tecnologias dos celulares e do Wi-Fi atuais. Isso significa que muito mais informações podem ser transmitidas através delas, permitindo que maiores quantidades de dados sejam transmitidas a uma velocidade muito mais rápida e com tempos de espera significativamente mais curtos.

Com o 5G, um grande número de usuários em pequenas áreas poderão usar ondas milimétricas ao mesmo tempo, com muito mais eficiência do que a tecnologia 3G ou 4G é capaz. Isso significa que as pessoas em um evento em um estádio lotado poderão fazer e receber chamadas, assim como baixar dados, sem lentidão. Isso significa também que centenas de milhares de smartphones e outros aparelhos serão capazes de transmitir e receber informações mesmo dentro de uma pequena área geográfica.

No entanto, as ondas milimétricas apresentam alguns desafios. Em primeiro lugar, elas são facilmente obstruídas por estruturas físicas, como prédios, árvores e as paredes de seu escritório ou de sua casa. Elas também podem ser facilmente absorvidos pela chuva e pela umidade.

Isso significa que será necessária uma quantidade de antenas consideravelmente maior para fornecer uma cobertura consistente e confiável — não apenas mais algumas, mas, literalmente, *bilhões* de antenas adicionais, em comparação às 300 mil torres de celular existentes hoje.

AS MICROCÉLULAS ESTÃO CHEGANDO

Para garantir a conectividade, a rede 5G exigirá a instalação de estações de "microcélulas" a cada 90 metros, aproximadamente, ou a cada 3 a 10 casas, nas cidades. Elas são chamadas de microcélulas porque, diferentemente das torres de 27 metros usadas pelas tecnologias 3G e 4G, que geralmente estão espaçadas de 1,5 a 3 quilômetros de distância, essas antenas são pequenas o suficiente para serem instaladas em mastros, postes, edifícios e pontos de ônibus.

Enquanto as torres de telefonia celular existentes têm uma dúzia de antenas — 8 para transmitir dados e 4 para receber —, cada microcélula comporta cerca de 100 entradas para antenas.[1]

Essas pequenas estações de microcélulas terão transmissores 4G que lhes permitirão geolocalizar dispositivos móveis com uma precisão muito maior do que aquela que as empresas de telecomunicações recebem atualmente das torres de celular existentes. Uma vez instalada, a antena 5G transmitirá sinais e informações para o dispositivo móvel com velocidade ultrarrápida; as tecnologias 4G e 5G trabalham juntas, e muitos transmissores 4G serão atualizados para 5G com o passar dos anos.

Em última análise, muitos — se não a maioria — dos proprietários de imóveis podem esperar ter uma base de microcélulas 5G instalada do lado de fora, ou muito perto de suas casas. Os espaços de trabalho e as instituições educacionais também serão saturados com microcélulas. As áreas urbanas serão especialmente atingidas.

As antenas necessárias para transmitir as ondas milimétricas, que têm um comprimento de onda menor do que as frequências abaixo de 6 GHz, usadas nas tecnologias 3G e 4G, também são pequenas. Cada antena de microcélulas usa a tecnologia MIMO (*múltiplas entradas e múltiplas saídas,* permitindo que vários usuários enviem e recebam informações simultaneamente por meio da mesma antena.

Como cada antena usa MIMO e cada base tem cem antenas, isso é conhecido como MIMO com *múltiplos usuários* (MU-MIMO), o que ajuda a expandir exponencialmente o número de usuários e de bytes de informações que a rede consegue suportar.

Isso também significa que há uma alta probabilidade de ocorrer interferências, com todos esses sinais saltitando tão próximos uns aos outros. É aí que entra uma solução chamada *beamforming*, que concentra o sinal em um pulso específico e o distribui através de uma transmissão direcionada até um usuário — como um GPS para os sinais de celular.

De fato, os sinais das ondas milimétricas não conseguem penetrar facilmente materiais de construção comuns, como a madeira, o tijolo, o reboco e até mesmo o vidro comum, sem que seus pulsos sejam direcionados.

O que é importante ter em mente é que esses novos sinais de todas essas antenas e estações-base extras serão um *acréscimo* ao lamaçal de CEMs no qual todos nós já estamos chafurdando. Isso acontecerá porque o 5G não substituirá as tecnologias sem fio existentes, mas será meramente adicionado a elas.

A rigor, as estações de microcélulas terão antenas 4G LTE pulverizando constantemente os lares com sinais de radiofrequência utilizados para geolocalizar dispositivos móveis, embora se dê por certo que a potência do sinal será ligeiramente menor do que a das torres de celular 4G padrão.

Mas essas antenas de microcélulas estarão tão mais próximas das casas das pessoas, especialmente de cômodos em andares superiores, que os transmissores de 4G inundarão continuamente com fortes sinais de radiofrequência, muito mais fortes do que os sinais de 4G das torres de macrocélulas que existem nas proximidades.

As microcélulas também enviarão sinais 5G em pulsos direcionados às residências, mas somente quando um dispositivo dentro da residência iniciar uma conexão sem fio (por exemplo, quando alguém faz uma chamada). Portanto, os sinais 5G não serão constantes como os sinais 4G. Mas quando os sinais 5G entrarem em sua casa, eles serão fortes, direcionados e perigosos.

Ambos os sinais emitidos pelas microcélulas — 4G e 5G — são altamente problemáticos. À medida que a resistência à ampla adoção do 5G e à infraestrutura de que ele necessita cresce (e já cresceu bastante — veja na seção Referências a lista de grupos que se opõem ao 5G), os ativistas do 5G estão concentrando seus esforços tanto na prevenção da instalação de transmissores 4G em estações de microcélulas quanto no impedimento de que esses transmissores 5G, nessas mesmas microcélulas, cheguem aos bairros residenciais.

Fundamentalmente, tudo o que diz respeito à tecnologia 5G, incluindo grande parte da tecnologia existente, mas expandindo-a a muitos outros lugares, é a maior experiência de saúde pública de todos os tempos, na qual cada um de nós acabará sendo inserido sem a opção de sair.

A PROMESSA DO 5G

Se o 5G é tão problemático, por que estamos correndo para adotá-lo?

Se você não considerar as implicações à saúde, o 5G parece uma inovação bastante atraente. Ele promete reduzir muitas das frustrações da conectividade atual, como chamadas interrompidas e downloads lentos, e substituí-las por uma longa lista de benefícios tentadores, incluindo:

- **Conexões mais rápidas.** A alegação é de que o 5G oferecerá velocidades de download de 20 gigabytes (GB) por segundo, em oposição a um limite de 1 GB por segundo com o LTE. Isso significa que você pode baixar um filme de alta definição em cerca de 1 segundo, comparado aos 10 minutos gastos com o LTE.
- **Banda larga mais abrangente.** Como mencionei, as ondas milimétricas têm largura de banda maior, o que significa que mais usuários poderão usar a rede ao mesmo tempo.
- **Menor latência de rede.** Latência é o tempo decorrido para que uma mensagem enviada seja recebida. As empresas de telecomunicações afirmam que a latência ideal para o 5G será menor que um milissegundo, o que pode ser até cem vezes mais rápido do que o 4G. Isso significa que praticamente não haverá atraso na transmissão e recepção, o que possibilita todo tipo de tecnologia que requer comunicação quase instantânea, como carros autônomos contatando-se enquanto transitam, o que evita acidentes.
- **Internet das Coisas (IOT) massiva.** A largura de banda maior permitirá que a Internet das Coisas — ou os aparelhos e eletrodomésticos cotidianos conectados à internet — se torne verdadeiramente massiva. De fato, [quando da escrita deste livro] projeta-se que até 2020, 20,4 bilhões de dispositivos estarão conectados.[2]

Graças ao 5G, teremos máquinas de lavar roupas que encomendam seu próprio detergente, geladeiras que monitoram os níveis dos suprimentos, bombas de diálise que se operam sozinhas e robôs que viabilizam aos médicos a realização de cirurgias remotas, dentre outros desenvolvimentos tecnológicos que nem foram imaginados ainda.

- **Cidades inteligentes.** A Internet das Coisas se estenderá para além dos muros de sua casa, até sua cidade e as estradas. Medidores inteligentes adotados por serviços públicos já estão enviando informações do consumo de residências individuais diretamente às empresas prestadoras de serviço.

  Em um futuro habilitado para o 5G, as luzes da rua, o encanamento de água, os sistemas de esgoto e a rede de escoamento enviarão informações contínuas às empresas de serviços públicos, para que a rede e a infraestrutura de energia da cidade possam ser monitoradas minuto a minuto, assim como no tráfego, nos estacionamentos e na vigilância pública.

  Toda essa eficiência exigirá transmissão e recepção contínuas de sinais. A implantação de cidades inteligentes está em andamento desde 2017, quando a Verizon anunciou seus planos de lançar o 5G em onze cidades, incluindo Atlanta, Miami, Seattle e Washington, DC,[3] enquanto a AT&T declarou, em 2018, que realizaria projetos-piloto da tecnologia em doze cidades, incluindo Charlotte e Raleigh, na Carolina do Norte, e Oklahoma City, dentre outras nove cidades, até meados de 2019.[4, 5]

- **Uma população rural conectada.** Como discutirei em detalhes ainda neste capítulo, a FCC vem prospectando bastante sobre como o 5G aumentará o acesso à banda larga nas áreas rurais.

Em sua essência, o 5G diz respeito à inauguração de uma nova era da vida assistida por computadores, assim como ao que já está sendo apresentado como a "quarta revolução industrial", uma vez que todas as etapas de fabricação de produtos também serão impactadas pela adoção de tecnologias inteligentes.[6]

A VERDADEIRA RAZÃO DA IMPLEMENTAÇÃO DO 5G — NÃO É O SEU BEM-ESTAR

O setor de telecomunicações está prospectando o 5G como uma necessidade para a vida moderna — algo que nos tirará da "idade da pedra" da tecnologia para um novo horizonte de aparelhos que fazem por nós a maioria de nosso trabalho rotineiro. Mas toda essa atitude em relação ao bem comum é, na realidade, apenas um artifício para gerar uma demanda cada vez maior por conectividade e pelos produtos que estão equipados para capitalizar com toda essa conectividade.

Também se trata de criar um público cativo. Não precisar instalar uma rede de cabos é uma economia de dinheiro para as empresas de telecomunicações. Como o site TelecomPowerGrab.org apontou:

> O 5G não irá, necessariamente, levar banda larga para as comunidades carentes ou rurais [...] Ele não resolverá o abismo digital. O 5G não melhorará o serviço de telefonia celular imediatamente, nem auxiliará os socorristas durante uma emergência.
>
> Então qual é o verdadeiro propósito do 5G? Essa construção maciça de uma infraestrutura de "microcélulas" sem fio permite que as empresas de telecomunicações transmitam seus sinais para as casas e apartamentos sem precisar instalar nenhum cabo. Simples assim.

Mas isso tudo acontecerá apenas quando o 5G for uma realidade. Agora, enquanto ainda está sendo implementado, há imensas quantias de dinheiro sendo gastas, assim como também estão sendo geradas. O investimento necessário para atualizar a infraestrutura necessária para cumprir essa promessa da conectividade do 5G é estimado em U$200 bilhões por ano, de acordo com um estudo da IHS Markit encomendado pela Qualcomm Technologies.[7]

Serão necessárias microcélulas, antenas, chips, satélites e hardwares totalmente novos (celulares, eletrodomésticos, medidores de serviços públicos e carros) para a comunicação com os sinais transmitidos pelo novo hardware. Para esse investimento, o mesmo relatório estima que o 5G adicionará U$12,4 trilhões ao PIB mundial até 2035 e gerará até 22 milhões de novos empregos. Uma vez que o 5G esteja em funcionamento, é esperado que, até 2025, produza U$250 bilhões anualmente apenas pelo fornecimento do serviço.[8]

Não se engane, o 5G é, sem sombra de dúvidas, um grande negócio. Não se trata do bem-estar humano, mas de interesses da indústria das telecomunicações sem fio. Veja como o ex-presidente da FCC, Tom Wheeler, descreveu em um discurso no National Press Club, em 2016:[9]

> Se algo pode ser conectado, no mundo 5G ele será conectado; mas com as centenas de bilhões de microchips conectados nos produtos, de frascos de comprimidos a regadores de plantas, você pode ter certeza [...] o maior aplicativo da Internet das Coisas ainda nem foi imaginado [...]
>
> Para fazer isso funcionar, a construção do 5G exigirá muita infraestrutura, exigindo uma implantação maciça de microcélulas [...] Os Estados Unidos serão o primeiro país do mundo a abrir o espectro de banda alta para redes e aplicativos 5G, e isso é muito importante.

Ele acrescentou friamente: "Nós não vamos esperar pelas regulações."

VOCÊ NÃO PODERÁ ESCOLHER FICAR FORA DA COBERTURA 5G – NEM DA RADIAÇÃO QUE VEM JUNTO

Uma grande parte dessa "implementação maciça" a que Wheeler se referia são satélites de baixa órbita. Como as ondas milimétricas não conseguem viajar para muito longe, uma vez que são absorvidas pela umidade e pela chuva, e também não conseguem penetrar nos edifícios, para oferecer uma cobertura completa das áreas urbanas e rurais, serão necessários satélites para transmitir e receber os sinais de e para os usuários na Terra.

E não serão apenas alguns satélites: eles podem chegar a 20 mil, lançados por empresas como SpaceX, OneWeb e Boeing.[10] Embora pareça futurista, esses satélites já começaram a ser lançados ao espaço: os primeiros satélites operacionais foram lançados pela OneWeb, em fevereiro de 2019, e pela SpaceX, em maio de 2019.[11]

Esses satélites acabarão por cobrir toda a Terra em um campo de radiação de ondas milimétricas do qual será impossível escapar.

Em uma carta aberta às organizações médicas escrita pela Global Union Against Radiation Deployment from Space (GUARDS), uma coalizão internacional contra o Wi-Fi irradiado do espaço, cientistas descrevem esses satélites que "inundam o planeta com radiação de micro-ondas" como sendo uma violação dos direitos humanos:[12]

> As implantações de radiação de micro-ondas advindas do espaço ameaçam inundar o planeta com radiação de RF sem o consentimento dos indivíduos, nem uma opção significativa para abstenção individual.

AS ANTENAS DO 5G SE INFILTRARÃO ATÉ MESMO NA SUA CASA

Você pode estar pensando que, dada a dificuldade de as ondas milimétricas penetrarem paredes, você estará protegido dentro de sua casa. Infelizmente, esse não é o caso. Os assim chamados eletrodomésticos inteligentes, que usam a tecnologia 5G, transformarão sua cozinha, sua lavanderia e as paredes externas em microcélulas.

Até mesmo as lâmpadas da sua casa podem se tornar transmissores do 5G. Desde 2017, pesquisadores da Brunel University London começaram a desenvolver lâmpadas que usam tanto a tecnologia de ondas milimétricas do 5G quanto a *comunicação ótica por luz visível* (VLC), também conhecida como Li-Fi, que utiliza a oscilação rápida da luz de LED para transmitir comunicação digital e criar redes domésticas sem fio de alta velocidade.[13, 14]

Mesmo que você tenha lâmpadas que não sejam LED e não compre aparelhos inteligentes, as ondas milimétricas encontrarão um caminho até sua casa. Conforme relatado por Alasdair Philips, diretor técnico da EMFields Solutions:

> Se as ondas milimétricas penetrarão as casas, dependerá de muitos fatores. Acima de 30 GHz, as ondas podem se infiltrar através de vãos extensos, como as esquadrias de PVC, pois a estrutura de metal está envolta apenas por perfis de PVC. Isso dificulta a blindagem na escala de uma casa.[15]

Realmente, pode não haver escapatória.

> Quiz: Um efeito físico primário do 5G, que depende principalmente da largura de banda da onda milimétrica, que muitos podem sentir:
> ☐ Calafrios
> ☐ Paralisia
> ☐ Alucinações
> ☐ Dores
> ☒ Todas as opções anteriores

OS PERIGOS PARA A SAÚDE DA EXPOSIÇÃO ÀS ONDAS MILIMÉTRICAS

Até o momento em que escrevo, não conheço nenhum estudo que analise os efeitos da exposição prolongada às ondas milimétricas, muito menos os efeitos da exposição às ondas milimétricas (mmWs) concomitantemente à exposição a outras frequências comuns de CEMs (como as emitidas por celulares 4G).

No entanto, já sabemos algumas coisas sobre os efeitos à saúde das mmWs. Ironicamente, essas ondas têm sido usados há anos, na Europa Oriental, como terapia complementar para úlceras, distúrbios cardiovasculares e câncer, e existem periódicos dedicados a esse assunto naquela região do mundo.

Pesquisadores examinaram os efeitos desse tratamento, e seus estudos descobriram que até 80% das pessoas podem sentir a presença das ondas milimétricas na pele,[16, 17] assim como um aumento da eletrohipersensibilidade,[18] particularmente em mulheres na pós-menopausa.[19]

Na década de 1970, cientistas russos também realizaram pesquisas sobre os efeitos à saúde da exposição à radiação milimétrica.

Essa pesquisa ficou indisponível por décadas, porque a Agência Central de Inteligência dos EUA (CIA) coletou e traduziu a publicação, mas a manteve em sigilo até a década de 2010.

Um artigo de 1977 do pesquisador russo N. P. Zalyubovskaya, liberado ao público em 2012, comparou os efeitos da radiação na faixa de 5 a 8 milímetros e densidade de 1 miliwatt/cm^2 em ratos e camundongos expostos por 15 minutos por dia, durante 60 dias, e em pessoas que trabalhavam com geradores de ondas milimétricas.[20] O estudo reportou:

> Estudos morfológicos, funcionais e bioquímicos conduzidos em humanos e animais revelaram que as ondas milimétricas causam alterações no corpo, manifestas em alterações estruturais na pele e órgãos internos, alterações qualitativas e quantitativas da composição do sangue e da medula óssea e alterações na atividade dos reflexos condicionados, na respiração tecidual e na atividade de enzimas participantes dos processos de respiração tecidual e no metabolismo nucleico. O grau de efeitos adversos das ondas milimétricas dependia da duração da exposição à radiação e de características individuais dos organismos.

Nas irrisórias pesquisas complementares conduzidas sobre o assunto recentemente, a tecnologia mmW foi relacionada a vários potenciais problemas de saúde, especificamente:[21-25]

- Problemas oculares em ratos, como a opacidade do cristalino, que está associada ao desenvolvimento de catarata,[26] assim como lesões oculares em coelhos.[27, 28]
- Impactos na variabilidade da frequência cardíaca em ratos,[29-31] um indicador de estresse, e alterações na frequência cardíaca (arritmia) em sapos.[32, 33]
- Modificações na estrutura e função de membranas celulares.[34]
- Supressão das funções imunológicas.[35]
- Efeitos em bactérias, incluindo crescimento debilitado e aumento da resistência a antibióticos.[36]

Não foram realizados estudos para avaliar qual seria o limiar seguro para a exposição às mmW, fato que levou o dr. Martin Pall, professor de bioquímica da Washington State University e um dos principais porta-vozes sobre os perigos dos CEMs, a declarar:

> Instalar dezenas de milhões de antenas 5G sem um único teste de segurança biológica deve ser a ideia mais estúpida que alguém já teve em toda a história.[37]

Pesquisas compiladas por Lloyd Burrell,[38] fundador da ElectricSense.com e autor de *Long Term EMF Protection* e vários outros,[39, 40] sugerem que a proliferação do 5G se transformará em nada mais nada menos que um desastre de saúde pública.

A EXPOSIÇÃO ÀS MMWS PODE GERAR DORES

Sabe-se que as mmWs penetram o tecido da pele humana em uma profundidade de 1 a 2 milímetros,[41, 42] e geram dores na pele.[43] Isso provavelmente acontece porque as mmWs acionam as células nervosas da pele, conhecidas como *nociceptores*, que alertam o cérebro sobre os possíveis estímulos prejudiciais, provocando uma resposta em forma de dor.

Outra hipótese sugerida para a resposta em forma de dor é a de que os dutos de suor na pele humana agem como antenas quando entram em contato com as mmWs.[44] Em uma carta à FCC de 2016, o dr. Yael Stein, do Hadassah Medical Center, em Jerusalém, Israel, que estudou a tecnologia de mmW do 5G e sua interação com o corpo humano, escreveu:[45]

> Simulações computadorizadas demonstraram que as glândulas sudoríparas concentram ondas subterahertz na pele humana. Os humanos podem sentir essas ondas como calor. O uso da tecnologia de comunicação subterahertz (ondas milimétricas) (celulares, Wi-Fi, antenas) pode fazer com que os humanos sintam dor física por meio de nociceptores. Potencialmente, se o Wi-Fi 5G for espalhado nos espaços públicos, podemos esperar [...] mais casos de hipersensibilidade (EHS), assim como muitas novas queixas de dores físicas.

O Departamento de Defesa dos EUA sabe muito bem que as mmWs causam dores, porque usam essas frequências extremamente altas em armas de controle de multidões conhecidas como Sistema de Negação Ativa (ADS).[46] O ADS tem a capacidade de causar uma sensação de queimação severa, como se a pele estivesse pegando fogo.[47] Como resultado, as pessoas expostas aos ADS recuam instintivamente.

O 5G PODE MODIFICAR TODA A VIDA NA TERRA, ASSIM COMO ALTERAR O MEIO AMBIENTE DE MANEIRAS INESPERADAS

Como você descobrirá no Capítulo 4, não é apenas a saúde humana que está em jogo, mas também a de insetos, plantas, animais e micróbios, principalmente porque as mmWs são absorvidas tanto pelas plantas quanto pela chuva. A exposição generalizada às mmWs pode até mesmo representar um perigo para o suprimento de alimentos, devido a sua potencial absorção pelas plantas. Estudos já demonstraram que o estresse gerado pelas mmWs pode provocar alterações nas proteínas de plantas, como os brotos de trigo.[48]

Os insetos, sendo criaturas milimétricas, servem como miniantenas para as mmWs. Uma revisão recente da literatura mundial sobre a queda das populações de insetos prevê a extinção de 40% das espécies de insetos do mundo nas próximas décadas, mesmo sem a implementação do 5G.[49]

Como seres humanos e demais animais dependem das plantas para sua alimentação, o uso de 5G pode muito bem resultar em uma degradação do valor nutricional dos alimentos ainda maior do que já acontece, graças às nossas práticas de agricultura industrial que esgotam os nutrientes do solo e revestem nosso ambiente com pesticidas nocivos. Ou, ainda pior, pode resultar em uma redução radical de nossa capacidade de produzir alimentos suficientes.

Como abordarei no Capítulo 4, níveis baixos de radiação não ionizante já foram associados a distúrbios e problemas de saúde em aves e abelhas, sendo as abelhas particularmente preocupantes no que concerne à saúde humana, devido ao papel crucial que desempenham na polinização de muitas das plantas necessárias para fornecer nossos alimentos.

Além de Ser Potencialmente Mortal, a Infraestrutura do 5G é Feia

Embora tenham o nome de "microcélulas", o equipamento que hospeda os transmissores e receptores do sinal 5G não é pequeno. Embora as antenas possam residir no topo de um poste, outros equipamentos precisam ser alocados em uma caixa do tamanho de um pequeno refrigerador.

Essas caixas devem ser colocadas no chão, perto do poste (nos projetos conceituais, costumam ser disfarçadas como caixas de correio), ou presas ao próprio mastro. Como as microcélulas precisam ser colocadas a 200 metros uma da outra, teremos um enorme espaço visual e físico consumido pelo 5G.

Isso tem levantado preocupações legítimas sobre a estética e os valores das propriedades. Um estudo de 2005 publicado no *The Appraisal Journal* descobriu que 38% dos entrevistados consideravam que a construção de uma torre de celular nas proximidades de sua casa reduziria o valor da propriedade em 20% ou mais.[50]

Além disso, uma pesquisa realizada em 2014, pelo National Institute for Science, Law, and Public Policy (NISLAPP) [Instituto Nacional de Ciência, Direito e Políticas Públicas, em tradução livre] com compradores e locatários descobriu que 94% estariam menos interessados e pagariam menos por um imóvel localizado próximo a uma torre ou antena de celular. E 79% disseram que certamente não alugariam ou comprariam imóveis que estivessem a poucos quarteirões de uma torre de celular.[51]

> Com o 5G, quase todas as pessoas em áreas urbanas e semiurbanas terão uma microcélula perto de sua casa. Isso poderia gerar uma enorme mudança no mercado imobiliário, um dos maiores fatores de estabilidade econômica.

A FCC DÁ E A FCC TIRA

Na prática, a urgência que a FCC alega em levar a banda larga a populações carentes parece ser uma desculpa para apressar a legislação que dá mais poder e dinheiro à indústria das telecomunicações sem fio e tira a autonomia e a receita dos estados e municípios que detêm as propriedades que abrigarão a infraestrutura do 5G.

Como Ajit Pai, presidente da FCC, disse em uma entrevista coletiva em setembro de 2018 para anunciar o 5G Fast Plan da FCC: "Não podemos deixar que a burocracia de hoje estrangule o futuro do 5G."

Em 2018, a FCC aprovou regras que limitam a U$270 por ano as taxas que as jurisdições locais podem cobrar de empresas de telecomunicações por abrigar as microcélulas — quando os municípios costumavam receber alguns milhares de dólares por terreno. Essa nova regra também estabeleceu um cronograma constritivo para as cidades e condados aprovarem a adição de microcélulas às estruturas existentes (sessenta dias), assim como aos locais recém-construídos (noventa dias).

Pior ainda, a FCC praticamente eliminou o direito das cidades de determinarem onde as antenas 5G são ou não permitidas. Como resultado, os cidadãos não poderão impedir a instalação de bases de células 5G do lado de fora de suas casas.

Várias cidades, incluindo Los Angeles, abriram processos judiciais para derrubar essas novas regras. Mas em janeiro de 2019, o Tribunal de Apelações para o 10º Circuito (compreendendo seis estados do Meio-Oeste norte-americano) ficou do lado da FCC e da indústria das telecomunicações, abandonando completamente a saúde pública.[52]

ATÉ MESMO OS EXECUTIVOS DAS EMPRESAS DE TELECOMUNICAÇÕES ADMITEM QUE NÃO FIZERAM PESQUISAS DE SEGURANÇA

Em uma conferência de imprensa sobre a tecnologia 5G e seu impacto na população e na economia norte-americanas, em dezembro de 2018, Richard Blumenthal, um senador de Connecticut, disse:[53]

> A situação flagrante é a de que os riscos para a saúde são desconhecidos e não foram estudados, e isso é um sinal de negligência e desrespeito por parte da Comissão Federal de Comunicações [FCC], o que é inaceitável. Até agora, não houve respostas; a FCC, basicamente, disse que está tudo bem, mas para chegar a uma conclusão sobre a segurança à saúde dessa nova tecnologia, precisamos de fatos.

Dois meses depois, durante uma audiência no Comitê de Comércio, Ciência e Transporte do Senado, em 7 de fevereiro de 2019, Blumenthal questionou os representantes do setor de telecomunicações se eles haviam investido algum dinheiro no estudo dos efeitos à saúde de seu lançamento tão elogiado, o 5G.

> Quanto dinheiro a indústria se comprometeu a investir para apoiar pesquisas independentes complementares (e friso aqui pesquisas independentes)? Essas pesquisas estão em andamento? Elas já foram finalizadas? E onde os consumidores podem procurá-las?

Ao que um dos lobistas respondeu:

> A segurança é fundamental [...] Contamos com as descobertas do FDA e de outros [...] para manter todos nós seguros. No momento, não existem estudos apoiados pelo setor da indústria, que eu saiba. Estamos sempre a favor de mais ciência. Também contamos com o que os cientistas nos dizem.

Então aqui temos a verdade sobre o ciclo vicioso que a indústria das telecomunicações criou. Eles capturaram a Food and Drug Administration, como discutiremos no Capítulo 3, e usam a alegação de segurança do FDA como justificativa para a implantação do 5G. Essa é uma estratégia de negócios absolutamente brilhante, mas é devastadora do ponto de vista da saúde. (No Capítulo 3 você conhecerá mais sobre as muitas táticas que o setor de telecomunicações usa para apresentar uma narrativa na qual suas tecnologias são seguras).

Blumenthal pressionou: "Então, essencialmente, a resposta para minha pergunta — quanto dinheiro? — é zero."

E, novamente, a confissão: "Que eu saiba, não há estudos ativos sendo apoiados pelo setor hoje."

Por fim, Blumenthal resumiu nossas angústias quanto ao 5G de maneira bastante sucinta: "Estamos voando às cegas aqui, no que diz respeito à saúde e à segurança."

A COMUNIDADE CIENTÍFICA ESTÁ FALANDO – MAS ALGUÉM ESTÁ ESCUTANDO?

A comunidade científica também está preocupada com a implantação do 5G. De fato, mais de 180 médicos e cientistas de 35 países assinaram uma petição em 2017,[54] na qual solicitam que a União Europeia decrete uma moratória sobre a implantação do 5G em decorrência dos potenciais riscos à vida selvagem e à saúde humana. Nela, eles escreveram:

> Nós, abaixo assinados, mais de 180 médicos e cientistas de 35 países, recomendamos um embargo na implantação da quinta geração, 5G, das telecomunicações, até que os riscos potenciais para a saúde humana e o meio ambiente tenham sido totalmente investigados por cientistas independentes em relação à indústria.

Em 24 de setembro de 2019, 1.200 organizações e 153.420 indivíduos de 208 países e territórios, incluindo 2.000 cientistas, 1.400 médicos, 4.000 engenheiros, 2.200 enfermeiros e 2.500 psicólogos, assinaram um Apelo Internacional para Parar o 5G na Terra e no Espaço.[55]

PEQUENAS RAZÕES PARA TER ESPERANÇA: UMA BREVE HISTÓRIA DA RESISTÊNCIA AO 5G

Embora o 5G pareça ser tão incontrolável quanto um trem de carga desgovernado, existem algumas cidades e governos nacionais, em todo o mundo e nos EUA, que, pelo menos, construíram algumas barreiras contra toda essa velocidade.

Ao redor do mundo

Florença, Itália[56] Abril de 2019	O prefeito de Florença se recusou a conceder permissões para torres exclusivas de 5G até que a cidade desenvolva um plano abrangente, que considere as implicações à saúde pública de tal plano, citando o princípio de precaução e a "incerteza quanto a organizações privadas supranacionais" (como o ICNIRP) que "têm posições muito diferentes uma da outra, apesar da enorme evidência de estudos publicados". A Suprema Corte da Itália obrigou o governo italiano a informar seus cidadãos sobre os efeitos dos CEMs à saúde e falar sobre medidas de precaução, parcialmente baseadas nas ações da associação Phonegate Alert.[57]
Holanda[58] Abril de 2019	Os membros da Câmara dos Deputados exigiram estudos sobre os efeitos do 5G à saúde antes do início de qualquer implementação.
Alemanha[59] Abril de 2019	Quase 55 mil alemães assinaram uma petição pedindo ao Parlamento (o Bundestag) para interromper a implementação de frequências 5G, devido a "dúvidas cientificamente justificadas acerca da segurança desta tecnologia".
Cantão de Vaud, Suíça[60] Abril de 2019	O Grande Conselho de Vaud, na terceira maior região da Suíça, aprovou um embargo às licenças para antenas 5G até que o Departamento Federal do Meio Ambiente suíço conduzisse e entregasse um estudo conclusivo sobre as consequências sanitárias e ambientais. Um jornal suíço declarou que "as operadoras [de telecomunicações] estão furiosas".
Genebra, Suíça[61] Abril de 2019	Seguindo os passos de Vaud, o Grande Conselho de Genebra também votou para instituir uma moratória na implantação do 5G. No entanto, eles deram um passo além de seus colegas, convidando a Organização Mundial de Saúde (com sede em Genebra) a investigar e comunicar os possíveis efeitos de tal implementação à saúde.
Roma, Itália[62] Março de 2019	Diante do lançamento das primeiras redes 5G em Roma, uma resolução da XII Subdivisão Administrativa da cidade, aprovada com onze votos a favor e três abstenções, pedia que "o prefeito pare os testes com 5G e não aumente os valores-limite do espectro da radiação eletromagnética, evitando a colocação de grupos de miniantenas de ondas milimétricas em residências, escolas, creches, centros de recreação, na iluminação pública e outros".

Rússia[63] Março de 2019	O Ministério da Defesa russo recusou-se a liberar as frequências do 5G para empresas de telecomunicações, dizendo que ainda era "muito cedo" para fazê-lo.
Bélgica[64] Março de 2019	O ministro do Meio Ambiente de Bruxelas cancelou a implementação de um programa piloto do 5G devido a preocupações com a exposição à radiação, dizendo que "o povo de Bruxelas não é porquinhos-da-índia cuja saúde eu posso vender por lucro. Não podem restar dúvidas quanto ao assunto". Muitos órgãos da União Europeia (UE) são sediados em Bruxelas, incluindo a Comissão Europeia, o Conselho da UE e o Conselho Europeu. Será que eles não querem participar do experimento de saúde pública do 5G?

Cidades e Estados Norte-Americanos Resistindo

São Francisco, Califórnia[65] Abril de 2019	Em uma decisão unânime, a Suprema Corte da Califórnia aprovou uma proposta de lei municipal de 2011, que exige um processo de licenciamento para a implementação de antenas em postes e outras infraestruturas da cidade.
Hallandale Beach, Flórida[66] Abril de 2019	Uma resolução municipal unânime convocou os governadores da Flórida e o governo federal a estudarem os efeitos à saúde das microcélulas e a desenvolver diretrizes para a instalação da infraestrutura 5G de modo a proteger a saúde pública.
Montana[67] Março de 2019	O Governo Estadual de Montana aprovou uma resolução que convoca o Congresso a escrever uma emenda na Lei de Telecomunicações de 1996, na qual permite que considerações à saúde sejam levadas em consideração ao determinar a localização das microcélulas em áreas residenciais. Até o momento em que escrevo, a versão do Senado dessa resolução ainda estava sendo analisada pelo comitê responsável.

Portland, Oregon[68] Março de 2019	A cidade entrou com uma ação contra a FCC devido à regra da comissão que limita o quanto as cidades podem cobrar das empresas de telecomunicações que usam propriedades municipais como local de transmissão, dizendo que as baixas taxas aprovadas pela FCC (limitadas a U$270 por terreno) custariam a Portland um decréscimo em sua receita de até U$10 milhões, dado que outras cidades cobram até U$3 mil por lote. A cidade também votou uma resolução que exige que a FCC investigue os efeitos do 5G à saúde e disponibilize essas informações ao público.
Palos Verdes, Califórnia[69] Janeiro de 2019	Uma atualização no código municipal criou restrições rigorosas para as localidades onde as torres e antenas de telecomunicações podem ser instaladas, a menos que uma exceção seja concedida.
New Hampshire[70] Janeiro de 2019	Um projeto de lei foi apresentado à Câmara dos Deputados de New Hampshire para o estudo dos efeitos ambientais e à saúde do 5G. Ele foi aprovado na Câmara e, até o momento em que escrevo, estava sendo revisado por um comitê do Senado. O texto do projeto questionava: "Por que milhares de estudos revisados por pares, incluindo um estudo de U$30 milhões publicado recentemente pelo Programa Nacional de Toxicologia dos EUA, com dezesseis anos de duração, que mostram uma ampla gama de danos estatisticamente significativos ao DNA, tumores cerebrais e no coração, e tantas outras doenças, estão sendo ignorados pela Comissão Federal de Comunicações (FCC)?"
Fairfax, Califórnia[71] Janeiro de 2019	Com objetivo de proteger a saúde pública, Fairfax aprovou uma lei de urgência ao seu código municipal na qual proíbe microcélulas em zonas residenciais, exige uma separação de 450 metros entre elas e exige que a cidade estude a viabilidade de uma rede de cabos de fibra óptica como uma alternativa.
San Rafael, Califórnia[72] Dezembro de 2018	Esta cidade da área da Baía de São Francisco aprovou uma lei para proteger os bairros residenciais das microcélulas. Ela exige um distanciamento de 150 metros de distritos residenciais, assim como 150 metros de distância entre as microcélulas.

Sonoma, Califórnia[73] Novembro de 2018	A Câmara Municipal da cidade de Sonoma aprovou uma lei que exige uma testagem, realizada por um engenheiro de radiofrequência licenciado, para medir os níveis de frequência e potência emitidos por unidade de microcélulas, assim como a notificação prévia a todos os proprietários em um raio de 150 metros de um local proposto para a instalação de infraestrutura de telecomunicações. A ordenança também exige que as antenas instaladas em mastros estejam a, pelo menos, 450 metros de distância entre si.
San Anselmo e Fairfax, Califórnia,[74, 75] Outubro de 2018	Inspirada pelas leis de Mill Valley, a Câmara Municipal da cidade de Fairfax aprovou uma lei que exigia pelo menos 450 metros entre as microcélulas e nomeou um comitê para buscar alternativas. A Câmara Municipal de San Anselmo aprovou uma lei que exige uma notificação prévia aos cidadãos que residam em um raio de 100 metros de cada antena de microcélulas proposta.
Burlington, Massachusetts[76] Outubro de 2018	O comitê para equipamentos de microcélulas da cidade criou uma política que exige uma taxa de inscrição de U$500 para cada terreno proposto para instalação de microcélulas e uma taxa anual de recertificação de U$270. Essa política fez com que a Verizon desistisse de suas instalações, citando preocupações sobre o precedente que a regulação instaura e questionando sua legalidade.[77]
Booneville, Arkansas[78] Setembro de 2018	A cidade propôs uma lei que, dentre outras coisas, restringe novas torres de celular às áreas industriais.
Mill Valley, Califórnia[79] Setembro de 2018	O conselho desta pequena cidade na área da Baía de São Francisco aprovou por unanimidade a proibição da criação ou renovação de torres de celular em zonas residenciais, assim como a exigência de uma distância mínima de 450 metros entre as microcélulas.
Petaluma, Califórnia[80] Julho de 2018	Petaluma atualizou suas leis municipais com o intuito de proteger seus cidadãos dos efeitos adversos à saúde gerados pelas estações de 5G, incluindo a disposição de que "nenhuma microcélula pode ser instalada a menos de 200 metros de qualquer residência".
Monterey, Califórnia[81] Março de 2018	Responsáveis pelo planejamento da cidade recusaram, por sete votos a zero, uma solicitação da Verizon para a instalação de uma torre de microcélulas em um bairro residencial.

Walnut, Califórnia[82] Outubro de 2017	Uma das primeiras cidades da Califórnia a se opor à implantação do 5G, Walnut atualizou suas leis municipais para dizer que "torres e antenas de telecomunicações não podem estar localizadas a menos de 500 metros de distância de qualquer escola (creches, pré-escola e ensinos fundamental e médio), trilha, parque ou área de recreação ao ar livre, instalações esportivas e zonas residenciais".
Pensilvânia[83] Junho de 2017	A Comissão de Serviços Públicos da Pensilvânia retirou as empresas distribuidoras de antenas de seu status de serviços básicos, exigindo que elas passassem por um processo de licenciamento padrão para instalar novos postes, retirando também a possibilidade de usarem "certificados de conveniência pública" para colocar postes onde quiserem.
Palm Beach, Flórida[84] Maio de 2017	Palm Beach e algumas outras comunidades costeiras fizeram um lobby para aprovar uma lei que as isenta de outras leis estaduais que imponham fortes restrições à influência dos governos locais em relação aos pontos onde as microcélulas do 5G podem ser instaladas. Tom Bradford, prefeito da cidade, teria dito: "Conseguimos escapar [...] Essa lei não se aplica a nós." Palm Beach é o lar do resort Mar-a-Lago, de Donald J. Trump. Será mera coincidência o fato de a casa do então presidente estar isenta da cobertura obrigatória de 5G?
Mason, Ohio[85] Maio de 2017	Não são apenas as cidades litorâneas que estão preocupadas com o 5G; a cidade de Mason, em Ohio, aprovou uma lei que proíbe microcélulas em áreas residenciais ou a menos de 30 metros de qualquer propriedade usada para fins residenciais. Também estabeleceu que as microcélulas devem estar separadas em 600 metros, a menos que sejam coinstaladas.
Warren, Connecticut[86] Dezembro de 2012	A cidade adotou um licenciamento especial para instalações e torres de telecomunicações que insta a Secretaria de Planejamento de Connecticut — que, de acordo com a lei estadual, tem jurisdição sobre a implantação de torres e antenas — "a situar torres e/ou antenas de maneira a proteger os valores da propriedade, bem como a segurança geral, o bem-estar, a saúde e a qualidade de vida dos cidadãos de Warren e de todos aqueles que visitam esta comunidade".

A MELHOR ALTERNATIVA AO 5G – REDES DE FIBRA ÓTICA

Para deixar claro, não estou sugerindo que voltemos às nossas tecnologias pré-Wi-Fi. Em vez disso, acredito que a melhor maneira de aumentar a conectividade, com um serviço mais seguro, mais confiável e mais rápido para todos, é usar cabos de fibra ótica, em vez de microcélulas que transmitem 4G e mmWs.

Isso não é apenas uma teoria. Duas cidades norte-americanas introduziram sistemas municipais de banda larga de fibra ótica com grande sucesso: Chattanooga, no Tennessee, e Longmont, no Colorado. A companhia de energia elétrica municipal de Chattanooga, a Electric Power Board, construiu o sistema com subsídios federais.

Nos primeiros três anos de existência da rede de banda larga (2009-2012), os valores das residências em Chattanooga aumentaram 14%, e a renda familiar média aumentou 13,5%, mesmo com o governo do estado cortando quase 3 mil empregos.[87] Em 2014, a Longmont Power & Communications lançou o NextLight, seu sistema municipal de banda larga que permite que os moradores façam downloads a uma taxa de 1 gigabit por segundo, por cerca de U$50.[88]

Um relatório de 156 páginas do Instituto Nacional de Ciência, Direito e Políticas Públicas, de 2018, fornece uma excelente e aprofundada perspectiva dos benefícios de um sistema de internet com fio em relação ao sistema sem fio que parecemos extremamente empenhados em manter como status quo nas próximas décadas. Nesse relatório, o autor, dr. Timothy Schoechle, escreve:

> A infraestrutura com fio é inerentemente mais duradoura, confiável, sustentável, mais eficiente em termos energéticos, além de ser mais imprescindível para muitos outros serviços. Redes e serviços sem fio são inerentemente mais complexos, mais caros, mais instáveis e mais limitados...
>
> O backhaul das ondas milimétricas (por exemplo, o 5G sem fio) é, na melhor das hipóteses, uma solução barata, apoiada por empresas que buscam lucros em curto prazo. É totalmente inadequado por várias razões, dentre elas a dependência de um hardware/software de ondas milimétricas complexo, invasivo e propenso à obsolescência (muitas vezes programada).
>
> Essa abordagem complexa contrasta fortemente com a simplicidade das instalações básicas de fibra/cabeamento, que são mais resistentes e duradouras. Ao mesmo tempo, a abordagem sem fio fornece menos empregos (a maioria dos empregos é na área técnica/software) e está sujeita a uma quantidade interminável de limitações, interferências, conexões assimétricas, taxas de dados lentas, problemas de congestionamento e potenciais riscos à saúde pública.

Você pode temer que as conexões com fio sejam mais lentas do que as velocidades 5G prometidas pela FCC, a Cellular Telecommunications Industry Association (CTIA) [Organização Industrial de Telefonia Celular, em tradução livre] e as empresas de telecomunicações, mas, até mesmo as linhas telefônicas antigas demonstraram ser capazes de fornecer taxas de dados em gigabytes, além dos cabos de fibra ótica terem a capacidade comprovada de fornecer 1,4 terabit de dados por segundo, 89 ordens de magnitude superiores ao 5G.

Quaisquer reduções na velocidade e nos tempos de espera que os sistemas com fio possam ter em relação ao 5G valem a troca por saúde pública e ambiental. Se o governo — seja municipal, estadual ou nacional — investisse em uma infraestrutura com fio, garantiríamos a continuidade de uma internet acessível a todos, em vez de ficar à mercê de um punhado de empresas determinadas a passar a sua agenda, que só leva o lucro em conta, por cima das preocupações em relação ao bem-estar público.

Simplesmente precisamos de mais recursos direcionados à melhoria da tecnologia de fibra ótica. Inovações simples e recentes, como o uso de um instalador de cabos vibratório, que requer apenas a contratação de um profissional e o aluguel de um equipamento para conectar sua casa à rede de fibra ótica do bairro, servirão para minimizar os custos da conexão dos cabos de fibra ótica à sua casa.[90]

O fio de esperança aqui é que existem maneiras de ter a conectividade que você tanto ama e em que confia sem causar imensos danos às criaturas vivas deste planeta.

Saiba que, ao ler este livro, você aprenderá maneiras de proteger seu corpo contra a ameaça de tecnologias sem fio — incluindo o 5G — de dentro para fora, assim como maneiras de reduzir sua exposição e os danos que ela podem causar.

Mas primeiro quero me aprofundar um pouco mais em como acabamos vivendo em um lamaçal saturado de CEMs. Será ainda mais importante despertar para o fato de que não podemos permitir que o setor de telecomunicações priorize seus lucros sobre nossa saúde.

CAPÍTULO 3
OS CIGARROS DO SÉCULO XXI

Talvez você esteja se perguntando agora mesmo: *se os CEMs são tão perigosos, por que ninguém está fazendo nada a respeito?* E, por outro lado, *por que seguimos adotando, cada vez mais, dispositivos com potencial de prejudicar nossa saúde?*

Que bom que você fez essas perguntas, porque a verdade está bem próxima de um conto de horror. Você também pode se horrorizar ao descobrir como essas empresas priorizam seus próprios lucros em detrimento de sua saúde e a de sua família.

A história de como os CEMs se tornaram parte integrante de nosso meio ambiente — apesar das crescentes evidências de que eles prejudicam a saúde humana e ambiental — compartilha muitos paralelos com a história do consumo do tabaco. Muitos tendem a esquecer que a indústria tabaqueira, assim como a indústria das telecomunicações sem fio, adotou uma política de negação e silêncio em relação à esmagadora evidência científica que documentava os prejuízos biológicos e os riscos à saúde causados pelos cigarros. Ela se manteve efetiva por décadas utilizando essa tática.

Acredito que, quando você perceber os paralelos entre a indústria do tabaco e a das telecomunicações, ficará motivado a reconsiderar o quanto você usa seu celular e outros aparelhos sem fio.

Se você quiser revisar todas as estratégias sórdidas que a indústria do tabaco implementou com sucesso notável e que matou milhões de pessoas prematuramente, recomendo que leia o estudo abrangente do professor da Universidade de Harvard, Allan M. Brandt, *Inventing Conflicts of Interest: A History of Tobacco Industry Tactics*,[1] assim como o livro do ex-secretário adjunto de segurança e saúde no trabalho, David Michaels, *Doubt Is Their Product: How Industry's Assault on Science Threatens Your Health*.

DE PROPÓSITO, A INDÚSTRIA DO TABACO MENTIU PARA O PÚBLICO POR DÉCADAS

Já na década de 1950 havia evidências científicas poderosamente consolidadas indicando que o tabagismo levava a graves doenças respiratórias e cardíacas. No entanto, foram necessários cinquenta anos para que as preocupações com a saúde em relação ao tabagismo se generalizassem o suficiente para que as taxas de consumo caíssem de modo significativo.

Como ficamos no escuro por tanto tempo?

O farol que guiou as empresas tabaqueiras era a companhia de relações públicas que contrataram na década de 1950, a Hill+Knowlton Strategies. Em vez de jogar o jogo perdido de simplesmente negar os fatos, a Hill+Knowlton propôs estratégias brilhantes, que a indústria das telecomunicações sem fio posteriormente adotaria.

É revelador revisar os pontos listados a seguir, retirados de um documento vazado que descreve os objetivos da empresa de tabaco Brown & Williamson, na época:

- Objetivo nº 1: Anular na mente de milhões de pessoas a falsa convicção de que o tabagismo causa câncer de pulmão e outras doenças; uma convicção baseada em suposições fanáticas, rumores falaciosos, reivindicações sem embasamento e declarações e conjecturas não científicas de oportunistas em busca de publicidade.
- Objetivo nº 2: Remover a associação do cigarro ao câncer o mais rápido possível e restaurá-lo ao seu devido lugar de dignidade e aceitação na mente de homens e mulheres do mercado de livre iniciativa norte-americano.
- Objetivo nº 3: Expôr o inacreditável, sem precedentes e nefasto ataque contra o cigarro, constituindo a maior difamação e calúnia já perpetrada contra qualquer produto na história da livre iniciativa.
- Objetivo nº 4: Revelar o crescente padrão de ataque insidioso contra o sistema norte-americano de livre iniciativa, uma fórmula sinistra, que está lentamente corroendo os negócios americanos, com o cigarro obviamente selecionado como um dos alvos de teste.[2]

Um dos principais especialistas dos perigos à saúde dos CEMs, dr. Martin Blank, sugere, em seu livro *Overpowered*, que façamos a releitura desses objetivos enquanto substituímos *cigarro* por *celular* e *tabagismo* por *usar o celular*. O resultado é bastante esclarecedor e assustador.

FINANCIANDO PESQUISAS TENDENCIOSAS

Ao pagar cientistas diretamente para realizar estudos, a indústria podia selecionar pesquisadores que já tinham uma tendência a acreditar que os cigarros eram seguros. Ao fazer isso, as empresas tabaqueiras também geraram conflitos de interesses, já que até mesmo pesquisadores imparciais podem ser influenciados pelo desejo de manter seus financiadores felizes.

Um exemplo é uma revisão realizada em 1997 por pesquisadores do Washington College, em Maryland, que analisou 91 estudos que investigavam uma possível relação entre o tabaco e o desempenho cognitivo. Eles analisaram os resultados de cada estudo, assim como a fonte do financiamento, e encontraram uma diferença clara nas descobertas de estudos que receberam fundos da indústria tabaqueira, em comparação com aqueles que não receberam.

Os autores do estudo escreveram: "Nossa análise mostra que pesquisadores cientes do financiamento pela indústria do tabaco ficavam consideravelmente mais propensos a chegar a uma conclusão favorável à indústria, em comparação a pesquisadores que não sabiam desse apoio."[3]

Ao lançar vários estudos, as empresas tabaqueiras poderiam alegar que as evidências sobre os efeitos do tabagismo em relação à saúde eram inconclusivas, enquanto fingiam estar comprometidas com o bem-estar público.[4]

Nem mesmo um relatório do U. S. Surgeon General dos EUA [equivalente a um ministério da Saúde], que revisou 7 mil artigos sobre a relação entre tabagismo e doenças, em 1964, o qual concluiu que o tabagismo era uma causa de câncer de pulmão e câncer de laringe em homens e uma provável causa de câncer de pulmão em mulheres, não resultou em novas regulamentações por parte do governo, nem na diminuição da demanda do público. Esse relatório incitou a indústria do tabaco a financiar ainda mais estudos. Um efeito secundário, amplo e duradouro dessa abordagem foi introduzir uma cultura de ceticismo em relação à própria ciência. Por fim, ao fazer da ciência um alvo fácil na batalha das relações públicas, a indústria do tabaco estabeleceu um precedente destrutivo que afetaria os debates futuros em assuntos como alimentação, aquecimento global, produtos farmacêuticos[5] e, sim, os CEMs.

GASTANDO MILHÕES PARA INFLUENCIAR PARLAMENTARES

A Hill+Knowlton orientou seus clientes da indústria do tabaco a criar uma entidade separada dedicada a fazer lobby por leis e normas reguladoras que fossem favoráveis ao setor. O Tobacco Institute foi criado em 1958 e rapidamente se tornou uma das organizações lobistas mais poderosas e bem financiadas em Washington, D.C.

Ele permitiu que as empresas tabaqueiras comprassem tratamento favorável por parte do governo, enquanto evitavam a percepção de que estavam fazendo isso. Afinal, era uma entidade separada. O Tobacco Institute seguiu com suas operações por mais de quarenta anos.

Embora a indústria do tabaco tenha conseguido escapar da responsabilidade e de regulamentações rígidas por mais de quatro décadas, finalmente seu domínio sobre o público norte-americano chegou ao fim. Em março de 1997, quase trinta anos depois de o tabagismo ser fortemente relacionado ao aumento dramático de casos de câncer de pulmão, o Liggett Group, o menor dos cinco principais fabricantes de cigarros do país, finalmente admitiu que fumar causa câncer.[6,7] As demais empresas tabaqueiras logo seguiram o exemplo.

As confissões dos malefícios foram fundamentais para influenciar a opinião pública. Por exemplo, os primeiros avisos exigidos pelo governo nas embalagens de cigarros apareceram em 1965, quando aproximadamente 45% dos norte-americanos fumavam, e essa porcentagem não caiu significativamente até 1977, quando atingiu 36%. Foi apenas em 1989 que o número caiu para abaixo de 30%. Em 2018, o dado teve queda recorde — 17%.[8]

O que torna toda essa história extremamente trágica são todas as vidas que foram perdidas. Mesmo os conservadores do Centro de Controle e Prevenção de Doenças (CDC) estimaram, em novembro de 2018, que quase meio milhão de pessoas nos EUA continuam morrendo todos os anos por fumar, apesar de a porcentagem de fumantes ter diminuído mais de 50% em relação aos anos anteriores.[9] Portanto, os 50 anos de negação da indústria do tabaco resultaram, facilmente, em dezenas de milhões de mortes, além de sofrimento desnecessário nos EUA, assim como mais muitas centenas de milhões ao redor do mundo.

Isso me entristece profundamente, porque minha própria mãe foi uma dessas vítimas. Ela fumou desde sua juventude, e, embora tenha largado no final dos seus 70 anos, o estrago estava feito. Ela desenvolveu doença pulmonar obstrutiva crônica (DPOC), necessitou de oxigenoterapia regular, com tratamentos respiratórios diários e, eventualmente, morreu prematuramente devido a complicações.

GERANDO CONFLITOS DE INTERESSE

Têm-se a impressão de que a indústria das telecomunicações sem fio estudou cuidadosamente as estratégias usadas pelas empresas tabaqueiras para negar os riscos à saúde associados a seus produtos por mais de cinquenta anos. De fato, nas últimas duas décadas, muitos figurões do setor de telecomunicações contrataram a Hill+Knowlton, incluindo a Motorola e a Virgin Mobile, assim como uma grande variedade de empresas de tecnologia relacionadas ao setor da indústria Wi-Fi.

Nesse período, as empresas de telecomunicações sem fio vêm financiando estudos regularmente para avaliar os riscos à saúde gerados por seus dispositivos móveis, assim como as empresas tabaqueiras fizeram antes delas. Aparentemente, essa parece ser uma abordagem projetada para proteger os consumidores. No entanto, sabemos que quando uma empresa financia pesquisas sobre seus próprios produtos, ela cria um poderoso conflito de interesses que distorce as descobertas em favor de quem financiou o estudo.[10-12]

Um grande combustível na produção de pesquisas favoráveis à indústria começou em 1994, com a criação do grupo comercial da indústria de telecomunicações sem fio, o CTIA, que, na época, era liderada por Tom Wheeler (lembre-se deste nome, ele se tornou o presidente da FCC em 2013).

Esse esforço aconteceu depois que David Reynard, um viúvo, entrou com uma ação contra a fabricante de celulares NEC Corporation of America. No final de 1993, Reynard apareceu no *Larry King Live*, onde compartilhou como sua esposa usava regularmente um telefone sem fio da NEC antes de desenvolver o tumor cerebral que a matou. Na mente de Reynard, a relação entre o uso do celular e o câncer da esposa era clara, e ele pediu por mais medidas de segurança. Sua história viralizou, e, como consequência, as ações das empresas de telecomunicações sem fio despencaram.

Para produzir uma contranarrativa, o CTIA escolheu a dedo o dr. George Carlo, um cientista conhecido por suas descobertas científicas favoráveis ao setor, para fundar e ser o diretor do projeto Wireless Technology Research (WTR), um grupo de pesquisas financiadas pelo setor. Antes de dirigir o WTR, Carlo havia conduzido pesquisas sobre a segurança dos implantes mamários, assim como dos baixos níveis de exposição à dioxina. Nos dois casos, a pesquisa de Carlo foi financiada pelas indústrias envolvidas. E nos dois casos, Carlo encontrou apenas riscos mínimos ou inexistentes para a saúde.

Aos olhos do CTIA, ele era a pessoa perfeita para promover os esforços da indústria das telecomunicações sem fio para, pelo menos, driblar os avanços científicos, se não refutar completamente qualquer evidência de perigo — embora não tenha sido isso o que aconteceu, já que Carlo acabou alertando os executivos da indústria sobre os riscos à saúde gerado por seus produtos.

Durante o final dos anos 1990 e início dos anos 2000, a indústria concedeu a Carlo US$27 milhões em financiamentos para pesquisas que avaliavam os riscos à saúde gerados pelos CEMs, e centenas de estudos conflitantes foram produzidos durante esse período.

Ironicamente, ao longo desse caminho, Carlo ficou desiludido. Em 2007, ele admitiu em um artigo que "a estratégia da indústria tem sido a de financiar estudos de baixo risco que garantam um resultado positivo — e depois usam esses resultados para convencer a mídia e o público de que os celulares têm se mostrado seguros, mesmo que a ciência real não tenha provado nada disso".[13]

Outros pesquisadores chegaram a conclusões semelhantes na mesma época, incluindo Henry Lai, professor de bioengenharia da Universidade de Washington, que havia conduzido pesquisas próprias nas quais descobriu que a exposição à radiação semelhante à emitida por celulares poderia causar danos ao DNA.

Em 2006, Lai examinou 326 estudos sobre a segurança da radiação dos celulares, realizados entre 1990 e 2006, e descobriu que 44% deles não encontraram efeitos prejudiciais, enquanto 56% encontraram.

É aqui que a coisa fica interessante. Quando ele categorizou os estudos em relação ao financiamento, os números contaram uma história totalmente diferente: 67% dos estudos financiados de maneira independente encontraram um efeito prejudicial, enquanto apenas 28% dos estudos financiados pelo setor encontraram tal resultado.[14] Esse insight inovador levou seus pares a investigar a relação entre financiamento e resultados.

Em 2008, uma equipe de pesquisadores suíços liderada pelo dr. Anke Huss realizou uma revisão de 59 estudos avaliando os efeitos biológicos da exposição à radiação sem fio. Eles descobriram que 82% dos estudos financiados por governos e outras agências independentes mostraram efeitos prejudiciais, em comparação com apenas 33% dos estudos financiados pela própria indústria.[15]

Uma revisão de 55 estudos que compararam a atividade cerebral humana na presença e ausência de campos de radiação sem fio, realizada em 2009, constatou que 37 desses estudos concluíram que havia um efeito na função cerebral relacionado aos CEMs, enquanto 18 não observaram efeito. De conclusivo, o fato de que a indústria financiou 87% dos estudos incluídos, sugerindo que a indústria estava buscando aumentar o número de estudos existentes para poder afirmar que não havia consenso na comunidade científica.[16]

FINANCIANDO ESTUDOS DE PLANEJAMENTO QUESTIONÁVEL

Não são apenas as descobertas conflitantes que podem ser problemáticas em estudos financiados pelo setor; frequentemente, os próprios desenhos de estudo também o são. Em qualquer estudo científico, existem muitas variáveis — é imperativo que os pesquisadores construam seus experimentos de uma maneira que não distorça os resultados acidentalmente, o que, geralmente, não é o caso em pesquisas financiadas pela indústria.

Em 2010, em uma revisão de 23 estudos projetados para determinar uma conexão entre o uso de celulares e o risco de desenvolver tumores, pesquisadores da Universidade da Califórnia em Berkeley analisaram não apenas os resultados dos estudos, mas também o planejamento inicial deles, e então compararam esses dados com a fonte de financiamento.

Eles concluíram que "entre os dez estudos de maior qualidade, encontramos uma relação prejudicial entre o uso do celular e o risco de desenvolver tumores. Os estudos de baixa qualidade, que não cumpriram com as melhores práticas científicas, foram, principalmente, os financiados pela indústria".[17]

Uma razão pela qual os estudos sobre CEMs financiados pela indústria são problemáticos desde o início é que eles usam exposições de CEMs simuladas, em vez de celulares reais. Eles fazem isso sob a justificativa de procurar controlar variáveis, mas a realidade é que um celular simulado é muito mais seguro que um telefone celular real.

Os sinais dos CEMs reais variam imprevisivelmente a todo momento, especialmente quanto a sua intensidade. Sinais de CEMs simulados têm parâmetros fixos e, portanto, são invariáveis e completamente previsíveis.[18]

Há uma diferença abissal entre os resultados de estudos que usam exposições reais de aparelhos comercialmente disponíveis e os estudos que empregam exposições simuladas de telefones de teste. Embora cerca de metade dos estudos que usam exposições simuladas com telefones de teste não encontre efeitos, quase todos os estudos que usam exposições verossímeis de dispositivos disponíveis no mercado demonstram efeitos adversos.[19-37]

ESPALHANDO A IDEIA DE QUE A CIÊNCIA É INCONCLUSIVA

Uma vez que o setor de telecomunicações sem fio financia esses estudos, eles "fazem uma contagem dos estudos e apresentam o problema ao público como se fosse um simples placar", como escreveu o dr. Martin Blank em seu livro *Overpowered*.

Se houver cem estudos realizados sobre a segurança dos celulares e cinquenta deles (na maioria dos casos, aqueles financiados pela indústria) não encontrarem efeitos nocivos e cinquenta deles encontrarem, as empresas de telecomunicações poderão alegar que "a ciência é mista", quando, na realidade, a ciência que foi conduzida com integridade, aquela que não é financiada pela indústria, é bastante clara.

O principal veículo de difusão dessas reivindicações quanto à segurança é o CTIA, que cria sites como wirelesshealthfacts.com [conteúdo em inglês], que contêm declarações como: "o consenso científico, baseado em evidências revisadas por pares, nos EUA e em vários outros países, indica que os dispositivos sem fio não representam nenhum risco à saúde pública de adultos ou crianças."[38]

O CTIA, então, reforça sua posição na mídia. Aqui está uma citação de um artigo de 2018 no Consumer Reports, um periódico destinado a proteger o público. É uma ilustração clássica de como a mídia convencional costuma abordar a questão da radiação dos celulares ser prejudicial a saúde ou não:

> Em relação aos celulares, cientistas analisaram descobertas de pesquisas com animais e em células *in vitro* expostas à radiação de RF em laboratório, bem como estudos observacionais em humanos. Esses estudos em humanos tentaram verificar se os *heavy users* de celulares têm taxas mais altas de câncer no cérebro e outros problemas de saúde, em comparação com pessoas que usam celulares com menos frequência.
>
> Todas essas pesquisas [...] são confusas, sem nenhuma prova definitiva de que a radiação dos celulares prejudique a saúde humana, mas também são incapazes de eliminá-la completamente de qualquer risco em potencial.[39]

Um viés claro também aparece no âmbito dos principais estudos que encontram relações entre a radiação dos celulares e a saúde. Vejamos um exemplo: o estudo de US$30 milhões do Programa Nacional de Toxicologia, que durou anos e avaliou o efeito em ratos da exposição a frequências de rádio semelhantes às usadas em celulares 2G e 3G. No estudo, os pesquisadores expuseram os ratos a níveis variados de radiação sem fio por nove horas por dia, sete dias por semana, durante toda sua vida. Um grupo de controle não foi exposto à radiação sem fio ao longo de toda a vida.

Os resultados finais, lançados em 2018, encontraram "evidências claras" de tumores, conhecidos como Schwannomas, no coração de ratos machos e "algumas evidências" de tumores malignos, conhecidos como gliomas, no cérebro de ratos machos. Curiosamente, as taxas de câncer nas ratas fêmeas foram muito mais baixas.[40]

De acordo com o National Institute of Environmental Health Sciences, aproximadamente 150 repórteres participaram de uma coletiva de imprensa realizada por telefone para anunciar as descobertas preliminares do estudo, em maio de 2016, e como resultado, a mídia escreveu mais de mil notícias sobre as descobertas.[41]

Dessas reportagens, houve uma grande variedade na maneira como foram relatados os resultados do estudo, como evidenciado pela cobertura do *New York Times* em comparação à do *Wall Street Journal*.

A reportagem do *New York Times* publicou a manchete "Estudo dos riscos do celular encontra algumas evidências de relação com câncer, pelo menos em ratos machos", com o subtítulo "Muitas ressalvas se aplicam, e os resultados envolvem frequências de rádio há muito tempo fora do uso rotineiro".[42]

O *Wall Street Journal* publicou uma matéria com a manchete "Estudo do governo encontra vínculo entre celulares e o câncer", com o subtítulo "Estudo de muitos anos, revisado por pares, encontrou 'baixas incidências' de dois tipos de tumores em ratos machos expostos a frequências de rádio do mesmo tipo que as comumente emitidas por celulares".[43]

Com tanta disparidade nos relatos de um mesmo estudo, é fácil entender como o público permanece pouco convencido dos perigos da radiação sem fio.

UMA VITÓRIA LEGAL HISTÓRICA PARA A INDÚSTRIA Wi-Fi: A LEI DAS TELECOMUNICAÇÕES DE 1996

Assim como a indústria do tabaco tinha o Tobacco Institute, a entidade que pressionou os legisladores em nome dos fabricantes de cigarros, a indústria de telecomunicações sem fio tem o CTIA e a National Cable & Telecommunications Association (agora denominada de NCTA: The Internet & Television Association) para fazer suas jogadas.

A tentação está por toda parte em Washington, onde lobistas endinheirados e representantes da indústria organizam as melhores festas e jantares. Os bolsos cheios do setor permitem exercer sua influência sobre legisladores eleitos, candidatos que concorrem aos cargos e funcionários e nomeados pelo governo que trabalham e administram as agências que supervisionam as telecomunicações.

Foi o lobby que desempenhou um papel crucial na aprovação da Lei das Telecomunicações de 1996, incluindo uma enorme concessão ao setor de telecomunicações que, efetivamente, silenciou a opinião pública sobre onde e como a infraestrutura sem fio pode ser construída. A seção 322 (c) (7) (B) (iv) diz, em parte:

> Nenhum estado ou governo e instrumentalidade local pode regular a localização, construção e modificação de instalações privadas de serviços sem fio com base nos efeitos ambientais das emissões de radiofrequência, à medida que essas instalações cumpram os regulamentos da Comissão sobre tais emissões.[44]

Como resultado, a indústria recebeu a bênção do governo para instalar torres de celular, basicamente, onde quisessem: telhados e playgrounds de escolas, torres de igrejas, torres de caixas d'água e árvores — tudo entrou na dança da hospedagem de torres de celular. Mais de 300 mil desses locais foram construídos desde a aprovação do ato.[45] O público ficou com pouco ou nenhum recurso para exercer influência sobre decisões concernentes a preocupações com a saúde.

Foi uma grande vitória para a indústria das telecomunicações sem fio, que resultou diretamente de um enorme esforço de lobby, com um valor de aproximadamente US$50 milhões.[46] Larry Pressler, então senador republicano da Dakota do Sul, descreveu o projeto como o projeto de lei com o maior lobby da história.

Os lobistas recompensaram generosamente os funcionários do Congresso que os ajudaram a redigir essa nova lei, uma vez que treze dos quinze funcionários se tornaram lobistas mais tarde.[47]

Desde suas fundações, a NCTA e o CTIA estão entre os principais gastadores anuais com lobby de Washington. Tomemos 2018 como exemplo, quando a AT&T gastou US$18,5 milhões, a Verizon gastou US$12 milhões, a NCTA gastou US$13,2 milhões e o CTIA gastou US$9,5 milhões.[48] Considere que isso foi em *apenas um ano*. No geral, o setor de comunicações/eletrônica é um dos lobistas peso-pesado de Washington.

Embora esses números sejam realmente grandes, eles ainda estão crescendo. Em uma entrevista de 2019, o Dr. Joel Moskowitz, pesquisador da Escola de Saúde Pública da Universidade da Califórnia em Berkeley, afirmou que o setor de telecomunicações está investindo UU$100 milhões por ano em lobby.[49]

DIFAMANDO CIENTISTAS QUE ENCONTRAM PROBLEMAS NOS CELULARES

Outra tática que a indústria das telecomunicações sem fio usou para semear dúvidas no público foi a de escolher a dedo os cientistas que supunham ser uma fonte de estudos favoráveis, porém desacreditá-los se suas descobertas sugerissem que o celular, em que você confia para tantas coisas, é um fator contribuinte para o desenvolvimento de doenças.

Vamos começar examinando o que aconteceu com o dr. Henry Lai, cuja pesquisa sobre o número de estudos dos efeitos da radiação sem fio foi discutida anteriormente neste capítulo. No início dos anos 1990, Lai e seu colega pesquisador Narendra "N.P." Singh apresentaram um pedido de financiamento de projeto à Wireless Technology Research (WTR) para realizar pesquisas sobre os efeitos da exposição à radiação de micro-ondas de baixa intensidade nas células cerebrais de ratos.

Como Lai e Singh relataram em uma carta publicada na *Microwave News*, "o WTR fez duas visitas ao nosso laboratório, em junho e julho de 1994. Durante uma visita, [George] Carlo disse que estava interessado em nossos dados e enviaria um cheque na semana seguinte para que pudéssemos continuar nossa pesquisa. O cheque nunca chegou". Eles conseguiram garantir o financiamento por meio do National Institutes of Health. E os resultados que encontraram foram, de fato, prejudiciais à indústria.

Seus resultados, publicados na revista *Bioelectromagnetics*, relatavam danos ao DNA de fita simples no cérebro de ratos que foram expostos a meras duas horas de radiação de micro-ondas de baixa intensidade pulsante e contínua de 2,5GHz, uma frequência semelhante à que é emitida pelo seu celular 4G.[50]

A Motorola, quando soube das descobertas de Lai e Singh, entrou no modo defensivo. Um memorando interno da empresa, datado de 13 de dezembro de 1994, discutiu a melhor estratégia para pôr em dúvida as conclusões do estudo. Nele, os executivos sugeriram o seguinte vocabulário:

> Embora este trabalho levante algumas questões interessantes sobre possíveis efeitos biológicos, entendemos que há muitas incertezas — relacionadas à metodologia empregada, às descobertas que foram relatadas e à ciência subjacente a elas — para tirar conclusões sobre seu significado a esta altura.
>
> Sem trabalho adicional neste campo, não há absolutamente nenhuma base para determinar se [o que] os pesquisadores descobriram... [tinha] algo a ver com danos ao DNA ou riscos à saúde, especialmente nestas frequências e níveis de energia, ou nestes dispositivos de comunicação sem fio.[51]

Não foi apenas a indústria que tentou sufocar as pesquisas sobre os efeitos biológicos dos campos eletromagnéticos — os militares também o fizeram. O dr. Allan Frey, um dos principais pesquisadores dessa área, começou em 1960 a pesquisar como as frequências de micro-ondas afetam o corpo. Na época, Frey tinha 25 anos, um jovem neurocientista que trabalhava no Centro de Eletrônica Avançada da General Electric, na Cornell University.

Desde o começo, Frey estava interessado em como os campos elétricos afetam a função cerebral. Então, quando ele recebeu uma ligação de um técnico de radar que fez a incrível afirmação de que ele podia "ouvir" o radar, Frey foi avidamente ao local para avaliar por que esse radar poderia ser audível. Com certeza, ele também conseguia ouvir — um zumbido persistente de nível baixo. "Eu podia ouvir o radar fazendo 'zip, zip, zip'", ele relatou mais tarde.

Intrigado, Frey iniciou uma investigação na qual acabou descobrindo que o ouvido não registrava os sons do radar, era o cérebro que fazia isso. Isso agora é chamado de "efeito Frey" e causou um alvoroço na comunidade científica.

Pelo reconhecimento dessa descoberta, Frey começou a receber financiamento do Departamento de Pesquisa Naval e do Exército dos EUA, que buscavam aumentar o uso do radar em áreas habitadas e queriam avaliar seus efeitos à saúde pública.

Por quinze anos, Frey desfrutou do apoio que recebeu das Forças Armadas para testar os efeitos potenciais dos CEMs no corpo. O que ele encontrou foi extraordinário. Ele demonstrou que os ratos se tornaram dóceis quando expostos à níveis de radiação de 50 microwatts por centímetro quadrado. Em seguida, ele mostrou que podia mudar o comportamento dos ratos em exposições de 6 microwatts por centímetro quadrado.

Em seguida, ele parou o coração de um sapo — parou de uma vez — a 0,6 microwatts por centímetro quadrado. Isso é particularmente notável quando você considera que 0,6 microwatts por centímetro quadrado é 10 mil vezes menos do que o seu celular emite quando você o pressiona contra o ouvido durante uma chamada.

Frey teve problemas com sua fonte de financiamento em 1975, quando publicou um artigo histórico nos *Anais da Academia de Ciências de Nova York*, no qual revelava como a exposição aos CEMs causava "vazamento" da barreira hematoencefálica.[52] Durante esse estudo em particular, Frey injetou um corante fluorescente no sistema circulatório de ratos, depois expôs o corpo deles à frequências de micro-ondas. Após essa exposição, o corante apareceu no cérebro dos ratos.

A barreira hematoencefálica é um meio de proteção de seu cérebro extremamente importante; ela impede que vírus, toxinas e micróbios que possam estar na corrente sanguínea penetrem na sacralidade de seu cérebro.

Frey relatou mais tarde que os militares o instruíram a parar de falar sobre sua pesquisa ou arriscaria perder seu financiamento.[53] Cientistas financiados pelo Pentágono também alegaram ter tentado replicar seus resultados sem sucesso. Isso essencialmente encerrou a possibilidade de qualquer outra pesquisa sobre os efeitos dos CEMs na barreira hematoencefálica, pelo menos nos EUA.

Frey certamente não foi o primeiro pesquisador a entrar em conflito com os militares.

No final da década de 1950, o oftalmologista Milton Zaret foi um dos primeiros cientistas a alertar sobre o potencial de danos causados pela exposição à radiação não ionizante. Zaret encontrou uma relação entre a radiação de micro-ondas e o desenvolvimento de catarata.

Naquela época, a principal exposição às frequências de micro-ondas vinha do uso do radar pelos militares. Os fornos de micro-ondas ainda estavam em seus primórdios. Os celulares estavam a décadas de distância. Como resultado, a maior parte do financiamento de Zaret veio das Forças Armadas, incluindo a Força Aérea, o Exército e a Marinha.

Ao longo da década de 1960, Zaret publicou descobertas nas quais encontrou efeitos prejudiciais em níveis de exposição aos CEMs muito abaixo dos padrões de segurança atuais. Em 1973, Zaret foi o primeiro médico a depor no Congresso sobre os perigos da radiação de micro-ondas. Durante seu testemunho, Zaret soou o alarme.

> Existe um perigo claro, presente e sempre crescente para toda a população dos Estados Unidos, decorrente da exposição a toda a porção não ionizante do espectro eletromagnético. Os perigos não podem ser ignorados, porque a maioria das lesões por radiação não ionizante ocorre silenciosamente, geralmente se manifesta depois de períodos latentes de anos e, quando aparece, os efeitos raramente são reconhecidos.[54]

Gradualmente, Zaret perdeu todos seus contratos com os militares devido a suas descobertas. Ele também foi alvo de uma grande campanha para desacreditá-lo.

Mas alguns deram a Zaret o crédito e a credibilidade que ele merecia. Paul Brodeur, jornalista investigativo de ciência que cobriu os riscos dos CEMs à saúde para a revista *The New Yorker* e que escreveu em 1977 o livro *The Zapping of America: Microwaves, Their Deadly Risk, and the Coverup* [O Zapping da América: Micro-ondas, seu risco mortal e seu encobrimento, em tradução livre], refere-se a Zaret, e com razão, como um "profeta dos primórdios".

"CAPTURANDO" A COMISSÃO FEDERAL DE COMUNICAÇÕES (FCC)

Há uma maneira pela qual a indústria das telecomunicações sem fio superou a *Big Tobacco*: usando seu dinheiro e sua influência para conseguir nomear seus indicados para as agências governamentais encarregadas de regular seus produtos, a saber, a Comissão Federal de Comunicações (FCC).

A maioria das pessoas acredita que as agências reguladoras federais dos EUA, como a Food and Drug Administration (FDA), a Agência de Proteção Ambiental (EPA) e a FCC contam com especialistas imparciais que assumem um papel de liderança na realização de pesquisas e no estabelecimento de parâmetros de segurança, visando sempre proteger a saúde pública.

Muitas vezes, não é esse o caso. Normalmente, as agências governamentais confiam na comunidade científica para produzir as descobertas, que elas meramente avaliam para, então, determinar as ações regulatórias. E adivinhe quem está financiando grande parte das pesquisas que determina os parâmetros de segurança dos produtos? É isso mesmo, as indústrias que fabricam os produtos.

A FCC, em particular, é frequentemente chamada de "agência capturada", graças a Norm Alster, do Centro de Ética Edmond J. Safra da Universidade de Harvard, que em 2015 escreveu um pequeno livro intitulado *Captured Agency: How the Federal Communications Commission Is Dominated by the Industries It Presumably Regulates*. ["Agência capturada: Como a Comissão Federal de Comunicações é dominada pelas indústrias que supostamente regula", em tradução livre].[55]

Enquanto agência capturada, a FCC é um excelente exemplo de corrupção institucional. Corrupção não no sentido de que os superiores recebem envelopes cheios de dinheiro, de que o sistema regulatório favorece tanto as influências privadas poderosas, que até mesmo os esforços mais bem-intencionados para proteger o público e o meio ambiente são, na maioria das vezes, dominados, o que geralmente é realizado às custas do interesse público. Uma análise detalhada das ações (e omissões) da FCC mostra que, ao longo dos anos, a agência concedeu à indústria das telecomunicações sem fio praticamente tudo o que foi solicitado.

A indústria controla a FCC por meio do domínio do Congresso, do começo ao fim, o que inclui doações de campanha aos membros do Congresso bem colocados; poder sobre a House Energy and Commerce Subcommittee on Communications and Technology, órgão que supervisiona a FCC; além da prática de lobby constante.

De acordo com um artigo publicado no *The Guardian* em 2019, os 51 senadores dos EUA e seus cônjuges costumam investir fortemente em empresas públicas das quais são responsáveis pela regulamentação. A Wireless Telecomm Group é a empresa com a maior quantidade de ações em propriedade de senadores republicanos dos EUA, no valor de US$3 milhões. A Apple é a segunda maior, da qual os republicanos detêm ações no valor de quase US$1,5 milhão, assim como os senadores democratas, com tímidos US$1 milhão. Como o artigo aponta:

> Não é ilegal que os membros do Congresso tenham participação financeira pessoal nos setores para os quais criam legislação. Mas tais investimentos levantam questões sobre as motivações desses legisladores. Se um representante no comitê de serviços financeiros da Câmara detém centenas de milhares de dólares em ações no Bank of America, como esse investimento pode afetar o interrogatório do CEO do Bank of America em uma audiência? Isso influenciaria como legislam e votam em questões bancárias?[56]

A indústria das telecomunicações sem fio teceu uma rede que abrange o Congresso, os comitês de supervisão do Congresso e a vida social de Washington. A rede conecta o setor público ao privado por meio de uma porta giratória sem atrito; na realidade, não existe nem porta.

Os presidentes recentes da FCC, incluindo Tom Wheeler (que ocupou o cargo de 2013 a 2017) e Ajit Pai (que assumiu o cargo em 2017), trabalharam diretamente no setor que foram encarregados de supervisionar. Pai já foi conselheiro geral da Verizon; Wheeler foi o CEO do CTIA e presidente da NCTA.

COMO A INDÚSTRIA DAS TELECOMUNICAÇÕES SEM FIO INFLUENCIA AS POLÍTICAS GOVERNAMENTAIS

Uma consequência natural de todos os esforços para semear confusão sobre os verdadeiros riscos da radiação sem fio, além da infiltração nas agências reguladoras, é que o governo e as organizações não governamentais encarregadas de proteger a saúde pública falham em sua incumbência.

Essas instituições, em primeiro lugar, analisam se há ou não riscos à saúde e, em seguida, qual a gravidade desses riscos. Um exemplo perfeito disso é o longo e sinuoso caminho que vem sendo percorrido para que os CEMs sejam classificados como um potencial, possível ou provável carcinogênico.

Em 1989, a EPA designou a uma equipe em seu Escritório de Análise Ambiental e de Saúde (OHEA) a tarefa de examinar cuidadosamente os efeitos biológicos conhecidos da exposição à radiação de micro-ondas.

Enquanto o trabalho da equipe seguiu por vários anos, em março de 1990, a OHEA publicou um rascunho de suas descobertas iniciais, sugerindo que a EPA designasse todos os CEMs como "prováveis cancerígenos humanos". O *New York Times* publicou uma matéria sobre a pesquisa e atraiu bastante atenção do público.[57] Parecia que a maré da opinião pública, assim como da supervisão governamental, poderia virar e se transformar em cautela.

Infelizmente, o momento não durou muito. O relatório da OHEA incitou a Casa Branca a solicitar que seu comitê responsável pelo tema, o Committee on Interagency Radiation Research and Policy Coordination (CIRRPC), criasse seu próprio relatório. O relatório do CIRRPC afirmou que "não havia evidência convincente na literatura publicada" para vincular os CEMs de frequência extremamente baixa a quaisquer "perigos de saúde demonstráveis".[58]

Seguindo a direção executiva do governo, a equipe da OHEA publicou outro rascunho de seu relatório no final de 1990, no qual recuou de sua recomendação anterior, afirmando que seria "inapropriado" comparar os CEMs aos agentes cancerígenos químicos.

Embora o relatório preliminar da OHEA não tenha resultado em uma designação oficial por parte da EPA dos CEMs enquanto um tipo de cancerígeno, ele contribuiu para que outras divisões do governo tomassem medidas para investigar os riscos à saúde. Em 1992, o Congresso aprovou o Energy Policy

Act [Lei de Política Energética, em tradução livre], a qual financiou parcialmente uma iniciativa de pesquisa, que durou cinco anos, para investigar os riscos potenciais dos CEMs à saúde.

Um grupo de trabalho de quase trinta cientistas nomeados pelo Instituto Nacional de Ciências da Saúde Ambiental (NIEHS) dos Estados Unidos realizou essa pesquisa. Em 1998, o NIEHS produziu um relatório de 532 páginas, no qual os especialistas votaram, por 19 a 9, a favor de designar os CEMs como um "possível agente cancerígeno".[59]

Novamente, houve uma reação negativa ao relatório, e isso desencadeou outro investimento importante em pesquisas adicionais. Em 2000, a Agência Internacional de Pesquisa em Câncer (IARC), uma divisão da Organização Mundial da Saúde (OMS), iniciou o Estudo Interphone, que durou dez anos, custou US$30 milhões e foi desenvolvido por treze países, no qual analisava especificamente os efeitos da radiação emitida pelos celulares e seu potencial papel no desenvolvimento de câncer no cérebro.

Quando os resultados do Estudo Interphone foram finalmente divulgados (com anos de atraso), eles pareciam inconclusivos. Eles não encontraram um risco geral maior de desenvolvimento de tumores cerebrais em usuários de celulares — afirmação à qual a maior parte da imprensa se ateve ao relatar as descobertas.

No entanto, o grupo que desenvolveu o estudo reconheceu que os "heavy users" de celulares tinham um aumento aproximado de 80% do risco de glioma, um tumor cerebral potencialmente fatal, após dez anos de uso do celular.

Qual era a definição de *heavy user*?

Pessoas que usam o celular por cerca de duas horas — por mês!

Quando esse estudo foi realizado (1999–2004), o uso dos celulares ainda não havia se difundido como ocorre atualmente. Hoje, decorridas duas décadas desde o início do estudo, o norte-americano médio usa seu celular por mais de três horas e meia *por dia*.[60]

Essa descoberta significativa não chamou muita atenção, exceto da IARC, que passou a hospedar um grupo de trabalho de 31 cientistas, de 14 países diferentes, em maio de 2011. Esse comitê revisou toda a literatura científica disponível, procurando especificamente estudos que examinassem os efeitos da exposição do consumidor a telefones sem fio, exposição ocupacional ao radar e às micro-ondas e exposição ambiental a sinais de rádio, TV e Wi-Fi.

Essa revisão incluiu o Estudo Interphone, assim como outro estudo publicado por Lennart Hardell, um dos principais pesquisadores em tumores cerebrais e professor de oncologia e epidemiologia do câncer na Örebro University Hospital, na Suécia. O dr. Hardell descobriu que os riscos de tumores cerebrais dobraram, ou até triplicaram, dependendo do tipo de tumor, em usuários de celulares após dez anos de uso do aparelho.[61]

Em grande parte devido a essa revisão, a IARC finalmente concluiu que a exposição à radiação dos celulares é "possivelmente cancerígena para os seres humanos" e atribuiu a eles uma classificação no Grupo 2B. Essa é a mesma categoria que o pesticida DDT, o chumbo, o escapamento de motores a gasolina, o carvão e os produtos químicos para limpeza a seco, para citar apenas alguns.

Embora esse tenha sido um importante progresso no estabelecimento dos danos potenciais, ele deixou de designar a radiação de micro-ondas e os CEMs como categoria 2A — "provavelmente cancerígena para seres humanos" —, que é o estágio seguinte em relação a "possivelmente".

Desde então, o governo dos EUA tem hesitado em alertar o público sobre os perigos do uso dos celulares: em 2014, o CDC atualizou seu site com a declaração: "Recomendamos cautela no uso de telefones celulares."

Essa é uma linguagem bastante forte, vinda de uma agência que havia dito anteriormente que quaisquer riscos "provavelmente são comparáveis aos de outras escolhas de estilo de vida que fazemos todos os dias". No entanto, durou apenas algumas semanas até que os termos fossem removidos, junto do texto que advertia especificamente em relação aos riscos à saúde das crianças.[62]

A voz da razão mais consistente veio da comunidade científica. Em 2015, 190 cientistas, de 39 países, que pesquisam os CEMs enviaram o Apelo Internacional dos Cientistas CEM/EMF às Nações Unidas, pedindo que a OMS adotasse "diretrizes de exposição dos campos eletromagnéticos não ionizantes (CEMs) mais protetoras, em face ao aumento da exposição advinda de muitas outras fontes".[63]

O falecido porta-voz dr. Martin Blank proclamou o apelo.

> Somos cientistas envolvidos no estudo dos efeitos biológicos e à saúde dos campos eletromagnéticos não ionizantes (CEMs). Com base em pesquisas publicadas e revisadas por pares, temos sérias preocupações com a onipresente e crescente exposição aos CEMs gerada pelos dispositivos elétricos e aparelhos sem fio.

Felizmente, algumas pessoas *estão* escutando a comunidade científica. Em 2016, após o lançamento da primeira rodada de descobertas do Programa Nacional de Toxicologia, o dr. Otis Brawley, médico diretor da American Cancer Society, divulgou um comunicado oficial.

> Durante anos, a compreensão dos riscos em potencial da radiação dos celulares foi impedida pela falta de ciência de qualidade. Esse relatório do Programa Nacional de Toxicologia (NTP) é uma pesquisa de qualidade. O relatório da NTP, que vincula a radiação de radiofrequência (RFR) a dois tipos de câncer, marca uma mudança de paradigmas em nossa compreensão acerca da radiação e do risco de câncer.[64]

Essa foi uma reviravolta para a American Cancer Society, que há muito tempo vinha negando os riscos. Mas, claro, precisamos de mais do que apenas conversa. Nós precisamos de ação.

A HISTÓRIA SE REPETE

A história mostrou que a admissão dos riscos potenciais dos CEMs para a saúde não acontecerá sem uma pressão legal considerável; além disso, ainda pode levar muitas décadas para que ocorram mudanças generalizadas no comportamento.

Em muitos dos filmes e programas de televisão icônicos do final do século XX, os personagens principais fumavam incessantemente — Marlon Brando em *Uma Rua Chamada Pecado*, James Dean em *Juventude Transviada*, e na série de TV *The Twilight Zone*, cujo apresentador, Rod Serling — que aparecia fumando — acabou por morrer de câncer de pulmão. Assistindo esses filmes e séries agora, a frequência do hábito de fumar parece estranha — uma marca do tempo de uma era diferente, quando a ignorância sobre os efeitos do tabagismo à saúde era generalizada.

Talvez, em algum momento duas ou três décadas adiante, a memória de todas as pessoas encarando seus celulares o dia inteiro também pareça ultrapassada. Talvez este livro ajude na concretização desse futuro em uma linha de tempo mais rápida do que as cinco décadas decorridas até que os cigarros perdessem seu apelo generalizado.

Depois de revisar os mecanismos por meio dos quais os CEMs causam danos (que abordarei no Capítulo 4) e a evidência que os vincula a várias doenças (que abordarei no Capítulo 5), acredito que você perceberá que os CEMs merecem a designação de um carcinógeno do Grupo 1, o mesmo que os cigarros.

No entanto, existem fortes argumentos de que os CEMs são ainda mais perniciosos que os cigarros, porque você pode controlar sua exposição à fumaça do cigarro de forma incisiva, mas o mesmo não pode ser dito sobre sua exposição aos CEMs, uma vez que os campos eletromagnéticos são emitidos por infraestruturas onipresentes, como os celulares, as linhas de transmissão de energia, a fiação elétrica, os roteadores Wi-Fi e as torres de celular.

Se o ciclo de cinquenta anos da ascensão à queda dos cigarros prevalecer aqui, somente entre 2045 e 2050 a esmagadora evidência cairá sobre a indústria das telecomunicações sem fio, assim como ocorreu com o tabaco em 1998.

Até essas décadas passarem, quantas pessoas ficarão doentes, ou até mesmo morrerão, devido à exposição aos CEMs? Especialmente considerando que, assim como os cigarros, pode levar décadas para que os danos se manifestem. Como Robert N. Proctor, professor da Columbia University, explicou em seu depoimento de especialista no caso *Estados Unidos vs. Philip Morris USA*, enviado por escrito ao tribunal federal dos Estados Unidos em 2002:

> Pode levar 20, 30 ou até mais de 40 anos para um câncer decorrente do consumo de tabaco se desenvolver, após o início da exposição (este é o chamado "período de incubação" ou "latência").[65]

A exposição aos CEMs também tem um período de "incubação". O câncer no cérebro, em particular, pode levar 40 anos para se desenvolver. Os sobreviventes do lançamento das bombas atômicas nas cidades japonesas de Hiroshima e Nagasaki, por exemplo, ainda estão desenvolvendo tumores malignos, mais de 65 anos após a exposição à radiação.[66] Só podemos especular o quão alta será a prevalência de doenças relacionadas a celulares e ao Wi-Fi daqui a 20 ou 30 anos.

Um memorando de 1969, escrito por um executivo da Brown & Williamson, uma grande empresa de tabaco da época, resume de maneira concisa essa estratégia com a frase "A dúvida é o nosso produto."[67] A dúvida também é o produto da indústria das telecomunicações sem fio. Ela aprendeu, com o exemplo da *Big Tobacco*, que não é necessário refutar a ideia de que seus produtos apresentam riscos à saúde; ela só precisa fornecer evidências suficientes para que os consumidores sejam levados a acreditar em uma falsa sensação de segurança. Essa tática não apenas garante vendas, mas também evita medidas regulatórias e desvia a culpa de qualquer doença ou morte decorrente do uso de seus produtos.

Enquanto o mundo espera que as evidências sejam consideradas conclusivas, você, sua família e toda a sociedade são cobaias em um experimento que tem o potencial de prejudicar as gerações futuras com consequências à saúde potencialmente insuperáveis. A indústria das telecomunicações, assim como a indústria do tabaco, continuará com suas estratégias e alegará que a ciência ainda não foi bem estabelecida e precisamos de mais pesquisas. Ela continuará negando qualquer relação entre seus produtos e o câncer, enquanto as evidências do contrário se acumulam lenta e constantemente, assim como aconteceu com o cigarro. Se você dá valor a sua saúde, então simplesmente precisa agir agora para se proteger, assim como proteger seus entes queridos.

CAPÍTULO 4

COMO OS CEMS PREJUDICAM SEU CORPO

Como escrevi na introdução, tomei consciência dos perigos dos CEMs há cerca de vinte anos. Percebi que provavelmente havia algum mérito biológico nos argumentos, contudo, talvez assim como você, não acreditei totalmente neles. Sempre abracei a tecnologia e não queria limitar meu acesso às conveniências maravilhosas que ela oferece.

É por isso que escrevi este capítulo, para ajudá-lo a compreender a biologia por trás de como esses comprimentos de onda "seguros" estão danificando seu corpo. Tenho esperança de que esta informação acelere sua compreensão a respeito da ameaça real a que as frequências eletromagnéticas o expõem.

Admito que é bastante complexo. Tentei tornar os dados o mais digeríveis possível para que você também se sinta motivado a mudar a maneira como interage com essas tecnologias tão atraentes que estão profundamente enraizadas em nossa vida cotidiana.

ESTUDOS QUE COMPROVAM OS PERIGOS DOS CEMS

A indústria das telecomunicações sem fio afirma há tempos que a radiação de seus dispositivos não produz danos térmicos nos humanos. Essa suposição é precisamente a base dos parâmetros de segurança existentes.

No entanto, essa suposição está incorreta e distorcida, uma vez que os celulares *têm* efeitos de aquecimento. Foi demonstrado que, literalmente, ocorrem pontos de calor no cérebro devido à exposição à radiação emitida pelas antenas de celulares, em grande parte devido à estrutura do crânio.[1]

Você provavelmente já experimentou uma sensação de calor ao segurar o telefone contra a cabeça. Isso ocorre porque sua pele está realmente sendo aquecida, assim como seu cérebro por de baixo dela. Parece que até a FCC sabe disso, porque seus limites de exposição foram formulados para evitar um aumento na temperatura do cérebro de mais de 1 grau Celsius. As diretrizes deveriam ter sido projetadas de modo a manter a temperatura cerebral padrão, afinal, um aumento de 1 grau na temperatura costuma ser chamado de febre.

Acontece que o aumento da temperatura não é a principal fonte dos danos que esses aparelhos causam — essa honra vai para o dano oxidativo que a radiação do celular desencadeia, semelhante ao dano causado por radiação ionizante, como a dos raios X.

O governo dos EUA publicou, pela primeira vez, documentos reconhecendo a existência dos efeitos nocivos dos CEMs há quase cinquenta anos. Isso incluiu o relatório de 1971 do U.S. Naval Medical Research Institute[2] e um relatório de acompanhamento da National Aeronautics and Space Administration (NASA) em 1981.[3]

As pesquisas que documentam os efeitos dos CEMs à saúde, que surgiram desde que esses primeiros artigos foram escritos, foram catalogadas no *Relatório BioInitiative*, publicado em 2012 pelo BioInitiative Working Group, um coletivo com 29 autores de 10 países, incluindo 10 médicos, 21 doutores e 1 mestre em ciências, em artes e em saúde pública. O grupo publicou uma atualização em 2017, um enorme relatório de 650 páginas contendo 1.800 novos estudos. Se você estiver interessado, sugiro baixá-lo em https://bioinitiative.org [conteúdo em inglês].

Uma coleção ainda mais abrangente de estudos sobre os CEMs está compilada no EMF Portal (emf-portal.org/en, conteúdo em inglês). Ela lista quase 30 mil estudos, com mais de 6.300 resumos, além de fornecer uma listagem das publicações dos últimos 30 dias.

Se não quiser se aprofundar em centenas e mais centenas de páginas de pesquisa, o dr. Martin Pall preparou um resumo de algumas das melhores publicações nessa área.[4] Além disso, incluí uma lista dos estudos que Pall compilou no Apêndice C deste livro. Talvez esses sejam os dois melhores pontos de partida para uma avaliação séria das pesquisas.

Por mais que essas dezenas de milhares de estudos sejam muito importantes, pois mostram que a exposição aos celulares está relacionada a muitas doenças diferentes em seu corpo,[5] eles foram observacionais, em sua maioria, e nenhum deles proporcionou um mecanismo sólido de como os CEMs realmente afetam nossa biologia.

Felizmente, pesquisas recentes elucidaram alguns dos mecanismos por meio dos quais a exposição aos CEMs não ionizantes podem impactar nossa biologia para além do dano térmico. Muitos desses trabalhos derivam dos últimos quinze anos de pesquisa sobre câncer, que se concentraram no metabolismo celular intermediário, expandindo nossa compreensão de como a função celular básica é o condutor central de um número cada vez maior de doenças humanas.[6]

Uma vez que a compreensão desse mecanismo foi profundamente importante para que eu tomasse providências a respeito da exposição aos CEMs, irei explicá-lo passo a passo neste capítulo. Vamos começar.

UM NOVO ENTENDIMENTO DOS CEMS E A SUA BIOLOGIA: TUDO COMEÇA COM O CÁLCIO

Uma das teorias predominantes sobre como os CEMs impactam a saúde humana foi proposta por Martin Pall. Ela se baseia em um mineral com o qual você provavelmente está familiarizado: o cálcio. O cálcio é o mineral mais abundante em seu corpo, constituindo aproximadamente 2% de seu peso corporal.

Seu corpo usa cerca de 98% de seu cálcio para manter seus ossos e dentes fortes,[7] portanto, dando suporte à sua estrutura e função esquelética. Você provavelmente acredita que esta é a única função do cálcio em seu corpo.

Mas o cálcio tem muitas outras funções que são absolutamente essenciais para sua saúde, incluindo:

- Sinalização celular.
- Regulação das funções de enzimas e proteínas.
- Contração muscular.
- Coagulação sanguínea.
- Função nervosa.
- Crescimento celular.
- Aprendizagem e memória.

O cálcio, enquanto uma molécula de sinalização biológica, é afetado pela exposição aos CEMs. Para entender como isso ocorre, precisamos nos aprofundar um pouco mais nos detalhes de como o cálcio atua enquanto mensageiro químico.

O primeiro fato importante a entender é que o cálcio está muito mais concentrado do lado de fora das células do que dentro delas. Na verdade, a quantidade de cálcio fora das células é de 20 mil a 100 mil vezes maior do que dentro delas.[8]

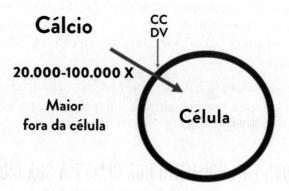

Figura 4.1: Níveis relativos de cálcio dentro da célula vs. fora da célula.

Também é importante observar que o cálcio não flui livremente de fora para dentro de nossas células. Em vez disso, elas desenvolveram uma maneira muito elegante de regular e controlar rigidamente seu nível de cálcio. Esse ajuste refinado dos níveis de cálcio é necessário para permitir que o mineral mantenha um controle preciso sobre as muitas áreas do corpo pelas quais é responsável.

Se esse sistema altamente regulado for desajustado, pode causar estragos metabólicos em seu corpo, e é exatamente isso que acontece quando você é exposto em excesso aos CEMs.

Esse controle bem ajustado do cálcio de fora para dentro das células ocorre por meio de canais iônicos minúsculos embutidos nas membranas celulares.

Os cientistas têm um termo mais técnico para esses canais de íons, que usaremos no restante deste livro: *canais de cálcio dependentes de voltagem* (CCDVs). Existe uma classe popular de drogas que funciona nos CCDVs, conhecida como bloqueadores dos canais de cálcio. Elas são usadas principalmente para relaxar os vasos sanguíneos de indivíduos com pressão alta e ajudar a normalizar certos tipos de ritmos cardíacos anormalmente rápidos.

A CONEXÃO ENTRE O CÁLCIO E A EXPOSIÇÃO AOS CEMS

Parece bastante claro que o modo como os CEMs danificam nossas células se dá por meio do aumento do estresse oxidativo nelas e que esse processo prejudicial envolve o cálcio intercelular.

A descoberta de que a exposição aos CEMs aumenta os níveis de cálcio dentro das células data do início dos anos 1990.[9]

Estudos mais recentes também confirmaram o papel do cálcio aumentado dentro de nossas células após a exposição aos CEMs.

Em 2013, Martin Pall publicou um estudo (atualizado em 2018)[10] no qual descreveu sua teoria do mecanismo por meio do qual a exposição aos CEMs aumentava o cálcio dentro das células. Pall chegou às suas conclusões revisando 26 estudos em que os investigadores usaram drogas bloqueadoras dos canais de cálcio, as mesmas drogas que são prescritas para pacientes com pressão alta, para examinar seus efeitos nos CCDVs associados à presença dos CEMs.

Esses estudos não foram feitos em humanos, mas em células *in vitro* e em animais, com CEMs de baixa frequência, de 50Hz ou 60Hz, que é a exposição a campos elétricos típica.[11]

Surpreendentemente, a pesquisa confirmou que, quando os canais de cálcio foram bloqueados, o dano causado pelos CEMs foi radicalmente reduzido, fornecendo evidências muito convincentes de que os canais de cálcio foram responsáveis por facilitar os prejuízos dos CEMs. Os pesquisadores descobriram que, quando os CEMs ativaram os CCDVs, cinco segundos depois os canais se abriram e inundaram o interior da célula com uma quantidade prejudicial de íons de cálcio, a uma taxa de cerca de um milhão por segundo.

Uma vez dentro das células, os CEMs também interrompem o fluxo do cálcio, permitindo que uma quantidade muito grande passe para as mitocôndrias.

Você deve se lembrar da aula de biologia do ensino médio — ou de um de meus livros anteriores, *Combustível para a Saúde* ou *KetoFast* — que nossas mitocôndrias são organelas minúsculas dentro da maioria das células, e cada célula tem várias centenas de mitocôndrias.

Geralmente, as mitocôndrias são consideradas as produtoras de energia de nossas células, pois têm as enzimas e a maquinaria para criar a *adenosina trifosfato* (ATP), que é a principal fonte de energia de nossas células.

Quando o cálcio dentro das mitocôndrias aumenta, ele desencadeia uma série de estados nocivos, incluindo uma redução na capacidade de gerar ATP e aumento do estresse oxidativo, que, eventualmente, contribui para a morte celular prematura.[12] Existem muitas, muitas razões para evitar exposições desnecessárias aos CEMs, contudo, manter suas mitocôndrias saudáveis é uma das mais importantes.

Os humanos não são a única espécie que tem canais que permitem o fluxo de cálcio para dentro e para fora das células.[13] Eles estão em todas as plantas e animais. Os CCDVs das plantas são construídos de maneira diferente, mas funcionam de forma muito semelhante aos que temos, servindo essencialmente na regulação do fluxo de cálcio para dentro e fora das células.

Como discutirei mais adiante neste capítulo, o fato de os CCDVs existirem em plantas e animais é uma ilustração poderosa de como os CEMs impactam virtualmente todos os seres vivos expostos a eles e, portanto, têm enormes consequências ambientais.[14]

Apesar do número de estudos que mostram uma relação direta entre a exposição aos CEMs e a ativação do CCDV, ainda se trata de uma teoria, e nem todos concordam com ela.

O dr. Henry Lai, um proeminente pesquisador dos CEMs cujo trabalho mostrou evidências da capacidade dos CEMs de causar danos ao DNA, concorda que os CCDVs são uma área importante a ser investigada, mas ele afirma que há muitas perguntas sem resposta sobre a teoria, que não aprofundarei aqui, pois elas são altamente técnicas. Você pode ler sobre elas no blog de Dariusz Leszczynksi, *Between a Rock and a Hard Place* [conteúdo em inglês].[15]

O PROBLEMA COM O EXCESSO DE CÁLCIO EM SUAS CÉLULAS

Lembre-se de que, além de fornecer suporte para sua estrutura física, o cálcio é uma molécula sinalizadora biológica muito importante, responsável por funções biológicas vitais. Quando muito cálcio é liberado em suas células, ele pode desencadear uma sequência de eventos que podem aumentar o risco de doenças, especialmente o câncer, e envelhecimento prematuro.

Então, o que acontece quando cálcio em excesso inunda suas células? A resposta tem a ver com os radicais livres, que são quaisquer moléculas que foram danificadas e, como resultado, têm um elétron desemparelhado. Elétrons desemparelhados são o que torna os radicais livres altamente reativos e potencialmente muito nocivos.[16]

Em linhas gerais, os CEMs causam danos liberando cálcio em excesso nas células, o que, então, inicia uma cadeia de eventos moleculares que acaba resultando em um aumento dos radicais livres. Essas moléculas altamente reativas então se deslocam e danificam as membranas celulares, as proteínas, as mitocôndrias e as células-tronco, além de não apenas o DNA mitocondrial, mas o DNA nuclear também.[17] Curiosamente, esse é exatamente o resultado produzido por fontes de radiação ionizante, como os raios X e raios gama, como demonstrei no Capítulo 1.

Embora isso signifique que mergulharemos bem fundo nas águas da ciência, gostaria de revelar os detalhes desses eventos moleculares.

Mas por quê? Realmente precisamos decompô-lo em nível molecular?

Sim, precisamos, porque a mídia e a indústria das telecomunicações sem fio tentarão lhe dizer que as informações neste livro simplesmente não são verdadeiras. É por isso que quero lhe fornecer os detalhes sobre os impactos biológicos, para que você possa confrontar essas fontes com as evidências que refutarão as afirmações em relação à segurança dos produtos sem fio.

Então vista seu colete salva-vidas, aqui vamos nós.

Quando íons extras de cálcio entram em suas células, eles causam um aumento tanto no *óxido nítrico* quanto no *superóxido*. À primeira vista, isso pode parecer não ser uma coisa ruim, porque, embora essas duas moléculas sejam radicais livres, elas são relativamente benignas, e cada uma desempenha muitas funções importantes em nosso corpo (explicarei mais sobre essas funções em breve).

Mas, uma vez que você libera muitos deles de uma vez, e eles ficam muito próximos uns dos outros, esses radicais livres se combinam espontaneamente e podem formar, instantaneamente, uma das moléculas mais prejudiciais em nosso corpo, o *peroxinitrito*.

Portanto, não é o óxido nítrico e o superóxido, em si, que são o problema. É o fato de que, quando ocorrem em grandes quantidades na proximidade um do outro, produzem a perigosa molécula peroxinitrito, que é nociva.

E eles não produzem só um pouquinho. Mesmo um aumento modesto do óxido nítrico e do superóxido resulta em um aumento exponencial do peroxinitrito. Um aumento de dez vezes no óxido nítrico e superóxido aumentará a formação de peroxinitrito em cem vezes.

Depois de formado, o peroxinitrito começa a atacar moléculas biológicas importantes, o que danifica as células, causa doenças e leva à morte prematura. O peroxinitrito pode danificar quase todos os tecidos importantes do corpo, como as preciosas membranas celulares,[18] as proteínas,[19] as mitocôndrias,[20] as células-tronco[21] e o DNA.[22]

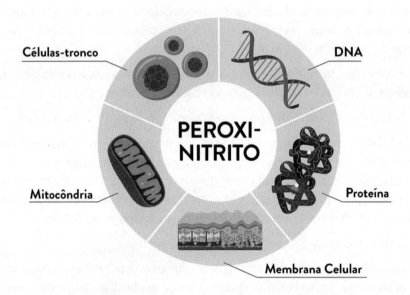

Figura 4.2: As espécies reativas de nitrogênio danificam partes vitais de suas células.

O dano induzido pelo peroxinitrito dispara uma resposta inflamatória do sistema imunológico. Uma vez que seu corpo esteja inflamado, concentrações ainda mais altas são possíveis, aumentando a quantidade de óxido nítrico e de superóxido em mil vezes, o que significa um aumento potencial de um milhão de vezes na formação de peroxinitrito![23]

Por causar danos a muitos de nossos tecidos vitais, você pode começar a entender como o peroxinitrito é uma das toxinas mais perniciosas às quais podemos estar expostos. Manter os níveis dessa toxina baixos diminuirá radicalmente o risco de doenças crônico-degenerativas e retardará o processo de envelhecimento do corpo.

SUPERÓXIDO: UM RADICAL LIVRE BENÉFICO COM UM LADO SOMBRIO

Vamos voltar um pouco e aprender mais sobre as duas moléculas que se combinam para formar o peroxinitrito: o óxido nítrico e o superóxido. Vamos começar com o último.

O superóxido é uma importante molécula de sinalização biológica.[24] Ele também é um radical livre. Pelo nome, parece ser uma molécula superoxidante, mas a verdade é que o superóxido é, de fato, relativamente fraco, sendo mais provável que ceda seu elétron do que aceite um elétron adicional de outra molécula. Em boas condições de saúde, o superóxido não é particularmente tóxico porque nosso corpo tem meios eficientes para minimizar seu acúmulo — especificamente sequestrando enzimas como a *superóxido dismutase* (SOD), que remove rapidamente o superóxido da circulação —, além de não produzirmos tanto dele durante o curso normal de metabolização dos alimentos em energia.

Os problemas surgem quando sua saúde está aquém do ideal porque você está queimando carboidratos como seu principal combustível, em vez de gordura. Em outras palavras, se você está comendo muitos alimentos ricos em carboidratos e raramente fica mais do que algumas horas sem comer.

Se você leu meu livro *Combustível para a Saúde*, provavelmente se lembra de que nosso corpo pode queimar carboidratos ou gordura para produzir energia, e que queimar carboidratos produz muito mais radicais livres do que queimar gordura. Então, quando você come — e, portanto, queima — predominantemente carboidratos, expõe suas mitocôndrias e células a um número significativamente maior de radicais livres, incluindo o superóxido.

No livro *Combustível para a Saúde*, entro em grandes detalhes sobre como saber se você está queimando gordura ou carboidratos, mas darei a você uma versão resumida aqui. Para ter uma ideia geral quanto a se você está queimando gordura ou carboidratos, responda às seguintes perguntas:

1. Você está acima do peso? (Seu índice de massa corporal é superior a 25?)
2. Você tem diabetes?
3. Você tem, ou já teve, doença cardíaca?
4. Você tem pressão alta (130/80 ou superior)?
5. A sua relação cintura-quadril (RCQ) é maior que 1 (homens) ou 0,8 (mulheres)?

> Para encontrar a proporção cintura-quadril, meça a menor parte de sua cintura com uma fita métrica. Não segure sua barriga enquanto você mede! Agora meça a maior parte de seus quadris — a parte onde suas nádegas mais se projetam. Divida a medida da cintura pela medida do quadril. A resposta é a proporção cintura-quadril.

Se você respondeu sim a qualquer uma dessas condições, é provável que esteja queimando carboidratos. Se você não tem essas doenças e é saudável, é provável que tenha a capacidade de queimar gordura como seu combustível principal — no entanto, considere que isso provavelmente representa apenas cerca de 15% de toda a população. Mas se você for membro desse pequeno grupo, a quantidade de superóxido que suas mitocôndrias produzem provavelmente está em uma faixa saudável.[25]

A RELAÇÃO ENTRE OS ALIMENTOS QUE VOCÊ COME E OS DANOS CAUSADOS PELOS CEMS

O processo de conversão dos alimentos que você ingere em energia, na forma de adenosina trifosfato (ATP), não é 100% eficiente. Mesmo se você for saudável, ainda está entre 95% e 97% de eficiência.

Ou seja, alguns elétrons vazarão do mecanismo de geração de energia, conhecido como cadeia de transporte de elétrons, em suas mitocôndrias e formarão as chamadas *espécies reativas de oxigênio* (ERO). As ERO são átomos de oxigênio instáveis que ganharam um ou mais elétrons desemparelhados e podem danificar seus tecidos. O superóxido é um ERO.

Quando você depende da queima de carboidratos como combustível, produz de 30% a 40% mais ERO, incluindo o superóxido, uma vez que o processo de queima de carboidratos vaza muito mais elétrons para as mitocôndrias do que a queima de gordura. Quanto mais superóxido você produz por meio de escolhas dietéticas inadequadas e os horários de suas refeições, mais peroxinitrito nocivo seu corpo criará.[26–28]

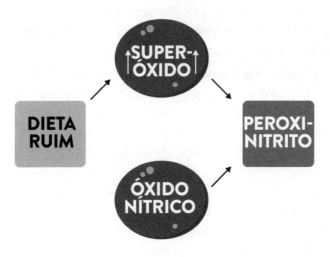

Figura 4.3. Como uma dieta pobre aumenta o estresse oxidativo.

O RADICAL LIVRE HIDROXILA

Agora que você entende como os alimentos são quebrados para fornecer energia ao corpo, examinaremos em mais detalhes as EROs que são produzidas durante esse processo, pois elas afetam o que acontece com seu corpo quando você é exposto aos CEMs.

Como o superóxido tem uma reatividade limitada, houve considerável controvérsia entre os pesquisadores, durante o século XX, sobre o papel que ele desempenha na toxicidade celular.[29] Eles ficaram perplexos quanto ao que poderia causar a maior parte do dano oxidativo dentro das células se não fosse o superóxido. Acabaram descobrindo que o verdadeiro vilão era, na verdade, um primo, o *radical livre hidroxila*.

Os radicais hidroxila são hiper-reativos e se combinam com basicamente qualquer molécula biológica, a uma distância muito curta. Como eram conhecidos por serem muito prejudiciais biologicamente, os pesquisadores acreditavam que os radicais hidroxila eram a principal toxina produzida nas células. Logo se tornou amplamente aceito que os radicais hidroxila eram o principal mecanismo de dano causado pelos radicais livres.

Semelhante ao superóxido, os radicais hidroxila normalmente são produzidos nas mitocôndrias durante o processo de queima de alimentos como combustível. Porém, há uma pequena diferença entre os mecanismos que criam essas duas moléculas diferentes, pois o ferro é necessário como catalisador para formar os radicais hidroxila.

Como a maioria das coisas na vida, a teoria do radical hidroxila durou pouco tempo. Embora os radicais hidroxila tenham um papel no estresse oxidativo, eles têm vida muito curta, durando apenas cerca de um bilionésimo de segundo. Isso limita radicalmente a distância que eles viajam, geralmente menor do que o diâmetro de uma proteína típica, antes de perecerem e cessarem seus danos destrutivos.

Como a grande maioria dos radicais hidroxila são criados nas mitocôndrias e só podem viajar distâncias muito curtas, eles simplesmente não têm tempo suficiente para passar da mitocôndria para o núcleo, onde poderiam danificar o DNA nuclear. Portanto, a maior parte dos danos que eles causam estão limitados às mitocôndrias.

Agora percebemos que a relevância biológica dos radicais hidroxila é seriamente limitada devido a sua vida útil incrivelmente curta. No entanto, a teoria do radical livre hidroxila ainda é amplamente descrita em muitos livros de patologias.

Uma explicação muito melhor a respeito da toxicidade do superóxido se tornou relevante com a descoberta do óxido nítrico. Tornou-se amplamente reconhecido que quando o superóxido e o óxido nítrico são produzidos dentro de alguns diâmetros celulares um do outro, eles se combinam espontaneamente para formar o altamente pernicioso peroxinitrito.[30] E o peroxinitrito parece ser o campeão em causar destruição celular em seu corpo, como veremos na seção seguinte.

CONHEÇA O ÓXIDO NÍTRICO, OUTRO RADICAL LIVRE BENÉFICO COM UM LADO SOMBRIO

Pouquíssimas moléculas podem competir com a magnitude do impacto que o óxido nítrico teve na biologia desde sua descoberta, em 1980.[31] Quando os cientistas finalmente começaram a entender a biologia do óxido nítrico, isso desafiou alguns dos fundamentos do pensamento biológico.

Em 1992, a *Science*, uma das revistas científicas de maior prestígio do mundo, chamou o óxido nítrico de "Molécula do Ano". Seis anos depois, em 1998, três pesquisadores responsáveis pelas principais descobertas em torno do óxido nítrico ganharam o Prêmio Nobel. Desde então, o campo de estudo do óxido nítrico cresceu imensamente, com 160 mil publicações que abordam todos os aspectos em termos de saúde e doença.

O que ele é, afinal?

O óxido nítrico é uma pequena molécula composta de átomos de oxigênio e nitrogênio que atravessa facilmente as membranas celulares como um gás incolor. (Não deve ser confundido com *óxido nitroso*, o chamado gás hilariante usado no consultório dos dentistas).

Mesmo que o óxido nítrico seja um radical livre, ele tem muitos efeitos benéficos para seu corpo:

- Regula o tônus dos vasos sanguíneos, devido a sua capacidade de relaxá-los, e ajuda a normalizar a pressão arterial.[32]
- Desempenha um papel crucial no controle de infecções.[33]
- Diminui a agregação plaquetária, ou a tendência do sangue para coagular, reduzindo, assim, o risco de coágulos sanguíneos que levam a derrames ou ataques cardíacos.[34]
- Promove a criação de novos vasos sanguíneos, um processo denominado angiogênese.[35]
- Ajuda a prevenir a disfunção erétil.[36]

Muitas pessoas são, na verdade, deficientes em óxido nítrico e, portanto, se beneficiam de estratégias para aumentar seus níveis. Em vez de tomar medicamentos potencialmente perigosos, como o Viagra, que aumenta o óxido nítrico, você pode aumentar a ingestão de nitratos vegetais de alimentos como a rúcula, ou tomar precursores do óxido nítrico, como arginina ou malato de citrulina, como suplementos para atingir níveis saudáveis dessa molécula benéfica.

O óxido nítrico é feito principalmente na camada interna dos vasos sanguíneos; uma vez que seus vasos sanguíneos são os principais usuários do óxido nítrico, é aqui que a maior parte dele é produzida e armazenada até que seja necessário. O ponto importante a se entender aqui é que o óxido nítrico não é normalmente armazenado dentro de nossas células, nem fica flutuando por aí esperando para ser usado. Ele é muito reativo para fazer isso. Em vez disso, está ligado a moléculas como glutationa, heme e outras proteínas. É aqui que a exposição aos CEMs é uma grande preocupação, já que um dos resultados de todo o cálcio extra que entra em suas células quando exposto aos CEMs é que ele faz com que esse óxido nítrico armazenado seja liberado, aumentando seus níveis dentro das células.

Esse aumento de óxido nítrico induzido pelos CEMs pode parecer benéfico, mas os efeitos positivos do óxido nítrico ocorrem apenas quando ele é produzido naturalmente *fora* de suas células. O problema com níveis elevados *dentro* das células é que o óxido nítrico é altamente reativo, o que significa que se combina rapidamente com o superóxido, o outro radical livre que aumenta quando há excesso de cálcio nas células.

Essa combinação forma, então, o peroxinitrito, e esse processo é radicalmente acelerado quando você está se alimentando com uma dieta não saudável, conforme descrito anteriormente, porque você tem mais superóxido disponível para reagir com o óxido nítrico e formar o peroxinitrito.

O PEROXINITRITO PODE SER UMA DAS MOLÉCULAS MAIS NOCIVAS EM NOSSO CORPO

A razão principal pela qual o peroxinitrito é biologicamente mais pernicioso do que o radical livre hidroxila é porque ele permanece ativo por cerca de 10 bilhões de vezes mais tempo, o que significa que tem muito mais chances para danificar seus tecidos.

O peroxinitrito não é, tecnicamente, um radical livre. Em vez disso, é um forte oxidante que reage de forma relativamente lenta com a maioria das moléculas biológicas. Também não é classificado como uma espécie reativa de oxigênio (ERO), porque, ao contrário das ERO, tem nitrogênio em sua estrutura. Portanto, é chamado de espécie reativa de nitrogênio (ERN).

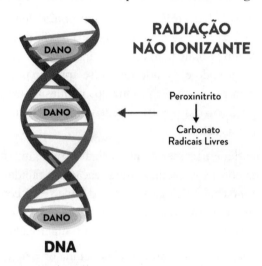

Figura 4.4: Como seu celular e seu roteador Wi-Fi danificam seu DNA.

O dano que o peroxinitrito induz é o resultado de seu principal produto de degradação, os *radicais livres carbonato*, que provavelmente causam danos muito mais sérios ao DNA do que o radical livre hidroxila.

O radical livre carbonato vive muito mais tempo do que o radical livre hidroxila, embora apenas milhares de vezes mais, e não bilhões, como o peroxinitrito. Quando você combina a meia-vida desses radicais livres, pode começar a entender por que o efeito dominó dos radicais livres resultantes da exposição aos CEMs é tão prejudicial.

Na verdade, o peroxinitrito é a única molécula conhecida que tem meia-vida longa o suficiente para viajar dentro e entre as células, além de sua capacidade de quebrar as ligações do DNA.[37] Ele vive mais do que o suficiente para viajar distâncias relativamente grandes e pode facilmente cruzar as membranas celulares e penetrar no núcleo, onde cria radicais livres carbonato que desencadeiam rupturas nas fitas do DNA.

Como se isso não fosse motivo suficiente para preocupação, o peroxinitrito acelera os danos ao seu corpo ao inibir a enzima superóxido dismutase (SOD). Trata-se de uma enzima antioxidante eliminadora, que neutraliza o superóxido e o converte em outro radical livre, o peróxido de hidrogênio, que normalmente é convertido em água.

Quando o peroxinitrito inibe a SOD, tem como efeito o aumento do superóxido disponível para se combinar com o óxido nítrico, criando um círculo vicioso de ainda mais peroxinitrito, uma vez que ele é criado quase toda vez que o superóxido e o óxido nítrico se aproximam. O óxido nítrico e o superóxido nem precisam ser produzidos na mesma célula para formar o peroxinitrito, porque o óxido nítrico pode se mover facilmente através das membranas e entre as células.

Nenhuma enzima é necessária para formar o peroxinitrito; na verdade, nenhuma enzima consegue catalisar uma reação tão rapidamente. O óxido nítrico é a única molécula biológica conhecida que reage com o superóxido rápido o suficiente e é produzida em concentrações altas o suficiente para superar a SOD, que, caso contrário, iria decompor o superóxido normalmente.[38]

Mesmo a geração de uma quantidade moderada de peroxinitrito por longos períodos de tempo resultará em danos oxidativos substanciais. Isso leva ao comprometimento de processos celulares críticos. Ele interrompe vias de sinalização celular importantes e danifica as mitocôndrias, o que diminui nossa capacidade de criar energia na forma de ATP.

Em longo prazo, o peroxinitrito causa inflamação e, por fim, danifica os tecidos, contribuindo para doenças cardiovasculares, doenças neurodegenerativas, diabetes e várias outras condições, muitas das quais foram cientificamente relacionadas à exposição aos CEMs, como explicarei no próximo capítulo.

POR QUE VOCÊ PROVAVELMENTE NUNCA OUVIU FALAR NO PEROXINITRITO

Se essa molécula é tão perigosa, por que você nunca ouviu falar dela antes? O peroxinitrito só foi descoberto pouco antes da virada deste século. Foi descrito pela primeira vez em 1990.[39]

É por isso que quase todos os médicos que foram para a faculdade de medicina no século XX, e muitos depois disso, não aprenderam sobre o peroxinitrito. Basicamente, as únicas pessoas que estão cientes dessa molécula perniciosa são bioquímicos ou geeks de biologia molecular.

Felizmente, há um ótimo recurso para aqueles com treinamento científico que desejam aprender mais sobre peroxinitrito, e, o melhor de tudo, ele é gratuito. É um artigo épico chamado "Nitric Oxide and Peroxynitrite in Health and Disease" [Óxido Nítrico e Peroxinitrito na Saúde e na Doença, em tradução livre, conteúdo em inglês],[40] que tem cerca de 1.500 referências e pode ser lido gratuitamente digitando o título em seu mecanismo de busca favorito.

Esse artigo foi escrito por três cientistas líderes financiados pelo National Institutes of Health (NIH). É uma revisão marcante e abrangente, de 140 páginas, que documenta como níveis elevados de peroxinitrito causam extensos danos celulares, interrompendo pelo menos 97 processos biológicos críticos, e, como resultado, está associado a mais de 60 doenças crônicas. O início desse artigo é uma leitura obrigatória para qualquer estudante sério dos CEMs.

A RADIAÇÃO NÃO IONIZANTE TAMBÉM DANIFICA SEU DNA

Como expliquei no Capítulo 1, é amplamente aceito que a radiação ionizante — como os raios X e os raios gama — danifica seu corpo e aumenta consideravelmente o risco de câncer. Isso ocorre porque a radiação ionizante tem comprimentos de onda curtos e altas frequências que transportam energia suficiente para quebrar diretamente as ligações covalentes que mantêm o DNA unido.

Ao contrário da crença popular, a maioria dos danos que a radiação ionizante causa não se dá por meio da quebra das ligações covalentes do DNA diretamente, eles são, na verdade, um resultado da interação com a água de suas células e, mais especificamente, do núcleo dessas células.

Quando a radiação ionizante atinge a água no núcleo das células, ela cria radicais livres hidroxila perigosos. Como você já aprendeu neste capítulo, os radicais hidroxila são incapazes de viajar muito longe, mas uma vez que a radiação ionizante pode criar esses radicais no núcleo, bem próximo ao seu DNA nuclear, eles são capazes de infligir danos ao código genético e romper tanto cadeias únicas quanto duplas.

Esse processo é chamado de ionização indireta e provavelmente resulta na grande maioria dos danos que a radiação ionizante causa ao DNA.

É verdade que a radiação não ionizante, como a emitida pelo seu celular e pelo Wi-Fi, tem frequências mais baixas do que a radiação ionizante e simplesmente não tem energia suficiente para criar radicais hidroxila ou causar danos térmicos significativos.

Mas não é verdade que a radiação não ionizante seja incapaz de danificar o DNA. Ela pode, sim, e o faz por meio da produção de peroxinitrito e a criação secundária de radicais livres carbonato. Ficou claro que a produção de peroxinitrito é o elo perdido que conecta os pontos e explica por que a radiação não ionizante pode ser tão prejudicial quanto os raios X ionizantes.

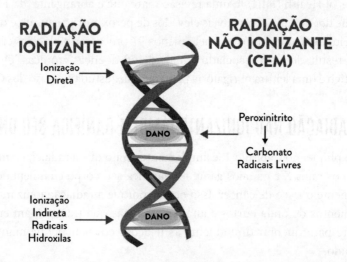

Figura 4.5: Similaridades no modo como os raios X e seu celular causam danos ao DNA.

Franz Adlkofer, um pesquisador alemão dos CEMs, usou um ensaio cometa, que é um teste muito sensível para danos ao DNA, em um estudo de 2008.[41] Ele descobriu que a exposição aos CEMs de intensidade muito baixa, a 1,8GHz, produzia um grande número de danos ao DNA. Na verdade, produziu mais danos ao DNA do que 1.600 radiografias de tórax.[42]

Adlkofer fez outro estudo comparativo,[43] e, a partir dessa comparação, parece claro que a radiação não ionizante, semelhante à radiação 3G, pode ser muito mais perigosa para o DNA de suas células do que uma energia semelhante de radiação ionizante.

Agora sabemos que a razão pela qual a exposição aos CEMs pode resultar em níveis extraordinariamente altos de peroxinitrito é porque existem três etapas no processo, cada uma delas com altos níveis de amplificação. Quando você tem três etapas de amplificação em sequência (veja a seguir), é possível obter uma resposta muito grande de um sinal inicial muito pequeno:

- Quando os canais CCDV estão abertos, eles permitem o influxo de cerca de um milhão de íons de cálcio por segundo na célula.
- Esse cálcio elevado dentro das células ativa a síntese tanto do óxido nítrico quanto do superóxido.
- O peroxinitrito é formado em uma proporção equivalente ao produto da concentração de óxido nítrico multiplicada pela concentração de superóxido.

Essas três etapas ocorrem com mais frequência em algumas células do que em outras. Isso acontece porque todas as células têm CCDVs, mas certos tecidos têm concentrações muito mais altas deles, uma vez que dependem mais do cálcio para regular suas funções. Esses tecidos incluem o cérebro, o coração e os órgãos reprodutivos — são justamente os tecidos que são mais afetados quando você é exposto aos CEMs.

É provavelmente por isso que doenças neuropsiquiátricas, como a ansiedade, a depressão, o transtorno de *deficit* de atenção/hiperatividade (TDAH) e o autismo; doenças neurodegenerativas, como Alzheimer; e as taxas de fertilidade em declínio explodiram nas últimas duas décadas. E, como discutirei mais adiante neste capítulo, os riscos de exposição aos CEMs são ainda maiores em crianças do que em adultos. Mas primeiro você precisa entender que os humanos não são os únicos seres que sofrem o impacto negativo da exposição aos CEMs.

TODAS AS COISAS VIVAS SÃO VULNERÁVEIS AOS CEMS

Os humanos existem em um ecossistema mais amplo, que envolve outros seres vivos. Assim como os CEMs afetam nossa biologia, eles fazem o mesmo com todas as outras formas de vida. Os CEMs afetam a função das membranas celulares e podem levar à disfunção do DNA: eles têm um impacto em qualquer coisa com DNA. E isso inclui as plantas, os animais, os insetos e até os micróbios.

Houve pelo menos duas revisões importantes de estudos que avaliaram os efeitos biológicos e ecológicos dos CEMs em todas as formas de vida. Um deles, publicado em 2012 na *Biology and Medicine*, examinou 919 artigos sobre pássaros, abelhas, plantas, animais e humanos. Impactos negativos foram descobertos em 593 estudos, enquanto apenas 180 não mostraram nenhum efeito e 196 foram inconclusivos.[44]

Uma revisão de 113 estudos, realizada em 2013, descobriu que 65% desses estudos relataram efeitos negativos significativos dos CEMs, seja em altas ou baixas dosagens. Metade dos estudos demonstrou efeitos nocivos em animais e 75% mostraram influência negativa em plantas, com um efeito mais pronunciado no desenvolvimento e reprodução de pássaros e insetos.[45, 46]

As evidências existentes confirmam as implicações negativas dos CEMs para a saúde. Você deve ampliar sua visão e compreender como eles se relacionam com o meio ambiente em geral.

POPULAÇÕES DE INSETOS ESTÃO SENDO DIZIMADAS

Acredita-se que os CEMs tenham um papel importante no distúrbio do colapso das colônias (DCC), o colapso generalizado de colônias de abelhas em todo o mundo. Em 1947 existiam 6 milhões de colônias de abelhas nos EUA, e em 2012, apenas 2,6 milhões permaneceram,[47] um número que se manteve bastante estável desde então.[48, 49]

E não é apenas o número total de abelhas, mas a quantidade de espécies. Por exemplo, em 2013, Oklahoma tinha apenas metade do número de espécies de abelhas que tinha em 1949.[50] O declínio das abelhas coincidiu com o aumento dos CEMs artificiais, uma vez que a maior parte da redução aconteceu no século XXI.

No inverno de 2006-2007, as abelhas começaram a experienciar o DCC. Durante aquele inverno, os apicultores relataram perder entre 50% e 90% de suas colmeias. Os seguintes efeitos dos CEMs nas abelhas, individualmente ou como colmeias, foram registrados:

- A exposição a telefones celulares instigou as abelhas operárias a emitir um sinal de assovio que normalmente é usado apenas para alertar o enxame ou como um sinal de socorro.[51]
- As colônias de abelhas expostas à radiação do celular tiveram um declínio significativo na força da colônia. A rainha pôs menos ovos. E a colônia não tinha pólen ou mel quando o experimento foi concluído.[52]
- Quando um experimento foi conduzido em 16 colmeias diferentes — 8 expostas a um telefone sem fio próximo e 8 não —, apenas 7,3% das abelhas voltaram para a colmeia irradiada, em comparação com as 39,7% que voltaram para a colmeia não irradiada.[53]
- Em outro experimento semelhante, as abelhas em colmeias irradiadas construíram 21% menos alvéolos dentro da colmeia, em relação a colmeias não irradiadas.[54]

As abelhas não são os únicos insetos a demonstrar declínios tão precipitados. Em 2014, pesquisadores realizaram 280 experimentos diferentes em que expuseram as moscas drosófilas a várias fontes de radiação não térmica, incluindo o Wi-Fi, babás eletrônicas, bluetooth e telefones celulares e sem fio. Em todos os níveis, a exposição resultou em efeitos prejudiciais significativos na reprodução e na apoptose (morte celular natural).[55]

Isso chegou a tal ponto, que, em 2019, uma revisão da literatura científica documentando populações de insetos ao redor do globo descobriu que se a taxa atual de diminuição da população de insetos continuar, todos os insetos poderiam sofrer diminuições radicais, se não forem totalmente eliminados da face da Terra, em cem anos.[56]

Um coautor da revisão, Francisco Sánchez-Bayo, biólogo ambiental da Universidade de Sydney, disse ao *Guardian*:

> É muito rápido. Em dez anos teremos um quarto a menos, em cinquenta anos restará apenas a metade, e em cem anos não teremos mais nada. Se a perda de espécies de insetos não puder ser travada, isso terá consequências catastróficas para os ecossistemas do planeta e para a sobrevivência da humanidade.[57]

AS PLANTAS TAMBÉM NÃO ESTÃO ISENTAS

Assim como os CEMs causam estragos no corpo humano ao ativar os canais de cálcio dependentes de voltagem, permitindo que um excesso de cálcio flua para as células, eles fazem o mesmo com as plantas.[58] Isso ocorre porque as plantas têm canais de cálcio que respondem de forma muito semelhante aos nossos CCDVs.

Como você viu no início deste capítulo, a ativação dos CCDVs é o gatilho para o estresse oxidativo causado pelos CEMs. Isso significa que as plantas sofrem estresse oxidativo e danos ao DNA semelhantes aos dos humanos e animais, bem como o adelgaçamento das paredes celulares, a diminuição no tamanho das mitocôndrias e o aumento das emissões de compostos voláteis.[59]

Já foi demonstrado que as plantações de tomate reagem aos CEMs a 900MHz. Em um experimento elegante, os pesquisadores mostraram que as folhas expostas às frequências dos CEMs reagiram com sinais de estresse; já as folhas protegidas não. Quando um bloqueador dos canais de cálcio foi aplicado na superfície da folha, ela não respondeu aos CEMs.[60]

Isso provavelmente explica por que árvores e mudas próximas de torres de celular estão sofrendo danos.[61, 62] Um estudo de 2017 descobriu que muitas plantas alimentícias importantes parecem mais suscetíveis a danos induzidos pelos CEMs do que outras, incluindo o milho, a ervilha, o tomate e a cebola.[63]

BACTÉRIAS CAUSADORAS DE DOENÇAS PARECEM SER FORTALECIDAS PELA EXPOSIÇÃO AOS CEMS

Como os CEMs podem efetuar mudanças até mesmo em nível celular, dentro do corpo dos seres vivos, faz sentido que eles também possam ter um impacto sobre as bactérias. Especialmente quando você descobre que as bactérias se comunicam entre si por meio de sinais eletrônicos.

Você tem trilhões de bactérias residindo dentro de seu corpo, algumas boas e outras ruins. As bactérias benéficas desempenham um papel importantíssimo na sua saúde, contribuindo muito para sua capacidade de digerir e extrair nutrientes dos alimentos que ingere, para sua imunidade e até mesmo para sua saúde mental, uma vez que fabricam muitos dos neurotransmissores relacionados ao humor e às emoções, como a serotonina.

Microorganismos não tão "amigáveis" são vírus e outros patógenos que podem deixá-lo doente e contribuir para sua carga tóxica geral com seus resíduos. A má notícia sobre os CEMs é que eles prejudicam a função dos mocinhos, ao mesmo tempo em que aumentam a capacidade de causar danos dos malvados. Por exemplo:

- Foi demonstrado que a exposição à fiação doméstica ativa vírus Epstein-Barr que estiverem dormentes.[64]
- O dr. Dietrich Klinghardt tem pesquisas que demonstram que a *Candida sp.* (também conhecida como levedura) e outros fungos produzem subprodutos exponencialmente mais tóxicos quando na presença de radiação não térmica, talvez em uma tentativa de se proteger do ataque invisível.[65]
- Estudos também descobriram que as cepas de levedura parecem crescer mais rapidamente quando expostas aos CEMs.[66, 67]
- E parece que os sinais do celular e do Wi-Fi podem desempenhar um papel em certos tipos de bactérias — no caso deste estudo, a *E. coli* e a *Listeria sp.* se tornaram resistentes ao tratamento com antibióticos.[68]

Os efeitos dos CEMs sobre as bactérias são um meio secundário importante pelo qual a saúde humana é comprometida devido à sopa, cada vez maior, de radiação eletromagnética em que nossa sociedade nada todos os dias.

O REINO ANIMAL TAMBÉM É AFETADO

Existem vários mecanismos pelos quais os CEMs interferem no mundo animal. Como muitos animais navegam seguindo os campos magnéticos da Terra, o aumento dos CEMs pode atrapalhar suas habilidades inatas de navegação. Isso é tão problemático para as abelhas que buscam o caminho de volta à colmeia após a busca de pólen (como discuti anteriormente) quanto para as aves migratórias,[69] ratos-do-campo tentando lembrar onde fizeram seus ninhos[70] e para lagostas atravessando o fundo do oceano.[71]

Os CEMs também têm sido implicados na redução do número de girinos que se transformam em sapos,[72] na quantidade de leite produzida por vacas leiteiras[73] e nas áreas onde os morcegos voam voluntariamente.[74]

Portanto, a boa notícia é que, quando você se esforça para se proteger dos CEMs, também está ajudando o meio ambiente. Mas para causar um impacto ainda mais drástico, você precisará desempenhar um papel de ativista e participar de movimentos para limitar a disseminação dos CEMs. Espero que pensar na saúde atual e futura de nossos filhos ajude a motivá-lo a entrar em ação.

A POPULAÇÃO MAIS VULNERÁVEL AOS DANOS DOS CEMS

Por mais perigosos que os CEMs sejam para adultos, plantas, abelhas, micróbios e animais, eles representam um risco drasticamente maior para a saúde das crianças, principalmente por causa da duração da exposição. Os jovens de hoje estarão expostos aos CEMs por muito mais tempo do que os adultos. Como resultado, a chance de sofrerem maiores danos mitocondriais ao longo do tempo é exponencialmente maior.

Crianças menores de 12 anos também têm maior conteúdo de água corporal do que os adultos, o que lhes permite absorver consideravelmente mais radiação. Além disso, a medula óssea de uma criança absorve 10 vezes mais radiação de frequências sem fio do que a de um adulto.[75, 76]

Talvez a maior vulnerabilidade delas esteja, no entanto, na cabeça.

O CÉREBRO DAS CRIANÇAS ESTÁ PARTICULARMENTE VULNERÁVEL A LESÕES

Não há dúvida alguma: a radiação dos CEMs dos celulares penetra mais profundamente no cérebro das crianças do que no dos adultos. Há várias razões para isso:

- O crânio das crianças é mais fino do que o dos adultos, o que significa que mais radiação é capaz de penetrar essa barreira protetora.
- As crianças têm cabeça menor em geral, o que significa que há menos distância para a radiação viajar e penetrar mais profundamente no cérebro.

- O cérebro das crianças ainda está em desenvolvimento; não está totalmente mielinizado ainda, o que significa que tem mais água e menos gordura do que os adultos e são mais suscetíveis à absorção de radiação.
- Suas orelhas são menores, e como funcionam como um amortecedor entre o telefone celular e o crânio, isso significa que, quando as crianças usam telefones celulares, os dispositivos ficam mais próximos do crânio do que quando os adultos os usam.

Com relação ao uso dos celulares na população pediátrica, Ronald L. Melnick, consultor científico do Environmental Health Trust, disse: "A penetração da radiação do telefone celular no cérebro de uma criança é mais profunda e maior. Além disso, o desenvolvimento do sistema nervoso de uma criança é potencialmente mais suscetível a um agente prejudicial."[77]

A Seção de Investigações de Saúde Ambiental do Departamento de Saúde Pública da Califórnia concordou, alertando: "Os CEMs podem penetrar mais profundamente no cérebro de uma criança do que no de um adulto. O cérebro ainda está se desenvolvendo durante a adolescência, o que pode tornar as crianças e adolescentes mais sensíveis à exposição aos CEMs."[78]

É importante tomar precauções agora para proteger seus filhos, especialmente porque os danos causados pela radiação dos CEMs podem levar anos, e às vezes décadas, para se desenvolver.

Sabemos sobre esses riscos elevados para crianças desde 1996, quando o pesquisador Om P. Gandhi lançou seu estudo inovador no qual mostrou que crianças de 5 a 10 anos tinham picos mais elevados da taxa de absorção específica (SAR) espacial do que os adultos.[79]

Ele confirmou suas descobertas novamente em 2002,[80] e elas foram citadas pela Organização Mundial da Saúde (OMS) em 2013, quando classificou o telefone celular e a radiação sem fio como Possíveis Carcinógenos Humanos Classe 2B. Na monografia que expõe seus argumentos, a Agência Internacional de Pesquisa do Câncer da OMS declarou:

> A média de deposição de energia de radiação de radiofrequência para crianças expostas à RF de telefones celulares é duas vezes maior no cérebro e dez vezes maior na medula óssea do crânio, em comparação com o uso de telefones celulares por adultos.[81]

A pesquisa de Gandhi destaca não apenas os riscos elevados para as crianças, mas também a negligência das diretrizes de segurança dos Estados Unidos para a exposição à radiação, que se baseiam na taxa de absorção específica (SAR) de um homem de 100kg e 1,80m.

A EXPOSIÇÃO COMEÇA NO ÚTERO

Dependendo dos hábitos de seus progenitores, especialmente da mãe, muitas crianças são afetadas pela exposição à radiação dos CEMs quando ainda estão no útero — pelo uso de laptops, celulares, tablets ou telefones sem fio pela mãe, ou simplesmente como um resultado da rotina do estilo de vida desta.

Embora não haja uma maneira confiável de prever os efeitos de longo prazo em crianças expostas ainda no útero, um estudo envolvendo mais de 13 mil mães revelou alguns efeitos potencialmente preocupantes. Em comparação com os filhos nascidos de mães que não usaram celulares durante a gravidez, os filhos nascidos de mães que os usaram experimentaram:

- Aumento de 49% em problemas comportamentais.
- Aumento de 35% na hiperatividade.
- Aumento de 34% nos problemas relacionados aos companheiros.
- Aumento de 25% em problemas emocionais.[82]

Dois estudos dinamarqueses documentaram uma associação entre o uso do celular pela mãe e o Transtorno do Déficit de Atenção e Hiperatividade (TDAH) em crianças. Ao olhar para dois grupos diferentes — um composto por mais de 13 mil crianças, e outro de quase 29 mil crianças —, os pesquisadores descobriram que, se uma mãe falasse ao celular durante a gravidez, seu filho teria um risco 50% maior de desenvolver TDAH. E se a mãe mantivesse o celular ligado continuamente, o risco já aumentado seria 100% maior.[83, 84]

Estudos em humanos também encontraram uma conexão entre o uso dos celulares por mães grávidas e taxas mais altas de obesidade,[85] asma[86] e, sim, dificuldades comportamentais e de atenção.[87]

Não é apenas a radiação do celular que representa um risco, são todos os CEMs. Pesquisadores da Kaiser Permanente, na Califórnia, realizaram vários estudos nos quais pediram a mulheres grávidas que carregassem medidores que captavam suas exposições a campos magnéticos durante 24 horas por toda a gravidez, e, em seguida, acompanharam os resultados do parto, assim como os bebês, por até 13 anos.

Eles descobriram que mulheres com exposições mais altas têm 2,72 vezes mais risco de sofrer um aborto,[88] e seus bebês tinham um risco maior de ter asma, ser obesos e sofrer de problemas de tireoide.[89-91]

Se você está grávida ou planeja engravidar no futuro, certifique-se de limitar sua exposição aos CEMs, especialmente de seu celular, e os campos magnéticos — tanto para sua própria saúde quanto para a saúde de seu bebê. Visite o site babysafeproject.org [conteúdo em inglês] para obter orientações específicas sobre como proteger seu bebê dos CEMs.

UMA RELAÇÃO ENTRE A RADIAÇÃO DOS CEMS E O TDAH

Muitos estudos, incluindo aqueles que mencionei antes, sugerem que talvez as taxas crescentes de TDA (transtorno do *deficit* de atenção) e TDAH em crianças sejam, pelo menos, parcialmente atribuíveis ao aumento da exposição aos CEMs.

Um estudo alemão de 2010 acompanhou crianças que usaram um medidor de radiação por 24 horas; aquelas com os níveis mais altos de exposição tiveram um risco aumentado de exibir um comportamento mais turbulento e incontrolável, semelhante ao exibido por crianças que foram diagnosticadas com TDAH.[92]

Na verdade, o TDAH compartilha muitos sintomas com a eletrohipersensibilidade, incluindo:

- Perda de memória.
- Confusão mental.
- Dificuldade de concentração.
- Habilidades de aprendizagem reduzidas.

Pesquisadores da Kaiser Permanente, que mencionei na seção anterior, também descobriram que bebês nascidos de mães com maior exposição a campos magnéticos durante a gravidez tinham 2,9 vezes mais risco de desenvolver algum distúrbio do neurodesenvolvimento, como o TDAH.[93] Em

2018, pesquisadores teorizaram que o denominador comum entre o TDAH relacionado aos CEMs e o autismo é o dano ao DNA, assim como mudanças na expressão do gene (conhecido como *epigenética*).[94]

CEMS E O AUMENTO DO RISCO DE AUTISMO

Vários pesquisadores descobriram que os CEMs são bastante capazes de contribuir para o transtorno do espectro autista (TEA). Martin Pall, cujo trabalho elucidou o mecanismo molecular de como os CEMs nos prejudicam, sugere que o aumento dramático nas taxas de autismo é "provavelmente causado pela exposição aos CEMs".

Pall teoriza que os CEMs contribuem para o autismo por meio da abertura dos canais de cálcio dependentes de voltagem (CCDVs), inundando as células com cálcio, contribuindo para o estresse oxidativo nocivo (como descrevi anteriormente neste capítulo) e interrompendo a formação de sinapses saudáveis no cérebro. Tudo isso contribui para o ambiente fisiológico que promove o desenvolvimento do autismo.[95]

Uma contribuição adicional para essa posição vem da observação de que existem erros genéticos (chamados de PNU ou polimorfismos de nucleotídeo único) que envolvem os CCDVs, como CANA1C, que parecem aumentar o risco de uma criança desenvolver autismo.[96] Outras variações genéticas que podem debilitar a capacidade do corpo de lidar com o estresse oxidativo provavelmente também contribuem.[97, 98]

Existem outros efeitos bem documentados da exposição aos CEMs que se alinham com as condições biológicas estabelecidas encontradas em crianças com TEA. Os CEMs também causam danos às células-tronco,[99–108] o que, em crianças, pode prejudicar o desenvolvimento do cérebro de uma forma que provavelmente contribui para o autismo.[109, 110]

A Dra. Martha Herbert, da Harvard Medical School, escreveu um relatório em 2013 elaborando os fatores biológicos que poderiam contribuir para isso, incluindo "estresse oxidativo e evidências de danos por radicais livres, proteínas de estresse celular e deficiências de antioxidantes como a glutationa".[111]

Além disso, muitos outros pesquisadores têm estudado uma possível relação entre a exposição aos CEMs e o autismo.[112–121] Certamente, parece racional concluir que essa é uma das razões pelas quais as taxas de autismo cresceram tão vertiginosamente nos últimos 20 anos: disparando de 1 em 150 crianças, em 2000, para 1 em 59, em 2014 (de acordo com o CDC)[122], e para 1 em 40, em 2016 (de acordo com um estudo publicado na revista *Pediatrics*).[123]

Como mais pistas apontam para uma conexão entre o autismo e os CEMs, muitos profissionais de saúde relatam que colocar seus pacientes jovens com autismo em um programa de baixa exposição aos CEMs (desligar o Wi-Fi à noite, desligar telefones sem fio e babás eletrônicas e, até mesmo, desligar o disjuntor do quarto) resultou em melhorias drásticas no comportamento.[124]

Um dos meus primeiros mentores, Dr. Dietrich Klinghardt, fundador do Sophia Health Institute em Woodinville, em Washington, foi o primeiro a relacionar o autismo em crianças à exposição excessiva aos CEMs, em 2001, quando percebeu que filhos de funcionários da gigante dos softwares, a Microsoft, sediada fora de Seattle, em Bellevue, em Washington, pareciam ter taxas significativamente mais altas de autismo.

Klinghardt conduziu um estudo piloto no qual avaliou a exposição aos CEMs em mães de crianças com autismo e seus filhos autistas, bem como mães de crianças saudáveis e seus filhos saudáveis. Ele mediu, especificamente:

- Voltagem corporal das mães nos locais em que dormiram durante a gravidez.
- Voltagem corporal das crianças no local atual em que dormem.
- Densidade de potência de micro-ondas nos locais em que as mães dormiram durante a gravidez.
- Exposição total a micro-ondas no ambiente em que as crianças dormem.

Descobriu-se que a exposição média de uma criança autista aos CEMs de alta frequência de correntes domésticas e micro-ondas de celulares e outras tecnologias sem fio era vinte vezes maior do que a das crianças não autistas. Infelizmente, o estudo nunca chegou a ser publicado, mas o convenceu de que os CEMs eram um fator não reconhecido que contribui para o autismo.[125]

O impacto dos CEMs no mundo real também é evidente na prática clínica de Klinghardt, à medida que famílias com crianças autistas que tomam medidas de remediação da exposição aos CEMs relatam melhorias significativas no comportamento de seus filhos, enquanto aqueles que falham em tomar medidas para reduzir a exposição aos CEMs não percebem melhorias.

Se você ou seu filho apresentam comportamentos semelhantes ao TDAH ou têm autismo, existe um protocolo desenvolvido pelo pediatra Toril Jelter, da Califórnia, que o orienta a desligar o Wi-Fi e a eletricidade do quarto do seu filho à noite. Desligue todos os telefones sem fio e babás eletrônicas e mantenha os dispositivos móveis a, pelo menos, dois metros de distância do seu filho por duas semanas e observe quais comportamentos e sintomas melhoram durante esse tempo. (Eu também ofereço uma análise completa de como minimizar suas exposições aos CEMs em sua própria casa no Capítulo 7).

Claro, você também terá que monitorar suas exposições a frequências do lado de fora de casa, especialmente na escola, onde o uso do Wi-Fi é predominante.

EFEITOS EMOCIONAIS DOS CEMS NAS CRIANÇAS

Telefones celulares, tablets habilitados para wireless, laptops e dispositivos bluetooth afetam as crianças emocionalmente, e isso começa quando elas são muito novas. Muitos pais o fizeram; talvez você também: seu filho começa a abrir um berreiro e você lhe entrega um celular para acalmá-lo. Isso interrompe o contato visual e a comunicação entre pais e filhos. Também pode ensinar a criança a se distrair em vez de suportar situações ou emoções desagradáveis e desenvolver as habilidades de enfrentamento necessárias. Ambas podem retardar o desenvolvimento, de acordo com sociólogos e psicólogos.

Conforme relatado em um artigo do *New York Times* de 2018:

A cientista social Sherry Turkle analisou trinta anos de interações familiares em seu livro *Alone Together: Why We Expect More From Technology and Less From Each Other*. Ela descobriu que as crianças agora competem com os dispositivos de seus pais por atenção, resultando em uma geração com medo da espontaneidade de um telefonema ou da interação cara a cara. O contato visual agora parece ser opcional, sugere a Dra. Turkle, e a sobrecarga sensorial pode muitas vezes significar que nossos sentimentos estão constantemente anestesiados.[126]

Quando os filhos têm idade suficiente para ter seus próprios celulares, isso se torna um ponto de discórdia entre eles e seus pais. Uma pesquisa da Common Sense Media descobriu que 25% dos pais norte-americanos dizem que brigam com seus filhos *todos os dias* sobre o uso do telefone.[127]

A mesma pesquisa também relata que 29% das crianças mantêm seus celulares na cama; pior ainda, 36% dos adolescentes acordam para checar seus celulares no meio da noite.

Isso tem uma forte conexão com a saúde mental, pois a luz azul e as radiofrequências emitidas pelo celular, bem como a estimulação mental de responder as notificações, interrompem o sono, reduzindo o tempo e a qualidade desse sono. Sem dormir, o corpo não consegue se restaurar adequadamente, e isso se manifesta em muitos fatores de saúde, incluindo na saúde mental.

Um estudo australiano de 2018 com 1.101 alunos do ensino médio descobriu que as crianças cujo sono foi prejudicado pelo uso do celular tarde da noite eram significativamente mais propensas a experimentar humores depressivos, baixa autoestima e uma capacidade de enfrentamento reduzida.[128]

Não importa em quais horas do dia as crianças passam em seus celulares, a piora na saúde mental provenientes do uso do celular podem levar a consequências devastadoras: em 2017, Jean Twenge, professora de psicologia da San Diego State University, publicou um estudo na *Clinical Psychological Science* no qual adolescentes da 8ª série ao 3º ano do ensino médio foram pesquisados, e comparou esses resultados às estatísticas nacionais a respeito de sintomas depressivos em adolescentes e taxas de suicídio.

Ela descobriu que os adolescentes que passavam mais de três horas por dia nas telas tinham 35% mais probabilidade de ter um fator de risco para suicídio do que aqueles que passavam uma hora ou menos. Quando os adolescentes passam cinco horas ou mais, por dia, em seus celulares, o risco aumenta 71%.[129]

E o suicídio entre os jovens está aumentando vertiginosamente. De acordo com o CDC, a taxa de suicídio entre homens de 15 a 24 anos aumentou quase 20% entre 2000 e 2016. Para as mulheres, é pior: no mesmo período, o suicídio entre meninas de 10 a 14 anos disparou 183%, e entre 15 a 24 de idade, o aumento foi de 80%.[130]

A APPLE MUDOU SUAS DIRETRIZES DE TEMPO DE TELA PARA CRIANÇAS

Em 2018, o estudo de Twenge levou representantes do fundo de cobertura JANA Partners e do California State Teachers' Retirement System — grandes investidores da Apple, na época com UU$2 bilhões investidos — a escrever uma carta aberta aos membros da equipe de liderança da Apple, implorando para que eles considerassem os efeitos nocivos que seus produtos têm sobre a saúde emocional de crianças e adolescentes e desenvolvessem controles parentais melhores para limitar o tempo de tela das crianças.

A carta citava "uma crescente inquietação da sociedade sobre se, pelo menos, algumas pessoas estão tendo demais de uma coisa boa, quando se trata de tecnologia" e focava os riscos para as crianças.[131]

A carta pode ter contribuído para a Apple incluir um recurso no iOS 12 chamado Screen Time, lançado no final de 2018, que permite aos usuários ver quanto tempo eles — ou seus filhos — estão gastando em todos os dispositivos Apple conectados e quanto desse tempo está sendo gasto em jogos, navegação na web, e-mails, redes sociais e textos. Os pais podem, então, utilizar um recurso chamado Tempo de Inatividade para definir limites de tempo para o uso do aplicativo de seus filhos nesses dispositivos Apple.[132]

Embora tudo isso seja útil, a melhor solução é atrasar o máximo possível o momento que seu filho terá um celular ou tablet e, em seguida, ensiná-lo a usar o dispositivo com responsabilidade. Talvez o mais importante é que os pais precisam dar o exemplo com o uso apropriado de seus próprios dispositivos.

Neste momento, a responsabilidade pela saúde e segurança das crianças no que diz respeito à exposição aos CEMs deve vir de seus pais, já que o governo está fazendo muito pouco para regular o setor. Existem alguns lampejos de esperança, no entanto.

ALGUNS PAÍSES RECONHECEM O RISCO

Ao contrário dos EUA, vários países desenvolveram uma profunda preocupação em relação ao risco que a exposição aos CEMs representa para as crianças e implementaram leis para lidar com isso.

No final de 2018, a França impôs uma proibição dos celulares nas escolas para alunos da 1ª série ao 1º ano do ensino médio.[133] Esses alunos não têm permissão para usar seus celulares nem nos intervalos, durante o almoço ou entre as aulas. A Rússia também implementou leis para minimizar a exposição ao Wi-Fi nas escolas,[134] e Suíça, Itália, Áustria, Luxemburgo, Bulgária, Polônia, Hungria, Israel e China estabeleceram limites de exposição à radiofrequência que são até 10 mil vezes menores do que nos EUA.[135]

A evidência deixa bem claro que a exposição aos CEMs é um risco significativo para a saúde dos jovens de hoje. As escolas precisam dar um passo atrás e começar a implementar estratégias para proteger os alunos enquanto estão na sala de aula, como eliminar o Wi-Fi e convertê-lo em conexões com fio. Os pais também precisam estabelecer diretrizes firmes sobre o uso da tecnologia pelos filhos. Simplesmente não há razão para inundar crianças com sinais sem fio do anoitecer ao amanhecer.

Infelizmente, a maioria das crianças nos EUA e na Europa adotaram ampla e incondicionalmente um estilo de vida sem fio e estão crescendo completamente envolvidas nos CEMs. Cada vez mais jovens, elas passam a carregar celulares consigo, têm exposição quase contínua ao Wi-Fi em casa e na escola e usam computadores e tablets sem fio desde os primeiros anos de estudo.

No final de 2016, uma pesquisa da Nielsen descobriu que quase metade das crianças norte-americanas de 10 a 12 anos tem um celular com um plano de assinatura (e não apenas uma conexão sem fio), e um censo de 2017 da Common Sense Media descobriu que quase metade das crianças dos EUA até 8 anos têm seu próprio tablet.[136]

As taxas de uso do celular entre crianças são semelhantes na Europa, onde 46% das crianças de 9 a 16 anos têm um smartphone.[137] Uma pesquisa britânica descobriu que 25% das crianças de 6 anos ou menos já têm seus próprios celulares, e que 8 em cada 10 pais não restringem a quantidade de tempo que os filhos podem passar em seus telefones.[138]

Em 2018, o Pew Research Center informou que 45% dos adolescentes estão "quase constantemente" online, contra 24% em 2015, e que 95% dos adolescentes têm acesso a um celular.[139]

Conforme observado por Devra Davis, doutora em epidemiologia e autora do livro *Disconnect: The Truth about Cell Phone Radiation, What the Industry Is Doing to Hide It, and How to Protect Your Family*, as crianças nunca foram expostas a esse nível de radiação pulsante antes, e ainda é muito cedo para determinar a extensão exata dos danos causados. Ainda assim, evidências crescentes sugerem que danos estão de fato acontecendo, então seria tolice esperar para responder quando estivermos em meio a uma catástrofe global.

Se esperamos proteger as crianças, devemos primeiro compreender a magnitude desses perigos, para que possamos ensiná-las a se protegerem agora e ao longo da vida. Rever as evidências da relação entre a exposição aos CEMs e certas doenças, o que faremos no próximo capítulo, deve ajudar a convencê-lo a tomar medidas para proteger seus filhos.

CAPÍTULO 5
CEMS E DOENÇAS

No capítulo anterior, você aprendeu como a exposição aos CEMs prejudica seu corpo. Agora daremos uma olhada nos resultados desses mecanismos e veremos como exposições regulares têm sido associadas ao desenvolvimento de doenças específicas.

Obviamente, as doenças não se enraízam da noite para o dia. Você não instalará um medidor inteligente na sua casa e acordará na manhã seguinte, ou mesmo na próxima semana ou mês, com uma doença cardíaca. Começa com mudanças sutis no corpo, coisas a respeito das quais você provavelmente nem pensa muito.

Talvez você perceba que não está dormindo tão bem como antes e está um pouco cansado. Ou então você acaba pegando um resfriado que, em outros tempos, não lhe faria nenhum mal. Mas esses sintomas costumam ser explicados por muitas outras coisas, de modo que você não os relaciona aos CEMs.

Como os danos causados pelos CEMs estão acontecendo muito abaixo do nível de sua consciência, você simplesmente não está ciente da necessidade de diminuir sua exposição. Afinal, se ninguém mais parece aflito, então por que se preocupar?

O problema é que os efeitos dos CEMs — principalmente quando se trata de câncer cerebral, que tem um período de latência mínimo de dez anos — geralmente levam muito tempo para se manifestar como uma doença que você possa reconhecer. Isso ajuda a descartar qualquer preocupação que você possa ter com os riscos para a saúde devido à exposição aos CEMs.

No entanto, pesquisas demonstraram contundentemente que os CEMs contribuem para muitas doenças. Analisarei as principais neste capítulo. Por favor, entenda que seriam necessárias centenas de páginas, senão milhares, para documentar de maneira abrangente as evidências dos danos que os

CEMs podem causar ao seu organismo. Mas espero que este resumo conciso o ajude a entender como a exposição aos CEMs pode criar e contribuir para o desenvolvimento de doenças.

ZUMBIDO NO OUVIDO (TINNITUS)

O tinnitus é a percepção de um som descrito como um zumbido nos ouvidos na ausência de qualquer fonte. Embora esse certamente não seja um problema que gere risco para a vida, é uma doença comum, afetando cerca de um em cada dez adultos. Curiosamente, o zumbido ou tinido nos ouvidos é um dos sintomas mais comuns daqueles que são debilitados ou sofrem com a hipersensibilidade aos CEMs.[1]

O tinnitus também pode ser um sinal de alguma outra condição subjacente mais grave, como lesões nos ouvidos ou distúrbios do sistema circulatório.[2] Pior ainda, pode ser um sinal de dano permanente nos nervos, um indicativo de deficiência auditiva futura.

O zumbido ocorre quando as células de dentro do ouvido interno, ou cóclea, são danificadas. Essas células defeituosas acabam enviando sinais para o cérebro, mesmo na ausência de som audível. Seu cérebro traduz esses sinais para o que foi descrito como tinidos, zumbidos, sibilos, cliques, chilreios, chiados, estática, rugidos, sons pulsantes, ruídos e/ou sons de assobios.[3]

O tom pode ser alto ou baixo e pode mudar de forma intermitente. O volume também pode ser alto ou baixo, dependendo do ambiente e de outros fatores. Muitas vezes, o som é mais perceptível à noite, e é por isso que o zumbido é frequentemente associado a distúrbios do sono e depressão. Muitas pessoas com esse problema relatam que isso afeta negativamente a qualidade de vida.

A maioria das pessoas que sofrem de zumbido não tem ideia de que isso pode estar relacionado à exposição aos CEMs. Os ouvidos parecem ser altamente suscetíveis às suas influências e, portanto, podem ser indicadores precoces de danos causados pelos CEMs — algo como os canários que eram levados para dentro de minas de carvão; muito mais suscetíveis do que os seres humanos, se eles demonstrassem mal-estar ou morressem, era um sinal certo de ar envenenado. Talvez isso ocorra porque os ouvidos não têm a proteção do crânio, como o seu cérebro, e, portanto, estão na linha de frente da exposição.

> No início de 2019, tive problemas com mofo na minha casa. O especialista que resolveu o problema tinha zumbido há muito tempo. Quando ele me contou isso, eu reconheci como um efeito colateral comum da exposição aos CEMs e o levei ao meu quarto blindado contra RF. (Mais informações sobre blindagem no Capítulo 6). Quando desliguei a eletricidade da sala, o zumbido dele desapareceu pela primeira vez em mais de quinze anos.

A conexão entre a exposição aos CEMs e o zumbido provavelmente está relacionada à maneira como seu corpo usa sinais elétricos para transmitir informações. No seu cérebro, os nervos se comunicam através de pequenas cargas elétricas, e os CEMs externos podem interferir nesses sinais. Existem evidências substanciais de estudos eletrofisiológicos que mostram que os CEMs, especialmente os dos celulares, influenciam a função cerebral[4] e o processamento nervoso no sistema auditivo do cérebro.[5-7]

Um estudo de 2010, publicado na *Occupational and Environmental Medicine*, comparou cem pacientes com zumbido a cem pacientes sem zumbido, em duplas pareadas por gênero e idade. Embora os pesquisadores não tenham observado um aumento significativo no zumbido com base na regularidade do uso do celular, ou na duração das chamadas, eles encontraram um aumento com base no uso prolongado do celular por quatro anos ou mais.[8]

Um par de estudos idênticos realizados em Gotemburgo, na Suécia, realizados em um intervalo de nove anos, mostrou que o zumbido está aumentando drasticamente em crianças pequenas. Em 1997, apenas 12% das crianças em idade escolar com 7 anos tinham zumbido.[9] Em 2006, 42% das crianças em idade escolar com 7 anos apresentaram esse mesmo problema.[10]

Há, ainda, uma relação entre o zumbido e eletrohipersensibilidade, que abordarei mais adiante neste capítulo.

CATARATA

A catarata não é muito discutida enquanto efeito colateral da exposição aos CEMs porque ela não é fatal e existem soluções cirúrgicas disponíveis que são relativamente fáceis e baratas. No entanto, é uma das enfermidades cuja relação com a exposição aos CEMs é muito bem documentada.

Como você deve se lembrar do Capítulo 3, o oftalmologista Milton Zaret conduziu pesquisas com militares que foram expostos a radares e a outras frequências de rádio semelhantes, como parte de seu trabalho no final dos anos 1950. O que ele descobriu foi que a exposição a frequências de micro-ondas de baixo grau contribuiu para a formação de catarata em um local diferente de onde ela tipicamente ocorre.

Em 2008, pesquisadores israelenses decidiram avaliar os efeitos da radiação de 1,1GHz aos olhos. Eles observaram dois tipos de danos no cristalino: uma redução na qualidade ótica do cristalino, que é reversível, e danos estruturais e bioquímicos na camada de células epiteliais, que são irreversíveis.[11]

Uma revisão de 45 estudos sobre os efeitos não térmicos da radiação não ionizante no cristalino, realizada em 2010, encontrou evidências de que a radiação de micro-ondas de baixa potência altera a proliferação celular e a apoptose (também conhecida como morte celular programada, na qual células danificadas ou deficientes morrem), prejudica a comunicação intercelular, além de causar instabilidade genética e uma resposta em forma de estresse nas células que constituem o revestimento epitelial do cristalino.[12]

O tipo de catarata com o qual a maioria de nós está familiarizado ocorre com a idade, quando as proteínas do cristalino do olho começam a se agrupar, deixando-o turvo. Já a catarata associada às micro-ondas se forma na cápsula do cristalino, que é uma membrana que envolve essa estrutura do olho.

DISRUPÇÃO DA BARREIRA HEMATOENCEFÁLICA

Um dos riscos mais preocupantes da radiação emitida pelos celulares é o dano que ela pode causar no cérebro, principalmente quando pressionamos o telefone contra o ouvido ao usá-lo.

A barreira hematoencefálica (BHE) forma um escudo protetor ao redor do seu cérebro. Essa barreira é composta de células com junções tão estreitas entre si, que não há aberturas para que substâncias presentes nos vasos sanguíneos se infiltrem no cérebro. A existência da BHE foi descoberta no final do século XIX pelo bacteriologista alemão Paul Ehrlich.

Sua BHE existe para proteger seu cérebro de quaisquer toxinas — álcool, poluentes ambientais, vírus ou bactérias — que possam circular em sua corrente sanguínea. Ela também serve para controlar a entrada seletiva de nutrientes e neurotransmissores, de modo que o cérebro tenha aquilo de que precisa para funcionar corretamente, além de manter uma pressão constante dentro da cabeça, o que impede que você sofra um derrame.

O aumento do estresse oxidativo desencadeado pelos CEMs e a produção de peroxinitrito podem causar um aumento da permeabilidade da BHE. Quando a BHE é danificada dessa maneira, pode contribuir para uma ampla gama de problemas, incluindo câncer e processos neurodegenerativos, como a doença de Alzheimer.[13]

O primeiro pesquisador a demonstrar uma relação entre a exposição aos CEMs e a permeabilidade da barreira hematoencefálica foi Allan Frey, que nas décadas de 1960 e 1970 conduziu pesquisas para os militares sobre os efeitos fisiológicos da exposição ao radar.

Nas décadas seguintes, o neurocientista suíço Leif Salford conduziu vários estudos sobre os efeitos da radiação de micro-ondas na BHE de ratos. Em um estudo publicado em 1994, sua equipe expôs ratos a sinais contínuos e pulsantes de 915MHz, por duas horas. Uma hora depois, os ratos foram sacrificados, e o cérebro deles foi examinado. Em 56 dos 184 ratos que sofreram exposição, havia duas proteínas, que normalmente são filtradas pela barreira hematoencefálica, ainda presentes em seus cérebros (em oposição a apenas 5 dos 62 cérebros dos ratos que não sofreram exposição).[14]

Em 2009, Salford conduziu um experimento semelhante, embora dessa vez o cérebro dos ratos tenha sido testado 7 dias após a exposição por 2 horas, e obteve resultados semelhantes.[15] Outros estudos não conseguiram replicar esses resultados, até que, em 2015, pesquisadores chineses conseguiram. Eles expuseram 108 ratos a 900MHz, a uma intensidade de 1 miliwatt por centímetro quadrado, por três horas por dia, ao longo de 14 ou 28 dias, e compararam o cérebro desses ratos ao daqueles que não haviam sofrido exposição. Os ratos que sofreram exposição por 28 dias apresentaram um vazamento significativo da BHE.[16]

Para obter mais detalhes sobre como nosso conhecimento do impacto dos CEMs na barreira hematoencefálica evoluiu, você pode ler a seção BHE do *Relatório BioInitiative* [conteúdo em inglês], que mencionei no Capítulo 4, como uma revisão abrangente das evidências sobre os efeitos fisiológicos dos CEMs, uma vez que contém uma análise e explicação muito detalhadas sobre como, precisamente, os CEMs afetam a barreira hematoencefálica.[17]

Basta dizer aqui que a exposição aos CEMs, figurativamente, cria buracos em um mecanismo de proteção vital, produzindo consequências que ainda estamos começando a entender.

DISTÚRBIOS DO SONO E REDUÇÃO DA MELATONINA

Um dos sintomas mais comuns relatados por pessoas que estão passando por uma nova exposição aos CEMs é a insônia. CEMs de frequência extremamente baixa (como os emitidos por usinas de eletricidade e pela fiação elétrica)[18] e os CEMs de radiofrequência, como os emitidos pelos celulares,[19,20] demonstraram causar distúrbios do sono. Uma razão para isso é a excitação na região cortical do cérebro gerada pelos CEMs, o que gera dificuldade de relaxar durante o sono.[21] Outra razão provável é a redução dos níveis de melatonina gerada pelos CEMs. A melatonina é um hormônio produzido principalmente na glândula pineal, essencial para estabelecer um ritmo circadiano saudável.

Quando seus níveis de melatonina são interrompidos, você tende a ter uma diminuição na duração do sono profundo, que é essencial para o funcionamento correto do corpo. Infelizmente, o sono é uma estratégia demasiadamente subestimada para a otimização da saúde. Para uma discussão detalhada e uma melhor apreciação da importância do sono para sua saúde, recomendo fortemente que você leia o livro *Por que nós dormimos: a nova ciência do sono e do sonho*,[22] do professor Matthew Walker, da UC Berkeley.

Porém, a melatonina está associada a muito mais do que o sono. O grande número de partes de seu corpo que têm receptores para a melatonina indica o quão importante ela é para o funcionamento de todo o corpo. Ela é usada por quase todos os órgãos, incluindo o cérebro, o fígado, os intestinos, os rins, o sistema cardiovascular e a vesícula biliar, assim como nas células imunológicas, nas células de gordura e até mesmo na pele.

Além de otimizar seu ritmo circadiano, a melatonina tem poderosas propriedades antioxidantes, ajudando a suprimir o excesso nocivo de radicais livres e a reduzir os indicadores de envelhecimento e de deterioração cerebral.

O impacto negativo dos CEMs sobre a melatonina é conhecido há décadas.[23] Uma revisão de 2002 encontrou dezessete estudos que provam que a radiação não ionizante reduz as taxas de melatonina.[24] Como a melatonina tem uma função antioxidante e demonstrou ser protetora contra o estresse oxidativo causado pela exposição aos CEMs,[25] níveis reduzidos são duplamente problemáticos.

OS CEMS TAMBÉM PREJUDICAM A SUA BARREIRA INTESTINAL

De forma semelhante a como os CEMs degradam sua BHE, eles também enfraquecem a integridade de outra barreira importante, o seu intestino. Os CEMs enfraquecem as junções estreitas entre as células que revestem o trato intestinal, gerando uma condição conhecida como *síndrome do intestino permeável*.

Enquanto o intestino permeável é principalmente associado a doenças inflamatórias intestinais, como a doença de Crohn e a colite ulcerosa, pessoas saudáveis também podem apresentar vários graus de permeabilidade intestinal aumentada, o que leva a uma ampla variedade de sintomas.

Uma vez que a integridade do revestimento intestinal é comprometida, toxinas e proteínas estranhas podem entrar em sua corrente sanguínea. Isso resulta em muitos problemas, incluindo um aumento da inflamação. A inflamação crônica também pode contribuir e/ou levar a outros problemas de saúde, como artrite e doenças cardíacas.

Esse comprometimento da barreira intestinal também pode gerar uma confusão no sistema imunológico, de modo que ele comece a atacar o próprio organismo, como se ele fosse um inimigo, o que caracteriza as doenças autoimunes.

Outra maneira pela qual os CEMs sabotam sua saúde intestinal é interferindo na função dos micróbios benéficos que vivem em seu trato digestivo e desempenham um papel importante em muitas funções vitais, incluindo a imunidade.

Como Dietrich Klinghardt diz, o microbioma humano é "imensa e diretamente danificado pelas ondas eletromagnéticas às quais o estamos expondo".

AUMENTO NA ABSORÇÃO DE TOXINAS

Quando os CEMS aumentam a permeabilidade da sua BHE, as toxinas têm fácil acesso ao seu cérebro. Isso resulta em um aumento da carga tóxica no cérebro.

Não apenas a carga tóxica aumenta, mas os sistemas de desintoxicação também são muito prejudicados como resultado do aumento dos estressores oxidativos. E, como mencionei, as exposições aos CEMs também podem reduzir seu sono profundo, o que, então, perturba o sistema de drenagem glinfático do cérebro, que normalmente ajudaria a eliminar toxinas enquanto você dorme.

Outra maneira pela qual os CEMs podem contribuir para sua carga tóxica de um modo geral é por meio de restaurações de amálgama de "prata" ou de mercúrio. Demonstrou-se que os CEMs aumentam significativamente a quantidade de lixiviação de mercúrio de qualquer obturação de metal que você tenha nos dentes.[26] Uma teoria que explica esse processo indica que há pequenos bolsões de saliva presos entre o dente e o amálgama. Como a quantidade é muito pequena, a radiação de uma chamada pelo celular pode aquecer a saliva o suficiente para criar um "ponto de calor", que então faz com que esta borbulhe, e essas bolhas fazem com que o mercúrio do amálgama vaze.[27] Independentemente desse mecanismo, essa é ainda mais uma razão pela qual continuo a defender a suspensão dos amálgamas de mercúrio.

CÂNCER

Embora a indústria das telecomunicações sem fio e suas agências regulatórias federais capturadas o façam acreditar que não há relação entre o câncer e os CEMs, isso simplesmente não é verdade. Há um grande número de estudos revisados por pares que documentam alguma associação.

Uma das relações prováveis entre os CEMs e o câncer é o aumento do estresse oxidativo, o que contribui para a disfunção mitocondrial, uma das principais causas de danos ao DNA e do câncer. Existem alguns tipos de câncer que, atualmente, têm uma conexão científica mais forte com os CEMs do que outros.

Câncer cerebral

Talvez a associação mais conclusiva entre os CEMs e o câncer seja a do câncer cerebral. Existem hoje evidências esmagadoras da relação entre a exposição aos CEMs e o câncer no cérebro; aqui, destacarei apenas alguns dos muitos estudos que mostram essa conexão.[28–33] Se você quiser examinar as evidências mais detalhadamente, pode consultar o *Relatório BioInitiative* [conteúdo em inglês], apresentado no Capítulo 4, que compilou em quatro PDFs centenas de estudos sobre o uso de telefones sem fio e as evidências de um aumento de casos de câncer cerebral.[34]

O tipo de tumor maligno mais associado à exposição aos CEMs é o glioma, que se forma no tecido colante do cérebro que sustenta o neurônio. É uma forma rara e altamente agressiva de câncer no cérebro.

Assim como acontece com o câncer de pulmão causado pelo fumo, o glioma tem um longo período de latência em humanos — mais de vinte anos[35]— e, portanto, frequentemente não é reconhecida sua associação ao uso dos celulares. Além disso, apenas recentemente estudos epidemiológicos começaram a mostrar uma conexão entre os dois.

Embora o glioma seja uma doença bastante rara, responsável por apenas pouco mais de 1% de todos os cânceres,[36] houve alguns casos de grande destaque nos últimos anos. Por exemplo, os senadores norte-americanos John McCain e Ted Kennedy morreram em decorrência de glioblastoma. Esses tumores são difíceis de detectar; no momento em que são diagnosticados, o tempo de sobrevivência padrão após a descoberta é de apenas um ano. Embora poucas pessoas conectem o câncer desses homens ao uso do celular, é altamente provável que tal uso tenha contribuído para a doença, já que os senadores tendem a trabalhar muito pelo telefone, especialmente quando estão em Washington, D.C. e longe de seus constituintes. (Além disso, como relatou o *The Washington Post*, em 2007 a Verizon e a AT&T instalaram torres de celular portáteis na fazenda de McCain, perto de Sedona, no Arizona[37]).

Pesquisas que encontraram relações entre o uso de celulares e o câncer cerebral já existem há décadas. Vários estudos também descobriram um aumento no risco de desenvolver tumores cerebrais nos usuários de celulares,[38] incluindo muitos publicados nos últimos anos, e apontam a exposição à radiação dos celulares como uma das causas de câncer cerebral.

Em 2016, por exemplo, um estudo do Programa Nacional de Toxicologia (que descrevi em detalhes no Capítulo 3) expôs ratos machos à radiação de radiofrequência em frequências e modulações usadas pela indústria das telecomunicações sem fio dos EUA. Os ratos expostos à radiação dos celulares por cerca de nove horas por dia, durante um período de dois anos, tiverem um aumento no risco de desenvolver gliomas malignos no cérebro, assim como um outro tipo de tumor no coração, conhecido como Schwannoma.[39]

Enquanto isso, uma revisão sistemática de 2017, que avaliava o uso de celulares e o risco de glioma, embora observando que as evidências atuais são de qualidade pobre e limitada, também descobriu que o uso do celular em longo prazo (mínimo de dez anos) pode estar associado a um aumento no risco de glioma.[40]

Outro estudo preocupante, publicado em 2015, analisou dados de dois estudos de caso-controle em pacientes suecos com diagnóstico de tumores cerebrais malignos durante os períodos de 1997 a 2003 e de 2007 a 2009.[41] Os pacientes tinham idades entre 18 e 80 anos no momento do diagnóstico. A análise de regressão mostrou que as chances de desenvolver glioma aumentaram concomitantemente com o aumento do uso do celular. Quanto mais tempo os sujeitos passavam com um celular pressionado contra os ouvidos, e quanto maior era a quantidade de anos que passavam usando os celulares, maiores eram as chances de desenvolver câncer no cérebro.

O risco de câncer cerebral é ainda maior em crianças. Em 2009, o oncologista sueco Lennart Hardell comparou o uso de celulares e de telefones sem fio pelos residentes suecos com tumores cerebrais malignos, tumores cerebrais benignos e controles saudáveis. Ele descobriu que qualquer pessoa que começou a usar um telefone celular com menos de 20 anos tinha um risco maior de desenvolver glioma.[42]

Hardell também publicou estudos subsequentes fortalecendo a relação entre o uso de celulares e de telefones sem fio e tumores cerebrais. Ele descobriu que os tumores tinham maior probabilidade de se formar na área do cérebro mais próxima de onde o telefone ficava durante a chamada, e que os riscos de desenvolver tumores cerebrais malignos aumentavam em associação a três fatores de risco: número de anos de uso, total do número de horas de uso e idade no primeiro uso.[43, 44]

Existem também algumas evidências muito claras de picos preocupantes no câncer cerebral. Em particular, a duplicação na incidência de tumores de glioblastoma na Inglaterra foi documentada em um artigo de 2018, publicado no *Journal of Environmental and Public Health*.[45] O aumento da incidência de forma esmagadora de tumores malignos foi encontrado nas regiões frontal e temporal do cérebro, exatamente onde o celular é posicionado durante as chamadas.

Câncer de mama

O câncer de mama é mais um tipo de câncer comum associado ao uso dos celulares. O *Relatório BioInitiative* compilou quase cinquenta estudos que fornecem evidências de que os CEMs podem promover o câncer de mama.[46] Uma das razões plausíveis pela qual os CEMs estão relacionados ao câncer de mama é o fato de que algumas mulheres carregam seus celulares no sutiã. De fato, em 2013, pesquisadores da Universidade da Califórnia em Irvine estudaram quatro mulheres jovens que não tinham fatores de risco conhecidos para câncer de mama — como histórico familiar ou predisposição genética —, que carregavam seus celulares em seus sutiãs regularmente e desenvolveram tumores no quadrante superior interno da mama. Esse ponto, onde os celulares ficavam encostados diretamente na pele, é um local muito incomum para tumores na mama; estes costumam se formar no quadrante superior externo da mama.[47]

Por outro lado, um estudo epidemiológico realizado com mulheres na África Central, em 2017, descobriu que o hábito de não manter um celular no sutiã resultou em uma redução significativa do risco de desenvolver câncer de mama.[48]

Um estudo de 2015 analisou como a distância em relação a diferentes CEMs emitidos pelos celulares afetava as células do câncer de mama humano em tubos de ensaio. Ele descobriu que, quando a antena estava a menos de 10 centímetros de distância, havia produção excessiva de espécies reativas de oxigênio e aumento da apoptose (morte celular natural).[49]

Em um estudo semelhante, células de fibroblastos de mama humanas saudáveis sofreram exposições curtas de um sinal de 2,1GHz, que é emitido por alguns smartphones. A radiação levou a uma diminuição significativa na viabilidade celular e induziu níveis mais altos de apoptose.[50] Além disso, vários outros estudos descobriram um aumento no risco de desenvolvimento de câncer de mama em indivíduos sujeitos à exposição ocupacional aos CEMs.[51]

Além disso, há evidências que relacionam o câncer de mama à exposição aos CEMs de frequência extremamente baixa (ELF), como os emitidos por linhas de alta tensão e pela fiação elétrica. Uma meta-análise de 42 estudos, que incluiu mais de 13 mil mulheres com casos de câncer de mama, em 2016, descobriu que a exposição aos CEMs do tipo ELF está associada ao câncer de mama, especialmente nos Estados Unidos.[52]

Leucemia infantil

Existem poucas coisas mais dolorosas do que uma criança lutando contra o câncer. Infelizmente, há uma relação bem estabelecida entre exposições a CEMs do tipo ELF e a leucemia infantil, o câncer mais comum em crianças.

Evidências da relação da radiação CEM emitida por linhas de alta tensão e a leucemia infantil existem desde 1979, quando a Dra. Nancy Wertheimer e o físico Ed Leeper publicaram as descobertas de que crianças no Colorado que viviam perto de linhas de força — especialmente aquelas que residiam durante toda a vida no mesmo endereço próximo aos cabos de alta tensão — tiveram uma maior incidência do desenvolvimento de leucemia do que aqueles cujas casas eram mais distantes.[53]

No início, suas descobertas foram rejeitadas ou encaradas de modo confuso. Até que, em 1988, um estudo patrocinado pelo Departamento de Saúde do Estado de Nova York apoiou suas descobertas.[54] Agora, a leucemia infantil tem um dos mais contundentes registros científicos de sua conexão com a exposição aos CEMs. O *Relatório BioInitiative* compilou quase cem estudos que fornecem evidências da relação entre a exposição aos CEMs e a leucemia infantil.[55]

A Agência Internacional de Pesquisa em Câncer (IARC), uma agência da Organização Mundial da Saúde (OMS), classificou, em 2002, os CEMs como possíveis carcinógenos, em grande parte devido às fortes evidências da relação entre os campos magnéticos ELF, do nosso uso de eletricidade e a leucemia infantil. De fato, a *Environmental Health Criteria* de 2007, uma publicação da OMS, declarou:

> A classificação da IARC foi fortemente influenciada pelas associações observadas em estudos epidemiológicos sobre a leucemia infantil.[56]

Um estudo chinês de 2008 descobriu um mecanismo plausível por meio do qual a exposição aos CEMs pode contribuir para a leucemia infantil: acredita-se que uma variação genética que impede o reparo das fitas do DNA danificadas pela exposição aos CEMs esteja presente em até 6% da população.[57, 58]

Essa descoberta poderia explicar por que a Cidade do México tem uma das maiores incidências de leucemia infantil no mundo:[59] não apenas as exposições aos CEMs são mais altas lá do que em outros países,[60] mas também pessoas de ascendência hispânica parecem ter uma probabilidade maior de ter a variante genética que as torna mais suscetíveis a esses danos do que os descendentes de europeus não ibéricos ou africanos, de acordo com estatísticas compiladas pelo Centro para Controle e Prevenção de Doenças (CDC).[61]

DOENÇAS CARDÍACAS

Seu coração tem uma das maiores densidades de canais de cálcio dependentes de voltagem (CCDVs) e, como resultado, é altamente sensível aos CEMs, especialmente as células marca-passo do coração. Pode ser por isso que os CEMs tendem a desencadear as seguintes doenças cardíacas.

- **Arritmia cardíaca:** Arritmia é um batimento cardíaco irregular; o batimento pode ser muito rápido, muito lento, muito precoce ou apenas irregular. A maioria das arritmias não é grave, mas algumas podem se tornar uma predisposição a sofrer um derrame ou um ataque cardíaco, e podem até mesmo levar à morte súbita. De fato, a arritmia é responsável por cerca de metade de todas as mortes por doenças cardíacas todos os anos. Elas podem assumir as seguintes formas:
    - Batimento cardíaco lento: bradicardia.
    - Batimento cardíaco rápido: taquicardia.
    - Batimento cardíaco irregular: *flutter* atrial ou fibrilação.
    - Batimento cardíaco precoce: contração ventricular prematura.

    Martin Pall acredita que as taxas crescentes de morte súbita cardíaca podem muito bem estar relacionadas ao aumento da exposição aos CEMs, enquanto resultado da ativação (CCDV) excessiva.[62, 63]

Portanto, se você ou qualquer pessoa que você conhece ou ama tem arritmia cardíaca, é vital implementar um programa agressivo de remediação dos CEMs. No pior dos casos, isso só levará a uma saúde melhor; na melhor das hipóteses, pode salvar uma vida.

1. **Pressão sanguínea:** Um estudo publicado no *The Lancet*, em 1998, descobriu que o uso do celular pode levar a um aumento de 5 a 10 miligramas de Hg (mercúrio) na pressão sanguínea.[64] Pesquisadores italianos apresentaram em 2013 suas descobertas na reunião anual da American Society of Hypertension: atender e falar ao celular aumentava a pressão arterial em pacientes com idade média de 53 anos em 5 a 7 miligramas de Hg.[65]

   Quando você considera que, em um estudo de 2017, publicado no *The Journal of the American Association of Dermatology*,[66] a medicação para reduzir a pressão arterial elevada foi associada a um aumento significativo do risco de desenvolver câncer de pele — e que essa medicação pode ser menos necessária se a exposição aos CEMs for reduzida —, fica ainda mais aberto à ideia de reduzir a pressão arterial por meio da diminuição da exposição aos CEMs.

Se você sofrer de qualquer uma dessas condições, é importante entender que a exposição aos CEMs pode ser um fator contribuinte importante. Portanto, seria prudente tomar medidas imediatas para remediar o dano que você já sofreu pela exposição (como descreverei no Capítulo 7).

Para obter mais informações sobre a conexão entre a exposição aos CEMs e as doenças cardíacas, o Dr. Pall compilou uma lista elegante de 34 maneiras pelas quais o peroxinitrito contribui para a insuficiência cardíaca, que pode ser encontrada no Apêndice B.

DOENÇAS NEUROPSIQUIÁTRICAS

Outra parte vital de seu corpo que tem uma alta densidade de CCDVs e, portanto, uma vulnerabilidade significativa aos CEMs é seu cérebro. Já discuti a relação entre os CEMs e uma ruptura na BHE e o câncer cerebral, mas a exposição aos campos eletromagnéticos também pode afetar seu cérebro de outras maneiras que são muito mais comuns — incluindo desafios da saúde mental que se tornaram generalizados e epidêmicos, como a ansiedade, a depressão, a hostilidade e a dificuldade de concentração.

Os transtornos de ansiedade são a doença mental mais comum nos Estados Unidos, afetando anualmente mais de 40 milhões de adultos com 18 anos ou mais — quase 20% da população.[67] Norte-americanos e residentes de outros países de renda mais alta são significativamente mais propensos a experimentar e ser prejudicados pela ansiedade, de acordo com um estudo de 2017 publicado na *JAMA Psychiatry,* em relação a pessoas que vivem em países menos ricos.[68]

Na América do Norte, a ansiedade claramente está aumentando. Em 2017, a American Psychiatric Association (APA) entrevistou mil residentes dos EUA, e dois terços dos entrevistados disseram estar "extremamente ou bastante ansiosos quanto à sua saúde e sua segurança e a de suas famílias".[69] Além disso, mais de um terço deles disse que a ansiedade havia aumentado em relação ao ano anterior. Em 2018, a APA voltou a fazer a pesquisa, e desta vez, a ansiedade autorrelatada aumentou mais cinco pontos percentuais.[70]

Os norte-americanos também estão familiarizados com a depressão: estima-se que 17,3 milhões de adultos nos Estados Unidos tiveram pelo menos um episódio depressivo de grande monta, o que representa mais de 7% de todos os adultos daquele país.[71]

Os celulares estão reconhecidamente relacionados ao aumento da distração, especialmente entre adolescentes.[72] Um estudo de 2014 descobriu que 94% dos participantes que foram instruídos a andar por uma calçada de Chicago enquanto interagiam com seus telefones não perceberam as notas de dólar que os autores do estudo haviam pendurado de modo visível em uma árvore ao longo do percurso.[73]

Você nem mesmo precisa interagir com seu telefone para que ele afete negativamente sua capacidade de concentração. Um estudo publicado no *Journal for the Association of Consumer Research* descobriu que estudantes tiveram um desempenho pior em testes de memória e atenção quando seus smartphones estavam perto deles — mesmo que os telefones estivessem no modo silencioso — em relação a quando os celulares estavam fora da sala.[74]

Os pesquisadores teorizaram que, quanto mais dependente você é de seu smartphone, mais memória operacional ele ocupa, mesmo quando você não está interagindo diretamente com ele. É provável que a radiação emitida pelo seu celular também desempenhe um papel. A radiação de radiofrequência é conhecida por prejudicar a memória.[75]

CEMS E OS MECANISMOS DO HUMOR

Uma vez que você sabe que os CEMs podem superativar seus CCDVs, não é surpresa que a exposição possa afetar sua cognição e saúde mental. Afinal, os CCDVs desempenham um papel importante em seu pensamento e humor. Como Martin Pall escreveu em sua revisão dos estudos que encontraram uma relação demonstrável entre os CEMs e efeitos neuropsiquiátricos:

> A ativação dos CCDVs demonstrou ter um papel universal, ou quase universal, na **liberação de neurotransmissores** no cérebro e na **liberação de hormônios** pelas células neuroendócrinas...[76,77]

Neurotransmissores como a dopamina, a serotonina e a norepinefrina são os mensageiros químicos que mantêm sua mente e seu humor funcionando perfeitamente. Se seu equilíbrio delicado for perturbado, o que é altamente provável quando seus CCDVs são ativados artificialmente pela presença de CEMs, torna-se mais difícil manter a calma quando você tem pensamentos ansiosos, ou ter uma boa noite de sono que ajude a limpar sua cabeça, ou, ainda, se concentrar em uma tarefa. A ansiedade e a depressão podem se estabelecer como uma forma "normal" de sentir.

Conforme discutido anteriormente neste capítulo, os CEMs também suprimem a melatonina, e esse importante neurotransmissor e antioxidante também desempenha um papel fundamental na saúde mental, uma vez que baixos níveis de melatonina estão relacionados a uma maior probabilidade de desenvolver depressão.[78]

Os estudos que associam ansiedade e depressão à exposição aos CEMs são numerosos. Por exemplo, um estudo de 1994 descobriu que trabalhadores expostos a radiofrequências de transmissão experimentaram um aumento nos casos de ansiedade, ansiedade social, insônia e hostilidade.[79] Um estudo de 2011 descobriu que o alto uso dos celulares entre adolescentes levou a aumentos nos casos de estresse, distúrbios do sono e depressão.[80]

Até mesmo os relatórios do governo dos EUA validam a conexão entre a exposição aos CEMs e o desempenho mental e a saúde. Três relatórios do governo listaram vários efeitos neuropsiquiátricos.

O mais antigo deles foi um relatório de pesquisa de 1971, do Naval Medical Research Institute, que listou quarenta alterações neuropsiquiátricas produzidas pela exposição aos CEMs.[81] Dez anos depois, o pesquisador Jeremy K. Raines foi contratado pela NASA para documentar os efeitos biológicos conhecidos dos CEMs em humanos. Seu relatório revisou uma extensa literatura com base em exposições ocupacionais aos CEMs de micro-ondas e encontrou dezenove efeitos neuropsiquiátricos.[82]

Um terceiro relatório do governo dos EUA — escrito em 1994 por Scott M. Bolen e divulgado pelo Rome Laboratory da Força Aérea dos Estados Unidos — também reconheceu os efeitos dos CEMs de micro-ondas em humanos.[83]

Além disso, existem pelo menos 26 diferentes estudos epidemiológicos que demonstram uma vasta gama de efeitos neuropsiquiátricos, além da ansiedade e da depressão, que são produzidos pela exposição a vários CEMs de frequência de micro-ondas não térmicos.[84] Essas outras doenças neuropsiquiátricas comuns são:

- Distúrbios do sono/insônia
- Dores de cabeça
- Fadiga/cansaço
- Disestesia (disfunção da visão/audição/olfato)
- Disfunção de concentração/atenção/cognitiva
- Tontura/vertigem
- Alterações na memória
- Inquietação/tensão/ansiedade/estresse/agitação/sensação de desconforto
- Irritabilidade

DOENÇAS NEURODEGENERATIVAS

Infelizmente, os efeitos cognitivos gerados pela exposição aos CEMs não param nas doenças neuropsiquiátricas.

Como acabamos de ver, quando os CCDVs do cérebro são superativados, eles produzem radicais livres em excesso, o que causa danos oxidativos às células do cérebro e aos neurônios motores espinhais, além de outros lugares. Portanto, as consequências da exposição excessiva aos CEMs podem dar origem a doenças neurodegenerativas.

De fato, estudos que datam das décadas de 1950 e 1960, da União Soviética e do Ocidente (que foram revisados em um artigo seminal de 1973[85]), apontam que o sistema nervoso é o tecido mais sensível aos CEMs. Alguns desses estudos mostram mudanças maciças na estrutura dos neurônios, morte de células cerebrais e disfunção sináptica.[86]

Muitos estudos descobriram que profissões com altas exposições aos CEMs — incluindo costureiras, cabeleireiros, trabalhadores do setor de serviços públicos e soldadores — estão associadas a uma maior probabilidade de desenvolver uma doença neurodegenerativa, como Alzheimer, Parkinson ou esclerose lateral amiotrófica (ELA), também conhecida como doença de Lou Gehrig.[87]

Mas a exposição não precisa advir do ambiente de trabalho para gerar um efeito negativo. Uma pesquisa que analisou dados de mortalidade e do censo de quase 5 milhões de residentes da Suíça encontrou uma relação entre viver a 50 metros de distância de linhas de energia e um aumento no risco de desenvolver Alzheimer, e o risco aumentava significativamente a cada 5 anos vividos tão próximos às linhas.[88]

Em 2003, Leif Salford, o neurocirurgião sueco que aprofundou a pesquisa de Allan Frey sobre o efeito dos CEMs na barreira hematoencefálica, conduziu um estudo para ver se a exposição de ratos aos CEMs emitidos por celulares também afetava os neurônios em seus cérebros. O que Salford descobriu foi que a exposição ao celular por apenas duas horas matou completamente algumas células cerebrais e causou danos ao cérebro em um padrão compatível ao da doença de Alzheimer.[89]

Em um estudo publicado no *Archives of Medical Research* em 2013, pesquisadores chineses analisaram os efeitos no cérebro de ratos quando expostos a 100, 1.000 ou 10 mil pulsos eletromagnéticos (a uma tensão de 50 quilovolts por metro, com uma taxa de repetição de 100MHz). Os ratos que sofreram exposição apresentaram um comprometimento cognitivo e da memória perceptíveis, em comparação com os ratos que não sofreram exposição. O grupo testado também apresentou níveis aumentados, em relação ao grupo de controle, da proteína beta amiloide, uma substância pegajosa no cérebro, considerada a principal suspeita no desenvolvimento do Alzheimer.[90]

ACELERA O ENVELHECIMENTO

A exposição aos CEMs e o estresse celular secundário gerado podem aumentar o número de células senescentes em seu corpo.[91] As células senescentes são apenas células envelhecidas e senis que pararam de se reproduzir.

A senescência tem seus benefícios: ela desempenha um papel na supressão de tumores, na cicatrização de feridas e na regeneração de tecidos. À medida que envelhecemos, no entanto, essas células assumem um papel menos benéfico, uma vez que se acumulam nos tecidos e secretam vários mediadores pró-inflamatórios.[92] Evitar os CEMs e o excesso de gordura corporal é a melhor maneira de limitar o acúmulo de células senescentes durante o envelhecimento.

HIPERSENSIBILIDADE ELETROMAGNÉTICA

Hipersensibilidade eletromagnética (EHS) é um termo genérico usado para descrever uma gama de sintomas relatados pelos pacientes e que parecem não ter outra causa identificável. Esses sintomas incluem:

- Sono interrompido.
- Confusão/dificuldade de concentração e/ou perda de memória.
- Dores de cabeça.
- Fadiga e fraqueza muscular.
- Arritmia cardíaca.
- Erupções cutâneas/coceira/rubor/queimação e/ou formigamento na pele.
- Tinnitus.

Como você pode ver, esses sintomas se alinham intimamente com as condições e doenças já abordadas neste capítulo cuja conexão com exposições aos CEMs está bem estabelecida em pesquisas. Outros sintomas relatados incluem:

- Ataques de pânico.
- Tonturas.
- Dores de ouvido.
- Paralisia.

- Convulsões.
- Irritabilidade, até mesmo hostilidade.
- Sentimento de uma vibração no corpo.

Enquanto doença, a EHS é altamente controversa; ela não é reconhecida como uma doença pela comunidade médica. Ainda assim, estudos de todo o mundo descobriram que uma média de 3% da população experiencia seus sintomas sem apresentar nenhuma outra condição que os produza.

Globalmente, em números de 2020, quase 300 milhões de pessoas sofreram de EHS.[93] Esse número ainda é uma estimativa grosseiramente baixa, já que muito mais pessoas podem ter EHS sem relacionar seus sintomas à exposição aos CEMs. Esse dado é apenas a ponta do iceberg, que só aumentará à medida que o 5G for implementado em todos os EUA e no mundo, aumentando significativamente o número de CEMs com os quais você se deparará diariamente.

Um estudo recente cujo objetivo era definir métodos objetivos para avaliação da EHS descobriu que cerca de 80% dos pacientes que relataram EHS apresentavam biomarcadores de estresse oxidativo em seu sangue periférico, o que é fortemente associado a danos ao DNA.[94]

A EHS tem muitas semelhanças com a síndrome da sensibilidade química múltipla. Isso acontece principalmente porque, como Annie Hopper analisa em seu livro *Wired for Healing: Remapping the Brain to Recover from Chronic and Mysterious Illnesses*, [Conectado para a cura: Remapeando o cérebro para recuperação de doenças crônicas e misteriosas, em tradução livre], ambas as condições são, presumivelmente, resultado de lesões no sistema límbico, uma rede complexa de nervos entre as áreas de seu cérebro que são relacionadas ao instinto e ao humor. O sistema límbico controla emoções básicas como medo, prazer e raiva, e impulsos básicos como fome, sexo, domínio e cuidado com a prole.

Muitas vezes, aqueles que sofrem de EHS também são altamente sensíveis a produtos químicos ou sofrem da síndrome da sensibilidade química múltipla.[95] Isso faz sentido, uma vez que seu sistema nervoso é o primeiro lugar impactado tanto pelos produtos químicos quanto pelos campos eletromagnéticos. Além disso, se seu sistema nervoso foi danificado por exposições tóxicas, e isso também pode deixá-lo mais suscetível à EHS.

Pessoas com variantes genéticas específicas que diminuem as defesas ao estresse oxidativo também parecem sofrer da EHS em uma taxa muito maior.[96]

A Dra. Beatrice Golomb, professora de medicina da UC San Diego School of Medicine, que revisou os argumentos científicos deste livro, também publicou pesquisas que indicam que se trata de uma teia de cofatores, incluindo baixos níveis de certos antioxidantes (incluindo a melatonina), variações genéticas que resultam no comprometimento da defesa contra o estresse oxidativo, assim como deficiências induzidas por estresse oxidativo nas mitocôndrias, na barreira hematoencefálica e nos CCDVs, que contribuem para a EHS.[97]

A pesquisa do Dr. Yoshiaki Omura, um prolífico médico, pesquisador e educador, membro do Conselho de Alunos do Colégio de Médicos e Cirurgiões da Universidade Columbia, mostra que, quanto maior for a contaminação por metais pesados em seu sistema — devido a fatores como amálgama de prata nos dentes, comer peixes contaminados, viver próximo a usinas termelétricas a carvão, e assim por diante —, mais seu corpo se torna uma antena virtual que concentra radiação, tornando-a muito mais destrutiva.[98]

Outros grupos com risco de desenvolver a EHS incluem aqueles que sofrem de:

- Lesão da medula espinhal, lesão cervical ou "efeito chicote", lesão cerebral ou concussão.
- Insuficiência da função imunológica, lúpus ou síndrome da fadiga crônica (SFC).
- Infecções bacterianas e/ou parasitárias, como a doença de Lyme.
- Trauma eletromagnético, físico, químico e biológico, assim como comprometimentos do sistema imunológico.
- Os muito jovens e os muito velhos. Em crianças, a EHS geralmente se apresenta na forma de dores de cabeça, pensamentos confusos e dificuldade de aprendizagem.
- Tinnitus (Zumbido). As evidências de fato sugerem uma fisiopatologia compartilhada entre a EHS e o zumbido.[99] Em um estudo de 2009, quase 51% dos pacientes hipersensíveis aos CEMs tinham zumbido, em comparação com apenas 17,5% dos participantes do grupo de controle.

Alguns países estão começando a reconhecer a EHS como uma deficiência legítima. Em 2013, a Austrália concedeu um benefício trabalhista a um reclamante que sofria de náusea, desorientação e dores de cabeça devido à exposição aos CEMs durante o período de seu trabalho como cientista da Commonwealth Scientific and Industrial Research Organization, uma agência do governo federal australiano.[100]

Em 2015, um tribunal francês decidiu que uma mulher tinha direito a benefícios mensais por invalidez decorrente de sua EHS. Isso foi significativo, porque o tribunal realmente nomeou a EHS como a razão de sua decisão.[101]

Em 2020, os Estados Unidos ainda não deram à EHS qualquer peso legal. Por exemplo, em 2018, uma família de Massachusetts processou a escola primária de seu filho depois que ele desenvolveu sintomas de EHS imediatamente após a adoção de um novo sistema Wi-Fi pela escola. Em vez de receber uma compensação pelos danos, como aconteceu na Austrália e na França, o caso foi arquivado no Tribunal Distrital dos EUA.[102]

Em certo sentido, as pessoas com EHS têm uma vantagem, uma vez que o desconforto claro que a exposição aos CEMs lhes causa as motiva fortemente a tomar medidas proativas para evitar mais exposições, em comparação a todas as outras pessoas que permanecem alheias enquanto ainda incorrem em danos biológicos. Quer você sinta ou não, o dano está acontecendo.

INFERTILIDADE

Estima-se que haja pelo menos 48 milhões de casais inférteis em todo o mundo,[103] aproximadamente 7% de todos os homens e mulheres.[104] Dos casais que estão tendo problemas para engravidar, aproximadamente 40% são relacionadas a deficiências masculinas, enquanto os 60% restantes são decorrentes de problemas de fertilidade nas mulheres.[105]

Os homens estão enfrentando uma tendência de piora dos fatores contribuintes para a infertilidade, especialmente contagens de espermatozoides mais baixas e menor motilidade do esperma, além da produção de espermatozoides com formas irregulares. Isso provavelmente acontece porque os órgãos genitais de um homem têm uma densidade muito alta de CCDVs, além de os homens tenderem a manter seus celulares presos à cintura ou no bolso das calças, muito perto dos órgãos genitais. É um golpe de dupla exposição.

Desde 1986, quando foi conduzido o primeiro estudo investigando o impacto de cobertores elétricos no potencial de fertilidade, há um aumento no interesse em estudar os efeitos da exposição a radiações eletromagnéticas não ionizantes nas funções reprodutivas.[106] Há uma boa documentação apontando um declínio significativo na qualidade do esperma de 1940 até hoje.[107]

O início do declínio da fertilidade masculina precede o aumento dos CEMs. Um estudo de 1992 publicado no *The British Medical Journal* descobriu um declínio significativo que havia começado pelo menos cinquenta anos antes.[108] Embora haja, sem dúvida, muitos fatores em jogo, incluindo o aumento da exposição a produtos químicos tóxicos por meio do uso de pesticidas e da poluição do ar, também ficou claro que os CEMs estão desempenhando um papel importante na perda da fertilidade masculina.

Estudos estabeleceram que a exposição à radiação sem fio reduz a motilidade do esperma,[109] a contagem total dos espermatozoides,[110] sua viabilidade[111] e sua qualidade[112], além de aumentar o estresse oxidativo, o que leva à infertilidade.[113] Na verdade, pelo menos seis metanálises, que avaliaram mais de duzentos estudos diferentes, determinaram que a radiação do celular é, de fato, significativamente prejudicial aos espermatozoides.[114]

Peter Sullivan, fundador e CEO da Clear Light Ventures, um financiador proeminente da pesquisa em saúde ambiental que também revisou os argumentos deste livro, compartilhou essas percepções sobre a importância das pesquisas que examinam os efeitos dos CEMs na saúde do esperma:

> Acho que esta é uma área em que a indústria falhou em financiar qualquer "ciência falsa" até muito recentemente. Além disso, ao contrário do câncer, cujo ciclo leva um tempo muito longo, além de uma variedade de mecanismos complexos, o dano ao esperma pode ser imediato, e o ciclo de pesquisa pode ser muito rápido. Portanto, é mais difícil para as táticas do "comerciante da dúvida" maquiar as evidências dessas consequências.

Uma revisão de 2018 mostrou que os CEMs afetam a fisiologia celular, influenciando a produção de espécies reativas de oxigênio (EROs), a resposta antioxidante e a funcionalidade mitocondrial, que desempenha um papel extremamente importante na aquisição e manutenção da competência biológica do óvulo e do espermatozoide. Parece que os CEMs debilitam a função mitocondrial dos óvulos e espermatozoides, comprometendo, assim, a fertilidade.[115]

Curiosamente, foi demonstrado que os CEMs diminuem a fertilidade de ratos, diminuindo seus níveis de testosterona. A simples exposição a frequências de celular de 900MHz[116] ou 2.45GHz[117] por 2 horas por dia, durante 45 dias, reduziu significativamente os níveis de testosterona dos ratos. Isso é muito menos do que as 5 horas que um norte-americano comum gasta em um dispositivo móvel todos os dias.[118]

A fertilidade das mulheres também é suscetível à exposição aos CEMs, em parte porque estes perturbam o delicado equilíbrio dos hormônios reprodutivos da mulher. Essa afirmação é embasada em um estudo de 2008 com mulheres que foram expostas aos CEMs no trabalho — do mesmo modo como você provavelmente está sendo. Os pesquisadores descobriram que as mulheres experimentaram níveis reduzidos de progesterona e distúrbios menstruais significativos, incluindo sangramento intenso.[119]

O estresse oxidativo é outro mecanismo por meio do qual os CEMs podem prejudicar a fertilidade feminina. Os radicais livres podem danificar tecidos, incluindo ovócitos (que são óvulos imaturos) e embriões.[120] Isso também pode explicar por que os CEMs reduzem o número de folículos — pequenas bolsas cheias de líquido, encontradas na camada externa dos ovários, que contêm um ovócito cada — em ratos.[121]

Dois estudos mostraram que os CEMs a que estão expostas aquelas que vivem a menos de 100 metros de uma torre de celular aumentam os níveis salivares de alfa-amilase, uma enzima que é liberada como parte da resposta ao estresse.[122] Mulheres com altos níveis de alfa-amilase têm a probabilidade de engravidar quase um terço menor do que mulheres com os níveis mais baixos.[123]

Não só é mais difícil engravidar quando se é exposta aos CEMs, mas também há um aumento no risco de sofrer um aborto espontâneo. Um estudo da Kaiser Permanente de 2017 acompanhou 913 mulheres grávidas; aquelas que foram expostas a níveis mais elevados de CEMs tiveram um risco quase 3 vezes maior de sofrer um aborto espontâneo do que aquelas que sofreram exposições mais baixas,[124] confirmando os resultados de estudos anteriores semelhantes.[125]

E ainda fica pior. Um estudo chinês de 2017 sugere que a exposição aos CEM reduz a fertilização e a implantação embrionária, um risco que cresce à medida que a duração e a intensidade da exposição aumentam.[126]

Se a redução das taxas de fertilidade resultante da exposição aos CEMs continuar a aumentar, como poderia muito bem acontecer com a introdução do experimento 5G, os CEMs poderiam servir como uma potente ameaça vital para a própria existência de nossa espécie.

Não apenas teremos uma deficiência na reprodução, mas as crianças concebidas nessa época enfrentarão um risco muito real e amplamente desconhecido de desenvolver as doenças descritas neste capítulo, assim como o autismo (como discuti no capítulo anterior), fazendo com que seja tremendamente desafiador manter a sociedade em funcionamento.

Embora os CEMs pareçam desempenhar um papel claro em muitas doenças e distúrbios, ainda é possível se proteger. No próximo capítulo, você aprenderá como reparar o dano celular que os CEMs podem infligir, de modo a evitar que essas condições se desenvolvam, ou até mesmo ajudar seu corpo a mitigar essas doenças, se você já sofrer de uma ou mais delas.

CAPÍTULO 6

COMO REPARAR DANOS RELACIONADOS AOS CEMS?

Eu sei que pode não parecer a esta altura do livro, mas há boas notícias: agora que demonstramos como a exposição aos CEMs pode danificar seu DNA por meio da criação de radicais livres induzida pelo peroxinitrito, temos um método para remediar os danos.

E há notícias ainda melhores: embora não haja nenhuma maneira de sua biologia ancestral ter previsto a enorme exposição que você sofreria à radiação de MHz e GHz gerada pela indústria das telecomunicações sem fio, você realmente tem um sistema de reparo integrado que pode, pelo menos parcialmente, remediar os danos. Ele é conhecido como a família de enzimas *poli* (ADP-ribose) *polimerase* (PARP). (Eu sei que é complicado, mas esse é um grupo realmente importante de enzimas). A PARP1 é a mais comum na família de dezessete enzimas PARP, sendo conhecida pela sua capacidade de reparar danos no DNA. Observe que, em 2019, a PARP1 teve seu nome alterado para ADP-ribosiltransferase toxina diftérica (ARTD1)[1]. As enzimas PARP funcionam como moléculas de sinalização e sensores de danos no DNA. Essas enzimas se ligam tanto às quebras de DNA de fita simples quanto às de fita dupla.[2] Uma vez que essas enzimas se ligam ao DNA danificado, elas formam uma matriz de longos ramos dos polímeros ADP-ribose.[3] Essa matriz de polímeros ribose criada pelas PARP permite que diversas enzimas específicas de reparo do DNA façam seu trabalho.

No entanto, esse processo apresenta algumas desvantagens. O maior deles é que as PARP requerem combustível para funcionar, e esse combustível é uma das coenzimas mais importantes em seu corpo: *nicotinamida adenina dinucleotídeo*, ou NAD+ para abreviar.

Você conhecerá o NAD+ melhor daqui a pouco, mas por agora vamos nos aprofundar no modo como a exposição aos CEMs pode levar à incapacidade de alimentação do reparo das PARP e por que esta é uma das consequências negativas mais relevantes da exposição aos CEMs.

As enzimas PARP são consumidoras vorazes de NAD+. Cada vez que você tem uma quebra de DNA, as PARP literalmente sugam as moléculas de ADP do NAD+ para formar longos ramos de polímeros que criam a matriz para as enzimas de reparo do DNA funcionarem.[4] As PARP usam de 100 a 150 moléculas de NAD+ para cada reparo de DNA que elas possibilitam.

Níveis moderados de formação das PARP facilitam o reparo eficiente do DNA e previnem a proliferação de células anormais que podem levar ao câncer.[5] Um grau moderado de dano celular pode ser controlado pelas PARP sem o esgotamento excessivo do NAD+ e da molécula de energia adenosina trifosfato (ATP). No entanto, a exposição a um estresse grave no DNA consome tanto NAD+ que pode resultar em morte celular.[6, 7]

A exposição aos CEMs pode gerar uma escassez de NAD+ em suas células. As PARP são, normalmente, as maiores consumidoras de NAD+ em seu corpo, e se você sofrer uma grande exposição aos CEMs, poderá gerar uma redução drástica de seus níveis de NAD+. Quando o NAD+ de suas células se esgota, isso também afeta suas mitocôndrias, ao reduzir uma coenzima NAD, chamada NADH, que é necessária para que elas produzam ATP.

Outra consequência das PARP sugarem a maior parte de seu NAD+ é o esgotamento do suprimento de outras proteínas vitais para a longevidade, chamadas *sirtuínas*, que necessitam de NAD+ para funcionar.[8, 9] Se as PARP estão consumindo a maior parte do seu NAD+, suas sirtuínas não terão NAD+ suficiente para funcionar e seu envelhecimento acelerará drasticamente.

Há também uma outra desvantagem das PARP: quando são chamadas para reparar o DNA danificado, elas também ativam vias pró-inflamatórias que aumentarão o risco de desenvolver praticamente todas as doenças crônicas.[10]

Portanto, embora as PARP sejam um poderoso mecanismo de reparo do DNA e, consequentemente, uma importante linha de defesa contra a exposição aos CEMs, você precisa manter seus níveis de NAD+ altos para alimentá-las e preparar a capacidade de seu corpo de usar antioxidantes para combater a inflamação. Veremos exatamente como fazer isso.

A HISTÓRIA DA NICOTINAMIDA ADENINA DINUCLEOTÍDEO

A nicotinamida adenina dinucleotídeo (NAD+) foi descoberta em 1904 pelo bioquímico britânico Arthur Harden como um cofator para a fermentação.[11] A NAD+ recebeu atenção abundante em pesquisas, inclusive de quatro ganhadores do Prêmio Nobel, um dos quais foi Otto Warburg, o bioquímico alemão que descobriu que as células cancerosas metabolizam energia de maneira diferente das células saudáveis e cujo trabalho abordei em meu livro *Combustível para a Saúde*.[12]

Desde sua descoberta, a NAD+ firmou-se como uma importante coenzima envolvida no processo de produção de energia que ocorre na mitocôndria, conhecido como *fosforilação oxidativa*.

Mesmo sabendo da NAD+ há mais de um século, apenas recentemente nos tornamos cientes de suas muitas funções metabólicas importantes e diversas. Isso foi resultado principalmente de um trabalho no Instituto de Tecnologia de Massachusetts por volta de 2000, demonstrando que as proteínas sirtuínas, que desempenham um papel na saúde e longevidade celular, requeriam NAD+ para funcionar;[13] isso representou uma nova era na pesquisa da NAD+.[14]

Quanto mais aprendemos sobre a NAD+, mais ela passou a ser considerada como um cofator essencial para uma ampla variedade de processos celulares de importância vital. Como você verá, isso a torna um elemento-chave na reparação de danos induzidos pelos CEMs. Mas antes de chegarmos a essa conexão direta, é importante que você entenda as várias funções que a NAD+ desempenha no corpo, bem como suas variadas formas.

ALGUMAS DAS MOLÉCULAS MAIS IMPORTANTES EM SEU CORPO

A NAD+ é uma coenzima, parte da família de coenzimas NAD, que também inclui NADH, NADP+ e NADPH.

As coenzimas são pequenas moléculas que não são capazes de catalisar uma reação por si mesmas. Em vez disso, elas se ligam a uma enzima e permitem que essa enzima desencadeie uma reação. As coenzimas NAD são reguladores centrais do metabolismo e, portanto, provavelmente algumas das moléculas mais importantes e necessárias em nosso corpo.

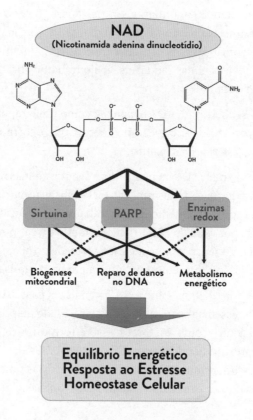

Figura 6.1: Estrutura bioquímica da NAD+ e algumas de suas importantes funções biológicas.

Elas são cofatores indispensáveis em mais de 700 reações redox enzimáticas fundamentais para a maioria dos processos metabólicos em seu corpo, incluindo a queima de combustível nas mitocôndrias para gerar ATP, a produção de glicose, gorduras, DNA, RNA e hormônios esteroides, assim como no auxílio da desintoxicação de espécies de radicais livres.[15-18]

O que é comum a todas essas moléculas é que todas contêm adenosina monofosfato (AMP), que é o precursor da ATP, a moeda de troca energética de suas células. Em prol de nosso foco em remediar o dano fisiológico causado pela exposição aos CEMs, vamos nos concentrar na NAD+ e NADPH.

O que recentemente foi avaliado é que a proporção de NAD+ para NADH dentro de suas células pode ser uma das principais métricas para determinar o quão saudável você é. Níveis elevados de NAD+ e de NADPH são essenciais para manter a saúde celular. Níveis reduzidos dessas moléculas valiosas têm sido associados a uma variedade de condições, como doenças cardiovasculares, câncer, envelhecimento,[19] inflamação induzida por lesão cerebral traumática,[20] distúrbios convulsivos e doenças neurodegenerativas.[21]

OUTRAS COENZIMAS NAD

Além de ajudar seu corpo a produzir energia, as coenzimas NAD são necessárias para que seus genes sejam expressos de maneira ideal e para que seus sistemas imunológico e de desintoxicação funcionem adequadamente.

Elas ajudam a recarregar os antioxidantes do seu corpo, em um processo que explicarei em breve, do modo que você possa reduzir os danos causados pelos radicais livres. E, talvez o mais importante, são essenciais para desacelerar o processo de envelhecimento[22] e reduzir radicalmente o risco de doenças crônico-degenerativas e do aumento da fragilidade.

Estruturalmente, a NADP é idêntica à NAD, exceto pelo fosfato (que é o que o "P" significa). A NADK é a enzima que anexa um grupo fosfato à NAD+ e à NADH para formar a NADPH, que discutiremos a seguir.[23]

NADPH, A BATERIA DAS SUAS CÉLULAS

A NADPH fornece um reservatório de elétrons e pode, portanto, ser considerada uma forma estável de armazenamento de potencial de redução eletrônica. Em termos mais simples, a NADPH é a bateria da célula.[24] Sim, pessoal, a NADPH é a verdadeira bateria da célula — não as mitocôndrias, como algumas pessoas acreditam. Essa é uma das razões pelas quais é uma das minhas moléculas biológicas favoritas.

A NADPH está envolvida na manutenção da boa forma de nossos antioxidantes, fornecendo elétrons regularmente para que possam fazer seu trabalho e reduzir os danos do estresse oxidativo.[25]

Ela faz isso usando seus elétrons (do hidrogênio, o "H" no NADPH) para recarregar os antioxidantes do seu corpo, como a glutationa e a vitamina C,[26] e convertê-las em suas formas funcionais ativas.[27]

Isso é importante porque, uma vez que a glutationa realiza seu trabalho, doando seus elétrons para ajudar a eliminar os radicais livres, ela se oxida e se torna inútil. Ela só é restaurada ao seu estado funcional por meio de uma série de reações catalisadas por enzimas, nas quais a NADPH doa seus elétrons para preparar a glutationa para atacar mais radicais livres.

ANTIOXIDANTES SEM NADPH NÃO SÃO TÃO ÚTEIS QUANTO PARECEM

Depois que a teoria do envelhecimento dos radicais livres foi inicialmente proposta pelo gerontologista Denham Harman[28] na década de 1950, a suplementação com antioxidantes tornou-se uma estratégia popular para retardar o processo de envelhecimento. Há uma quantidade esmagadora de evidências mostrando que essa provavelmente não é uma estratégia inteligente.[29] Nos últimos anos, foi demonstrado que tomar suplementos antioxidantes, como vitaminas C[30] ou E,[31] não aumenta a longevidade.

Isso não significa que você deve evitar de tomar vitaminas ou suplementos, você só precisa ter cuidado ao tomar quantidades excessivas de antioxidantes suplementares, pois eles podem causar mais danos do que benefícios ao suprimir indiscriminadamente os radicais livres benéficos.

O principal problema é que antioxidantes, como as vitaminas E e C e a glutationa, são moléculas carregadas e, por causa de sua carga, não atravessam facilmente as membranas celulares para entrar nas células. É por isso que é mais vantajoso alavancar os níveis de NADPH para recarregar os antioxidantes que já estão em suas células.

Os antioxidantes atuam doando um elétron para neutralizar os radicais livres. Depois de doar esse elétron, eles se tornam inúteis ou, pior ainda, começam a funcionar como pró-oxidantes. Para funcionar como antioxidantes novamente, eles precisam ser recarregados, de forma muito semelhante à maneira como um carro elétrico precisa ser recarregado após ser usado.

É a NADPH que recarrega seus antioxidantes em suas formas ativas. Sem a NADPH, os antioxidantes não são tão úteis. Na verdade, pesquisas mostram que os antioxidantes fornecem poucos benefícios de longevidade em pessoas idosas cujos níveis de NADPH caíram a tal ponto que impedem sua reciclagem eficiente.[32]

Por essas razões, faz muito mais sentido aumentar seus níveis de NADPH do que engolir antioxidantes que simplesmente param de funcionar depois de doar seu suprimento inicial de elétrons.

COMO AUMENTAR SEUS NÍVEIS DE NADPH

Quando se trata de aumentar nossa NADPH disponível, temos várias possibilidades de ação.

Reduza sua exposição aos CEMs

Uma das causas da perda de NADPH relacionada ao envelhecimento, e ao aumento do estresse oxidativo que acompanha o envelhecimento, é a diminuição dos níveis de NAD+ nas células.[33] Isso ocorre porque a NAD+ é necessária para a síntese da NADPH.

Minimizar sua exposição aos CEMs pode aumentar radicalmente seus níveis de NAD+, já que, quando você é exposto aos CEMs e seus filamentos de DNA se rompem, as PARP usam de 150 a 200 moléculas de NAD+ em um esforço para reparar esse dano. O Capítulo 7 mostrará uma variedade de maneiras de reduzir sua exposição aos CEMs.

Evite comer qualquer coisa de três a quatro horas antes de dormir

Se você leu *Combustível para a Saúde* ou *KetoFast*, ou se lê meu site regularmente, sabe a importância de não comer qualquer coisa pelo menos de três a quatro horas antes de ir se deitar, para a otimização da sua saúde. Eu pessoalmente me esforço por um período de jejum de seis horas antes de ir dormir. Enquanto escrevia este livro, aprendi que o NADPH tem muito a ver com o porquê de essa ser uma prática de saúde tão poderosa.

De forma mais geral, isso é chamado de "jejum intermitente". Como 90% das pessoas comem desde o momento em que acordam até o momento em que vão dormir (mais de 12 horas por dia), há resultados bastante drásticos e benéficos quando o consumo de alimentos é restrito a um período menor, de 6 a 8 horas. Isso permite que seu corpo ative o poderoso processo de autofagia, que recicla suas partes celulares que estão danificadas. Em muitos dias, eu apenas me alimento dentro de um período de 4 horas.

As maiores consumidoras de NADPH são as enzimas usadas na conversão do excesso de calorias que você ingere para armazenar como gordura.[34] Se você faz uma refeição grande perto da hora de dormir, simplesmente não há como seu corpo queimar essas calorias na forma de energia, então ele deve armazená-las criando gordura.

Esse processo consome quantidades enormes de NADPH. Com seus níveis de NADPH reduzidos dessa forma, você não conseguirá manter seus antioxidantes recarregados da maneira ideal enquanto dorme. Como resultado, você terá muito mais dano oxidativo causado pelos radicais livres, que não podem ser neutralizados (devido aos baixos níveis de NADPH) do que se tivesse comido essas calorias no início do dia.

Inibição da NADPH oxidase

A enzima NADPH *oxidase* (NOX) é outra grande consumidora de NADPH. Ela tem muitas funções, incluindo fornecer aos glóbulos brancos a capacidade de destruir patógenos invasores, sinalização celular e regulação da expressão gênica.[35] NOX em seus vasos sanguíneos também gera espécies reativas de oxigênio (EROs), importantes para manter a pressão arterial normal.[36]

Um dos outros benefícios raramente discutidos em limitar a exposição aos CEMs é que isso também diminuirá a ativação da NOX. As enzimas NOX não funcionam constantemente e exigem um sinal para que sejam ativadas.

Adivinha qual é esse sinal? Você está bem afiado se adivinhou que é um aumento de cálcio entrando na célula,[37] que é precisamente o que a exposição aos CEMs gera.

Quando você entender por que o cálcio inundando uma célula ativa o NOX, verá como esse processo reforça o mecanismo de dano dos CEMs. Deixe-me explicar.

Quando o NOX elimina uma ameaça viral ou bacteriana, também aumenta o superóxido nas células brancas do sangue. Essa grande produção localizada de superóxido formará uma das principais maneiras de capturar o óxido nítrico produzido por qualquer célula da região. O óxido nítrico então se combinará com o superóxido para gerar peroxinitrito, que formará o radical livre carbonato, que é altamente reativo, para destruir os germes invasores.[38]

Portanto, supondo que você não tenha uma infecção violenta que precise ser combatida com NOX por seus glóbulos brancos, você pode aumentar o NADPH inibindo a ativação excessiva da NOX, e pode fazer isso limitando sua exposição aos CEMs.

Você também pode inibir a ativação de NOX usando *hidrogênio molecular* (H_2), que é o elemento mais leve e a menor molécula do universo. É extremamente biodisponível, não apenas por causa de seu tamanho, mas também porque não porta nenhuma carga. Ele pode penetrar com facilidade nas membranas celulares e em outras estruturas subcelulares.

O H_2 pode se difundir rapidamente em seus tecidos e células sem afetar processos de sinalização importantes.[39] Quando o H_2 entra nos compartimentos subcelulares, diminui os efeitos das espécies reativas de oxigênio (EROs) e espécies reativas de nitrogênio (ERN) geradas quando você tem uma doença.

O H_2 protege seu DNA, RNA, proteínas, membranas celulares e mitocôndrias de danos.[40] Além de reduzir o estresse oxidativo e inibir a ativação excessiva de NOX, também é um estímulo potente da via Nrf2, que discutirei daqui a algumas páginas.[41]

O H_2 demonstrou ter benefícios terapêuticos em mais de 170 modelos diferentes de doenças humanas e animais. Vários estudos em animais mostraram que o H_2 é eficaz no aumento da resiliência e na mitigação dos efeitos negativos do estresse agudo e crônico, como inflamação e níveis de EROs elevados.[42]

Uma das razões pelas quais o H_2 é tão interessante é sua atuação na diminuição dos níveis da NOX quando esta é ativada em excesso.[43] Isso é ideal, pois a supressão indiscriminada da NOX pode prejudicar a função imunológica e a capacidade dos glóbulos brancos de eliminar patógenos de maneira eficaz.

O H_2 funciona dessa maneira porque o hidrogênio não elimina diretamente as EROs; em vez disso, diminui seus níveis excessivos. O H_2 também reduz a produção excessiva das EROs e tem benefícios pró-oxidantes leves, semelhantes aos produzidos pelos exercícios físicos.[44]

Curiosamente, dois estudos realizados com humanos mostraram que o consumo de água hidrogenada ajuda a mitigar os efeitos colaterais da radioterapia em pacientes com câncer.[45, 46] Outros estudos sobre o hidrogênio molecular e sua proteção contra a radiação estão em andamento, contudo, mais pesquisas são necessárias.

Existem muitas maneiras de consumir o hidrogênio molecular terapeuticamente. Infelizmente, muitos métodos fornecem dosagens inadequadas. Um dos métodos mais eficazes para consumi-lo é na forma de comprimidos que liberam o gás assim que ele é derramado na água. Há uma grande variedade de comprimidos, mas dê preferência àqueles que tenham uma concentração de 9 miligramas por litro, já que fornecem mais hidrogênio. Você pode encontrá-los em nossa loja online em portuguese.mercola.com, assim como em outros pontos de venda. Se você tomar o hidrogênio molecular diluído em água ao longo do dia, muitos de seus benefícios serão reduzidos: consumi-lo em uma ou duas doses diárias parece ideal para atingir os melhores resultados.

Aumente os Níveis da NAD+ Diretamente

Quando você aumenta seus níveis de NAD+ por meio do consumo de precursores da NAD+, você ajuda a restaurar a capacidade de seu corpo de reparar os danos causados pela exposição aos CEMs, alimentando as enzimas PARP.[47] Cientistas relataram que o NAD+ também pode reduzir significativamente os danos induzidos pela radiação dos raios-X em tecidos expostos à radiação gama ionizante,[48] além da deficiência de NAD+ ser um fator-chave na lesão tecidual induzida pela radiação ionizante.[49]

Este é um ponto muito importante porque, como demonstrei no Capítulo 1, sabemos que as radiações ionizante e não ionizante causam danos praticamente idênticos ao DNA. Elas apenas fazem isso de maneiras diferentes. Se o dano for semelhante, faz sentido que as precauções e a remediação pós-dano também sejam semelhantes. Depois de limitar sua exposição aos CEMs o máximo possível, que é claramente a etapa mais importante (discutida extensivamente no Capítulo 7), a segunda melhor estratégia será aumentar seus níveis de NAD+. Isso não só o ajudará a lutar contra os danos dos CEMs, mas também é provavelmente uma das estratégias antienvelhecimento mais poderosas que conhecemos hoje em dia.

Antes de revisarmos as estratégias para aumentar nossos níveis de NAD+, é importante entender que elas não são uma solução mágica. Elas não são, de forma alguma, um substituto para o sono, os exercícios físicos, a redução de alimentos processados e a prevenção em relação aos CEMs, já que estes, assim como o jejum intermitente, discutido anteriormente, são as bases de uma saúde que permitirá ao seu corpo um melhor aproveitamento dos níveis aumentados da NAD+.

Para determinar quanta NAD+ seu corpo requer, você precisa saber quanto está usando todos os dias. Se você pesa cerca de 75 kg, usará cerca de 9 gramas (9 mil miligramas) todos os dias. Embora isso seja menos que duas colheres de chá, é, certamente, muito para substituir com um suplemento. A boa notícia é que, em condições normais, seu corpo reciclará 99% do seu NAD+, então você só precisa repor cerca de 1%, ou cerca de 90 miligramas.[50]

Por favor, repare que isso só ocorre sob condições *normais*. Lembre-se de que as PARP são uma das principais consumidoras de seu NAD+. Se você está sob constante estresse induzido pelos CEMs e danificando seu DNA, sua NAD+ se esgotará em muito mais do que 1%, o que significa que seus níveis de reposição podem facilmente excedê-lo em muitas vezes. Ninguém sabe ao certo o quanto a exposição aos CEMs reduz os níveis da NAD+, já que praticamente nenhum dos pesquisadores que trabalham com NAD+ reconhece os CEMs como a causa da ativação das PARP e da depleção da NAD+, além de eles não terem estudado especificamente o impacto dos CEMs nos níveis de NAD+.

Então, como substituir o NAD+ esgotado?

Existem duas opções iniciais.

A primeira é criá-la a partir do zero, um processo chamado *síntese de novo*. Esse processo normalmente usa o aminoácido triptofano. Infelizmente, é muito ineficiente; são necessários cerca de 70 miligramas de triptofano para fazer 1 miligrama de NAD+.[51] Isso significa que você precisaria de mais de 6 gramas de triptofano para atender às suas necessidades diárias, e a ingestão média é de menos de 1 grama por dia.

Além do mais, se você estiver sujeito a uma exposição excessiva aos CEMs, poderá esgotar facilmente os estoques de triptofano do seu corpo enquanto ele procura acompanhar o aumento da demanda de NAD+. Isso pode contribuir para distúrbios neuropsiquiátricos e do sono, já que o triptofano é o precursor tanto da serotonina quanto da melatonina. A suplementação de triptofano pode ser apropriada para tratar a deficiência que o NAD+ está criando.

A segunda maneira de produzir mais NAD+ é utilizando a chamada *via de recuperação*, na qual você recicla o produto da degradação, a *niacinamida*, e o converte de volta em NAD+. Esse processo conduz a niacinamida por uma série de reações enzimáticas para recriar a NAD+. É assim que a grande maioria da NAD+ é reabastecida. Infelizmente, com as exposições modernas aos CEMs e o esgotamento quase contínuo das PARP, esse caminho não é suficiente para acompanhar nossa demanda diária. Podemos, no entanto, aprimorá-lo e manter o esgotamento e a reposição de NAD+ em equilíbrio, como explicarei a seguir.

COMO MANTER SEUS NÍVEIS DE NAD+ ELEVADOS

Outro fator que pode diminuir seus níveis de NAD + é simplesmente envelhecer — uma vez que eles diminuem drasticamente com a idade.

Ainda não está claro por que a quebra e a síntese de NAD+ não permanecem em equilíbrio à medida que envelhecemos, mas parece que a síntese é ultrapassada pelo consumo, o que provavelmente está relacionado ao aumento da inflamação e ao excesso de estresse oxidativo que foi especialmente acelerado no século XXI pela ativação das PARP por meio da exposição aos CEMs.[52]

Infelizmente, hoje os níveis de NAD+ não são algo que possa ser medido em um laboratório comercial. São necessários uma cromatografia líquida e um espectrograma de massa para se realizar a análise. Meu palpite é o de que, depois que a consciência da importância clínica do NAD+ se tornar mais amplamente difundida, ele eventualmente estará disponível em laboratórios comerciais.

Um de meus amigos, James Clement, é um pesquisador da NAD e tem um equipamento de espectrometria de massa em seu laboratório que pode medir com precisão os níveis de NAD+. Ele escreveu um artigo basilar com o principal especialista em NAD, o Dr. Nady Braidy, em 2019, que foi o artigo mais lido de todo o ano na *Rejuvenation Research*.[53] Foi um artigo épico, pois foi o primeiro estudo a documentar claramente o declínio radical e chocante nos níveis de NAD+ que ocorrem com o envelhecimento.

Clement descobriu que os níveis típicos em pessoas saudáveis com menos de 30 anos estavam em torno de 40 nanogramas por mililitro (ng/ml) no sangue. Os níveis caíram progressivamente conforme os indivíduos atingiam a idade de 80 anos, para menos de 1 ng/ml.

No entanto, houve algumas exceções, pois uma pessoa de 85 anos que se exercitava intensamente apresentou um nível de 9 ng/ml. Isso provavelmente se deve ao fato de que o exercício é uma forma de ativar a enzima limitadora da taxa de formação de NAD+, a NAMPT, a partir de seu produto de degradação, a nicotinamida. Se você deixar de fazer exercícios regularmente à medida que envelhece, não apenas seus níveis de NAD+ diminuirão, mas também seus níveis de nicotinamida (precursor da NAD+) aumentarão; altos níveis de nicotinamida, por sua vez, inibirão as sirtuínas, proteínas de longevidade.

Essas informações deixam muito claro que não existe uma abordagem genérica que sirva para todos quanto a melhorar os níveis de NAD+. Quanto mais velho você for, mais intensa a terapia de reposição precisa ser.

Se você tem entre 30 e 40 anos, ou é ainda mais jovem, precisa fazer muito pouco além de se certificar de que está implementando o fundamental em relação a NAD+, de que quase todos precisam, como:

- Ingerir niacina suficiente todos os dias (cerca de 25 miligramas — explico mais na próxima seção).
- Fazer sessões regulares de exercícios de alta intensidade, pois isso aumentará a NAMPT e, secundariamente, a NAD+. Os treinamentos aeróbico e de resistência invertem o declínio de NAD+ decorrente da idade, já que ambas as formas de exercício aumentam a NAMPT. O desenvolvimento de exercícios mais estimulantes é o uso do Treinamento de Restrição do Fluxo Sanguíneo, que permite o uso de pesos leves e muitas repetições para produzir benefícios metabólicos incríveis, incluindo a ativação da NAMPT.

    Essa é minha forma favorita de aumentar a NAD+. Além de aumentá-la, também prevenirá e tratará a sarcopenia, ou a perda muscular relacionada à idade, e a osteoporose. Também ajudará a prevenir ataques cardíacos e derrames. O treinamento requer um capítulo inteiro para explicá-lo, sendo assim, está além do escopo deste livro, por isso disponibilizei um material que você pode acessar gratuitamente em BFR.mercola.com [conteúdo em inglês].

- Implementar o jejum intermitente também aumenta os níveis de NAD+.
- Comer pela última vez de três a quatro horas antes de dormir. Se você comer próximo da hora de dormir, provavelmente armazenará a maior parte da energia desse alimento como gordura, um processo de conversão que requer NADPH.[54]

TERAPIA DE NIACINA

Uma das estratégias mais simples para aumentar seu equilíbrio de NAD+ é a suplementação com seus precursores. Foi demonstrado que os precursores de NAD orais restauram os níveis de NAD em tecidos envelhecidos e apresentam efeitos benéficos contra o envelhecimento e doenças relacionadas a ele.[55-58]

A niacina é um desses precursores. Acredito que a terapia de niacina em baixa dosagem, em torno de 25 miligramas, é uma terapia da qual a maioria das pessoas se beneficiaria, pois tem custo muito baixo e não apresenta efeitos colaterais graves.

Foi demonstrado que a niacina aumenta os níveis intracelulares de NAD+, especialmente no cérebro, onde tem maior importância.[59] A deficiência de niacina pode causar problemas de saúde muito sérios, além de contribuir para o esgotamento da NAD+. Antes de haver suplementação alimentar com niacina, as pessoas morriam de pelagra, uma doença causada pela deficiência de niacina, cujos sintomas característicos são erupções cutâneas, diarreia, feridas na boca e demência, que naquela época era endêmica nos Estados Unidos.[60, 61] A deficiência de niacina também pode gerar cromossomos instáveis e danos ao DNA.[62-65]

Uma vez que a niacina de liberação prolongada elimina a reação de rubor, muitos acreditam que é a melhor escolha. Infelizmente, um estudo de alta qualidade testou essa estratégia, e os resultados não são favoráveis,[66] portanto, a niacina de liberação imediata, que é mais barata, parece ser uma escolha preferível. Você pode comprá-la em comprimidos, cápsulas ou em pó.

Niacinamida

Outro precursor da vitamina B3 que pode ser usado é a niacinamida (também chamada de nicotinamida). Essa é, na verdade, a molécula resultante da divisão do NAD+ depois que nosso corpo a utiliza. Uma vantagem da niacinamida é que ela não causa rubor, como a niacina.

O problema em usar a niacinamida para aumentar os níveis de NAD+, especialmente com doses mais altas, é que ela é um inibidor direto da sirtuína SIRT1.[67] Como as sirtuínas requerem NAD+ para funcionar, quando os níveis de niacinamida são altos, elas tendem a ser inibidas, e seus caminhos de longevidade tornam-se comprometidos. Por esse motivo, muitos acreditam que a niacinamida não é a escolha ideal de um precursor da niacina.

Existem outros precursores NAD+, como o ribosídeo de nicotinamida (NR) e o mononucleotídeo de nicotinamida (NMN) e até a própria molécula de NAD+. Mas, no geral, eles são desnecessários neste momento e estão além do escopo deste livro. Apenas entenda que o auxílio no aumento dos níveis da NAD+ é uma das estratégias mais importantes que você pode usar para se manter saudável, e essas são as cinco melhores maneiras de fazer isso.

Cinco melhores maneiras de aumentar seus níveis de NAD+

- Limite sua exposição aos CEMs e durma em um quarto com níveis baixos de CEM.
- Pratique o jejum intermitente diariamente, quando você só come alimentos durante um período de seis a oito horas, ou até menos.
- Pratique algum tipo de exercício físico diariamente e considere seriamente o treinamento com restrição do fluxo sanguíneo.
- Suplemente-se com hidrogênio molecular.
- Certifique-se de que está ingerindo cerca de 25mg de niacina por dia, além da suplementação regular com magnésio para atingir pelo menos sua IDR (Ingestão Diária Recomendada) de 400mg de magnésio elementar.

Aumentando a NAD+ indiretamente por meio da NQO1

Existe uma enzima sofisticada que realmente converte o NADH de volta em NAD+. Essa enzima tem um nome bioquímico muito longo e complicado — *NADPH desidrogenase, quinona 1*. Felizmente, podemos abreviá-la para NQO1.

A NQO1 é realmente incomum, pois é uma das únicas enzimas que pega a NADH e a converte (oxida) em NAD+.[68] Isso é útil porque o que é importante para sua saúde e longevidade pode não ser, de fato, a concentração ou o nível de NAD+ em suas células, mas sim a relação NAD+/NADH.

Além disso, está bem documentado que os níveis de NAD+ diminuem com a idade devido a uma mudança no equilíbrio entre a produção e o consumo de NAD.[69] Então, qualquer coisa que aumente os níveis de NAD+ ajudará a melhorar sua saúde, além de alimentar as PARP para ajudar em sua função de reparo de danos no DNA.

Como um bônus, a NQO1 desempenha um papel na remoção direta do superóxido das mitocôndrias.[70] Menos superóxido significa uma menor formação de peroxinitrito.

Você pode aumentar a atividade da NQO1 por meio da exposição ao calor e da terapia fotodinâmica, como se sentar em uma sauna de infravermelhos próximos. Essa é uma ótima prática para uma ampla variedade de outros motivos de saúde, como energizar suas mitocôndrias por meio da fotobiomodulação e ajudar na eliminação das toxinas por meio do suor. Na minha opinião, uma sauna de infravermelhos próximos (não infravermelho distantes) é uma das ferramentas de saúde mais valiosas que existem.

Uma das outras maneiras importantes de aumentar a NQO1 é ativar um fator de transcrição de DNA muito importante, do qual você talvez não tenha ouvido falar, o *fator Nrf2*, que descreverei a seguir. Este também é um fator ativado pelo hidrogênio molecular.

NRF2 É UMA VIA FUNDAMENTAL PARA MANTER VOCÊ SAUDÁVEL

O Nrf2 é uma via biológica importante que emergiu da obscuridade em 1997 na Universidade de Tsukuba, no Japão.[71] É muito provável que você e seu médico nunca tenham ouvido falar dela.

Isso é lamentável, porque o fator Nrf2 é o regulador mestre das respostas ao dano oxidativo causado pelos radicais livres, às inflamações e à disfunção mitocondrial. Além de ajudar seu corpo a lidar com os efeitos dos CEMs, a via Nrf2 protege suas células dos efeitos nocivos da radiação ionizante, como os raios X.[72, 73]

Desde sua descoberta, o Nrf2 tornou-se mais conhecido por seu papel na ativação de genes que têm efeitos antioxidantes poderosos.[74] Ele não suprime indiscriminadamente todos os radicais livres; ele só é acionado quando seu organismo precisa reduzir os danos dos radicais livres. Nesse ponto, ele acionará o DNA para ativar até quinhentos genes, incluindo proteínas antioxidantes e enzimas desintoxicantes.[75]

A Única Situação em que Doses Altas de Antioxidantes Podem Salvar Sua Vida

Este é um assunto paralelo, mas potencialmente salvador. Se você ou alguém que você ama estiver correndo risco de vida com uma sepse, um coquetel relativamente simples, mas altamente eficaz de uma grande dose intravenosa de vitamina C, tiamina e hidrocortisona pode salvar a sua vida ou a de seu ente querido.[76]

O choque séptico da sepse grave atinge mais de 1 milhão de norte-americanos todos os anos, e de 15% a 30% dessas pessoas morrem.[77] Isso significa que de 150 mil a 300 mil pessoas morrem TODOS os anos nos Estados Unidos por causa desse problema; isso é quase 1.000 pessoas todos os dias. Mais da metade das infecções por sepse são adquiridas em hospitais.

Se seu médico se recusar a considerar isso, peça-lhe que reveja os estudos recentes citados aqui que mostram esses trabalhos.[78-81] Tudo que você precisa fazer é procurar as referências para a frase anterior nas notas finais e digitar o nome do artigo em um mecanismo de busca. Como alternativa, você pode simplesmente ir ao PubMed (https://www.ncbi.nlm.nih.gov/pubmed — conteúdo em inglês) e digitar "vitamina C e sepse" no campo de pesquisa, e obterá a lista.

> O download desses artigos é totalmente gratuito. Espero que você nunca precise acessá-los, mas, se precisar, pode imprimi-los e usar as informações para convencer sua equipe médica a usar essas estratégias simples para salvar vidas.

O Nrf2 pode ativar a produção de centenas de genes antioxidantes e de resposta ao estresse. Alguns deles incluem o gene da NQO1, sobre o qual falamos anteriormente, glutationa peroxidase, tiorredoxina, catalase, superóxido dismutase heme oxigenase-1 e muitos outros.[82]

Você ficará satisfeito em saber que o Nrf2 também desempenha um papel importante na otimização de toda a família de coenzimas NAD. Além de aumentar a NADPH, o Nrf2 também ativa a NQO1.[83]

Além disso, o Nrf2 ativa um total de 25 genes de desintoxicação diferentes, cada um dos quais produz uma enzima que atua na desintoxicação de vários produtos químicos tóxicos.[84] Isso é muito benéfico, porque, graças à industrialização dos séculos XX e XXI, sua exposição a toxinas químicas aumentou drasticamente.

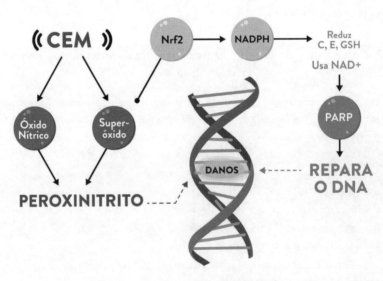

Figura 6.2: Os complexos modos pelos quais você pode danificar e reparar seu DNA.

Como o Nrf2 Funciona

Acreditamos que uma das estratégias biológicas gerais que permite a realização do trabalho benéfico do Nrf2 é um processo denominado hormese. Se você nunca ouviu falar da hormese antes, ele é melhor resumido pela famosa citação de Friedrich Nietzsche: "Aquilo que não nos mata nos torna mais fortes."

Outra maneira de encarar da hormese é por meio de um dos princípios básicos da toxicologia, que é "a dose faz o veneno". Baixas doses de "toxina" podem realmente torná-lo mais saudável. Muitos dos polifenóis (principalmente micronutrientes encontrados em plantas que são antioxidantes) que ativam o Nrf2 são, na verdade, produzidos pelas plantas para afastar predadores. Esses produtos químicos, em grandes doses, podem matar predadores, mas quando usados em incrementos menores, são bastante benéficos.

O estresse moderado causa uma resposta em seu corpo que o protege em situações futuras: exercícios físicos com restrição e jejum intermitente são dois outros exemplos desse princípio. Para ser eficaz, porém, o estresse deve ser pontual; não pode ser contínuo ou crônico. É por isso que tomar doses pontuais de muitos ativadores do Nrf2 é tão importante. Simplesmente não é uma boa estratégia tomar a maioria deles continuamente.

Os exercícios físicos, por exemplo, colocam uma tensão nos músculos que faz com que seu corpo reaja de maneiras que aumentam a força muscular. Os exercícios com levantamento de peso colocam pressão sobre os ossos, fazendo com que o corpo reaja aumentando a resistência óssea. E todos nós sabemos que você precisa de períodos de recuperação após o exercício. Por exemplo, se você se exercita continuamente sem descansar, isso pode ser muito prejudicial e contraproducente para sua saúde.

Da mesma forma, após um incidente indutor de estresse oxidativo, seu corpo necessita de tempo para eliminar os subprodutos da oxidação e restabelecer a homeostase. É provável que suas células também precisem de tempo para repor seus estoques de Nrf2.

Nrf2 e Amplitude de Saúde

Muitos pesquisadores acreditam que o Nrf2 é um regulador mestre não apenas da longevidade, mas também, o que é ainda mais importante, da extensão da saúde.[85] Enquanto a expectativa de vida se refere à idade avançada que você atinge, a expectativa de saúde é a idade mais avançada na qual você mantém todos os aspectos de ser saudável. Não é uma vitória viver até uma idade avançada se você está paralisado de dor por artrite, imóvel, frágil e sem a maior parte de sua capacidade mental.

Há uma série de estudos genéticos realizados com camundongos e várias outras espécies que mostram que o aumento da atividade do Nrf2 produz longevidade e saúde prolongadas e que a redução do Nrf2 produz o oposto. O Nrf2 fornece esses benefícios por meio da facilitação da remoção de células senescentes que pararam de se reproduzir e criaram uma inflamação silenciosa.[86] Curiosamente, quando os camundongos têm seus genes Nrf2 removidos, eles desenvolvem senescência celular prematura.[87]

Isso faz sentido, porque um dos principais fatores para a criação de células senescentes é o estresse oxidativo, e o Nrf2 é magnífico em lidar com isso.[88] Se você tem mais de 65 anos, deve considerar estratégias para ativar a via do Nrf2, porque é provável que sua ativação do Nrf2 tenha diminuído[89] e seus níveis de NAD+ estejam mais baixos.

Além disso, sabemos que a restrição de calorias beneficia sua saúde principalmente por ativar a *autofagia*, que vem das palavras gregas para *comer a si mesmo*. É um processo que remove partes celulares danificadas e defeituosas, marca-as para destruição e, em seguida, fragmenta essas partes celulares danificadas pra que seus elementos constituintes possam ser reciclados.

O Nrf2 não apenas estimula a autofagia,[90] mas provavelmente também é responsável por muitos dos benefícios à saúde proporcionados pela restrição calórica.[91-95]

Os benefícios do Nrf2 só melhoram, uma vez que pesquisadores descobriram que esse fator também estimula um processo chamado *biogênese mitocondrial*, que aumenta o número de suas mitocôndrias e melhora sua função mitocondrial — essencial para uma saúde ideal.[96, 97]

> Uma observação interessante sobre o Nrf2 é que as estatinas, medicamentos muito populares, usados para reduzir os níveis de colesterol em um em cada quatro norte-americanos com mais de 40 anos, parecem ativar o Nrf2, e isso pode explicar alguns dos benefícios cardiovasculares observados.[98-100] Isso faria sentido do meu ponto de vista, já que, na minha opinião, as estatinas claramente não beneficiam as pessoas ao reduzir seus níveis de colesterol. Felizmente, existem estratégias muito menos perigosas e menos caras para aumentar o Nrf2.

Produtos Naturais Ativam o Nrf2

Muitos estudos mostraram que o consumo de frutas e vegetais está associado à redução do risco de doenças cardiovasculares e derrame. Especialistas costumavam acreditar que os efeitos protetores dos fitoquímicos, os produtos químicos protetores que as plantas produzem, resultavam de suas ações antioxidantes diretas. No entanto, o entendimento agora é o de que os benefícios transmitidos pelos fitonutrientes em frutas e vegetais são provavelmente amplamente relacionados à sua ação estimuladora do Nrf2, e não à sua ação antioxidante.

Felizmente, existem muitos produtos naturais que ativam o Nrf2 e não apenas estimulam a NQO1, mas também fornecem muitos outros benefícios. O escopo deste livro não me permite aprofundar os detalhes aqui, mas forneci referências aos estudos que exploram mais essa questão.

Os compostos químicos da lista a seguir, que aumentam o Nrf2, são principalmente polifenóis.[101–108]

- Vitamina D.[109]
- Hidrogênio molecular.[110–112]
- Sulforafano,[113] encontrado no brócolis.
- Rutina.[114–116]
- Quercetina.[117–120]
- Curcumina,[121–123] da cúrcuma.
- Fisetina, que é encontrada em morangos, chá verde, chá de camomila e maçãs.[124]
- Resveratrol, encontrado em pistache, uvas, mirtilos e chocolate amargo.[125–127]
- Chá verde e seu ingrediente ativo epigalocatequina-3-galato (EGCG).[128–130]
- Polifenóis da casca da maçã.[131, 132]
- Polifenóis da casca da romã.[133–135]
- Delta e gama-tocoferóis (vitamina E) e tocotrienóis (não alfa, que têm pouca atividade) de framboesas, amoras, soja (dos quais você só deve comer versões orgânicas para evitar organismos geneticamente modificados), avelãs e azeite de oliva.[136–139]
- Batata-doce-roxa.[140–142]

- Astaxantina,[143-145] de microalgas e alguns frutos do mar, como o krill.
- Isotiocianatos encontrados no brócolis, repolho e em outros alimentos crucíferos.[146, 147]
- Triterpenóides e outros terpenos, encontrados em feijões, maçãs, hortelã-pimenta, orégano e tomilho.[148, 149]
- Compostos de enxofre, incluindo sulfetos de alila no alho, cebola e vegetais do gênero *Allium*, como cebolinha e alho-poró.[150, 151]
- Carotenoides, principalmente licopeno, que é encontrado no tomate, na melancia e na goiaba.[152, 153]
- Óleo de peixe (ácidos graxos ômega-3 de cadeia longa DHA e EPA).[154, 155]
- Estresse oxidativo moderado (hormese), como aquele induzido por exercícios físicos.[156]
- Melatonina.[157]

Enquanto muitos considerem o consumo diário uma estratégia de proteção útil, tenho algumas preocupações de que o uso contínuo das versões concentradas de alta dosagem, disponíveis em muitos suplementos, possa ser contraproducente. É por isso que recomendo que você priorize a obtenção desses polifenóis de alimentos integrais.

Também suspeito que o uso desses polifenóis em altas doses é mais apropriado quando você tem a autofagia ("comer a si mesmo") ativada pelo jejum ou jejum parcial de pelo menos quarenta horas. Nesse cenário, os polifenóis provavelmente melhorariam o nível e os benefícios da autofagia.

ESTE MINERAL COMUM TAMBÉM PODE AJUDAR

Há mais uma estratégia de suplemento para lidar com os danos dos CEMs e que pode ser eficaz: bloquear a ativação excessiva dos canais de cálcio. O magnésio pode ajudar nisso. O magnésio é o quarto mineral mais abundante em seu organismo, depois do cálcio, do potássio e do sódio. Ele ativa mais de seiscentas enzimas e é um cofator importante para a ativação de uma gama de transportadores e enzimas.[158]

O magnésio é essencial para a estabilidade da função celular, a síntese de RNA e DNA e o reparo da célula. Curiosamente, o magnésio também é um bloqueador natural dos canais de cálcio.

O magnésio tem sido usado há algum tempo para reduzir a pressão arterial porque atua como um bloqueador natural dos canais de cálcio.[159] Se você puder evitar a ativação dos canais de cálcio pelos CEMs, poderá diminuir a necessidade de reparar o dano do peroxinitrito.

O magnésio é barato e praticamente livre de efeitos colaterais. Por ser também um laxante natural, tem um mecanismo de segurança embutido. Se você tomar muito magnésio oral, simplesmente o eliminará tendo fezes amolecidas.

Além disso, está bem documentado que mais da metade dos norte-americanos não ingere magnésio suficiente. O parâmetro para "suficiente" é de aproximadamente 400 miligramas de magnésio elementar por dia.[160] No entanto, isso se baseia nos valores de IDR (Ingestão Diária Recomendada).

Em minha opinião, as IDRs sugerem uma quantidade mínima, e não necessariamente uma quantidade ideal, especialmente para protegê-lo contra os CEMs. Levando isso em consideração, é provável que 80% ou mais de nós tenha níveis de magnésio abaixo do ideal e poderia se beneficiar com a suplementação.

Além de ajudar a diminuir os danos causados pelos CEMs, a suplementação de magnésio pode ser útil para melhorar sua saúde em geral. Há uma grande variedade de suplementos de magnésio disponíveis; qualquer que seja a sua escolha, é importante lembrar que você tem que prestar atenção na quantidade de magnésio elementar que vem no suplemento. Essa é a quantidade que está realmente disponível para seu corpo usar, e é nela que seus requisitos se baseiam.

É fácil deixar passar esse ponto importante, e muitas pessoas o fazem. Você poderia tomar 400 miligramas de alguns suplementos de magnésio, mas se eles contiverem apenas 10% de magnésio elementar, você receberá apenas 40 miligramas e precisará tomar 10 doses por dia para obter a quantidade aconselhada.

Outro fator a ser considerado é o tipo de magnésio utilizado, pois cada um tem diferentes níveis de absorvibilidade. O óxido de magnésio, por exemplo, é comumente usado como suplemento. Embora tenha 50% de magnésio elementar, o que parece bom, essa forma de magnésio é muito mal absorvida, em comparação com outros suplementos, por isso não recomendo tomá-lo.

Aqui estão algumas das minhas principais escolhas de magnésio. Alguns produtos fornecem diferentes formas de magnésio, mas a maioria não. Você pode combiná-los para obter alguns dos benefícios exclusivos que cada um oferece. Isso é especialmente útil porque você provavelmente precisará tomar mais de um comprimido por dia. Nós oferecemos o CannaCalm™, que tem citrato, treonato e malato junto com uma dose muito baixa de 5 miligramas de CBD (canabidiol) de espectro completo não psicoativo.

- O malato é uma das formas mais biodisponíveis de magnésio, tem boa tolerância e uma quantidade relativamente alta de magnésio elementar, 15,5%.

- O citrato também é altamente biodisponível e tem um nível de magnésio elementar de 11,4%. O benefício de usar essa forma é que o citrato ajudará a ligar os oxalatos (moléculas que ocorrem naturalmente em muitas plantas que podem causar cálculos renais e outros danos biológicos) e impedi-los de absorver o magnésio, além de ajudar a dissolver os cristais de oxalato existentes que você acumulou em seu organismo.

- O glicinato tem uma grande quantidade de magnésio elementar, são 14%. Nessa forma, o magnésio está ligado ao aminoácido glicina, o que traz benefícios adicionais. Pode ajudar a aumentar a NADPH em seu corpo e também contribuir para a resistência do tecido conjuntivo. A glicina é o aminoácido primário do colágeno e do "bone broth" (caldo ultraproteico).

- O treonato tem uma baixa quantidade de magnésio elementar, em torno de 8%. Sua reivindicação ao estrelato é ser particularmente bom em passar a barreira hematoencefálica e aumentar os níveis de magnésio em seu cérebro. Assim que chega ao cérebro, aumenta a densidade das sinapses, que são as conexões de comunicação entre as células cerebrais.[161]

AINDA MELHOR DO QUE REPARAR DANOS

Embora as estratégias que abordei aqui — de dar suporte à capacidade de seu corpo de reparar os danos no DNA, bem como o estresse oxidativo que acontece como resultado da exposição aos CEMs — sejam importantes, elas não são as mais cruciais para proteger sua saúde. Em vez de fornecer a seu corpo as matérias-primas para construir a NAD+, você pode aumentar seus níveis ao não utilizá-la tanto.

É claro que a primeira e mais importante estratégia para manter o DNA inteiro e o estresse oxidativo baixo é evitar as coisas que geram danos. A melhor maneira de fazer isso é otimizar suas escolhas alimentares (seguindo as estratégias que delineei em meus livros *Combustível para a Saúde* e *KetoFast*) e prestar muita atenção às suas exposições aos CEMs, de modo a limitar os danos gerados no DNA, como abordo detalhadamente no Capítulo 7.

CAPÍTULO 7

COMO SE PROTEGER DOS CEMS

Por mais útil que seja o conhecimento de como remediar os danos que os CEMs podem infligir, a maneira mais eficiente de se proteger é, em primeiro lugar, reduzir sua exposição a eles.

Embora a maior parte deste livro apresente um quadro desolador, há muitas maneiras práticas de limitar sua exposição aos CEMs e dar ao seu corpo uma chance de se recuperar e reparar os danos gerados pela exposição generalizada e quase contínua aos CEMs que você vêm experimentando.

As táticas que delineio neste capítulo são benéficas para todos. Se você estiver enfrentando alguma doença grave, é imperativo que reduza sua exposição o máximo possível, pois os CEMs só pioram seus problemas de saúde.

QUATRO PRINCÍPIOS ORIENTADORES PARA REDUZIR SUA EXPOSIÇÃO AOS CEMS

A boa notícia é que há uma grande variedade de estratégias para se proteger dos CEMs. Por outro lado, pode ser difícil decidir quais estratégias serão implementadas e em que ordem. Quero ajudá-lo a priorizar seus esforços e a entender o que você precisa fazer e por quê.

Como estamos lidando com um livro — que não muda depois de impresso —, e já que a tecnologia evolui a cada dia, há uma grande probabilidade de essas recomendações mudarem no futuro. Por esse motivo, recomendo fortemente que você assine meu boletim informativo gratuito em portuguese. mercola.com para receber todas as atualizações e as estratégias mais recentes.

No entanto, a estrutura para a remediação dos CEMs não mudará, então descreverei os princípios básicos aqui. Resumidamente, você deve procurar fazer estas quatro coisas, nesta ordem:

- Evite a exposição desnecessária aos CEMs, especialmente dentro de sua casa, e advinda de seus dispositivos pessoais (como seu celular), onde você tem um controle maior.
- Mantenha o máximo de distância possível entre você e os CEMs que não pode evitar.
- Diminua a exposição aos CEMs que entram em sua casa advindos de fontes externas.
- Quando tudo falhar, tente se blindar.

Irei guiá-lo neste capítulo pelas várias maneiras por meio das quais você pode atingir todos esses quatro objetivos. Mas primeiro quero explicar por que você deve considerar seriamente a compra de um medidor de CEMs para poder mensurar a eficácia de cada passo que dá. Ver essa evidência de progresso o inspirará a continuar a fazer mudanças e a adotar um estilo de vida com níveis de CEMs mais baixos.

Torne Visível o Invisível

Parte da razão pela qual os CEMs são tão perigosos é que, assim como os raios X, eles são invisíveis, silenciosos e inodoros. A menos que seja hipersensível aos CEMs, você não verá, sentirá ou ouvirá suas exposições a eles. É por isso que é crucial investir em dispositivos que possam localizar e medir com precisão todas as fontes ocultas.

Antes de fazer qualquer coisa para remediar sua exposição física aos CEMs, é essencial medir os níveis de radiação já presentes. Medir primeiro lhe fornece um ponto de partida e ajuda significativamente nos ajustes dos esforços de mitigação, de modo que sejam tão eficazes quanto possível. A capacidade de ver e ouvir as leituras atuais detectadas por dispositivos de medição de CEMs irá motivá-lo a tomar medidas imediatas para resolvê-las.

Mesmo que você seja hiperdiligente e procure lidar com todas as fontes da lista abrangente deste capítulo, pode ter certeza de que algumas fontes escaparão de seus esforços. A maneira mais fácil, porém mais cara, de localizar essas fontes furtivas em sua casa e medir os campos que elas emitem é contratar um profissional. Os profissionais mais renomados que oferecem esse serviço são os biólogos que atuam na área da construção civil: eles são treinados e certificados para analisar ambientes internos e buscar a redução sistemática de irritantes químicos, fúngicos, elétricos, magnéticos e de radiofrequência. Eles também podem ajudá-lo a aprender como usar seus próprios medidores e aumentar o seu conhecimento de como determinar, reduzir e eliminar os CEMs que se escondem em sua casa.

Os profissionais dos CEMs são particularmente úteis para localizar problemas na fiação de sua casa que podem resultar em campos magnéticos muito altos por todo espaço. Eles são relativamente comuns, no entanto, não são fáceis de medir, mesmo com seu próprio medidor.

A abordagem mais acessível é comprar seu próprio medidor de CEMs e fazer as medições você mesmo. Mesmo que contrate um profissional inicialmente, é melhor comprar alguns medidores para que você possa fazer leitura de suas diferentes exposições aos CEMs, já que elas mudarão com o tempo.

Medidores de qualidade profissional da Gigahertz Solutions, da Geovital e de outras empresas custam milhares de dólares, mas não é necessário investir tanto assim. Geralmente, um medidor decente pode ser comprado por um valor entre US$200 e US$400. Existem diferentes tipos de medidores para estes quatro tipos de CEMs:

- Radiofrequência dos celulares, do Wi-Fi e dos medidores inteligentes.
- Campos magnéticos.
- Campos elétricos.
- Eletricidade suja.

Diretrizes para Avaliar as Leituras de CEMs na Sua Casa

Tipo de exposição aos CEMs	Limite Máximo de Segurança
Campos Elétricos de CA: Intensidade de campo com potencial de aterramento Intensidade de campo, contato sem potencial Voltagem corporal	5 volts por metro 1,5 volt por metro 100 milivolts
Campos magnéticos de CA	1 miligauss ou 100 nanotesla
Radiação de RF	10 microwatts por metro quadrado
Eletricidade suja	O limite varia dependendo do medidor que você usar; verifique o manual para os valores de referência

Existem muitos medidores baratos por aí que medem os três primeiros, mas alguns deles combinados, particularmente as versões mais antigas, podem não ser capazes de medir todos os campos com precisão. É provável que você precise de mais de um aparelho para medir sua exposição a todas as formas de CEMs.

Eu sei que esse é um tópico técnico cheio de detalhes, mesmo assim, é possível encontrar a combinação certa de medidores para você. Incluí uma lista de vários dos melhores medidores disponíveis no mercado, apontando seus prós e contras, na seção Recursos, ao final deste livro.

É claro que esses medidores custam dinheiro, e quando você precisa comprar mais de um, o investimento pode se tornar significativo. Uma ideia para economizar é reunir os recursos com seus vizinhos ou familiares e comprar medidores que serão compartilhados.

Quando entrevistei a dra. Magda Havas, que por décadas estudou os efeitos sobre a saúde daquilo que alguns especialistas chamam de "electrosmog" (radiação ou poluição eletromagnética criada pelo homem), além de ser pesquisadora e ministrar cursos sobre a poluição eletromagnética na Trent University, no Canadá, ela descreveu o processo de medição dos CEMs por conta própria desta maneira:

Quanto mais você brincar por aí [usando os medidores], mais confortável se sentirá com isso. Você encontrará algumas surpresas quando tiver os medidores, porque coisas que você acha que estão desligadas ou que não estão irradiando podem estar aumentando sua exposição. Fazer sua própria testagem é algo que recomendo fortemente.

Seja qual for o medidor que você escolher, pesquise no YouTube por vídeos ensinando a usá-lo corretamente. Lloyd Burrell se tornou um pesquisador dedicado à redução da exposição aos CEMs após sentir tonturas e dores sempre que usava seu celular. Ele fez muitos vídeos sobre o assunto; você pode encontrá-los em seu site, electricsense.com [conteúdo em inglês].

Quando se trata de escolher qual medidor comprar, é importante saber que não existe o "melhor medidor". Sua decisão dependerá de suas respostas às seguintes perguntas:

- Quais são suas preocupações com os CEMs? A torre de celular da sua rua? O Wi-Fi de seu vizinho? As linhas de transmissão elétricas acima de sua cabeça? Esclareça quais são suas preocupações e procure medidores que possam medir esses tipos de CEMs.
- Quanto você conhece dessa tecnologia? Alguns medidores são mais amigáveis para iniciantes do que outros. Certifique-se de considerar sua tolerância para aprender a usar novas tecnologias ao eleger o modelo.
- Você está disposto a investir na sua saúde? O barato pode sair caro. Isso é particularmente verdade com medidores de CEMs. Existem alguns por aí tão imprecisos, que são um desperdício total de dinheiro. A compra de seu medidor é um investimento. Faça sua pesquisa e invista com sabedoria.

Assim que tiver seu medidor e estiver familiarizado com seu uso, você estará na posição ideal para começar a diminuir sua exposição. Portanto, voltaremos aos quatro princípios orientadores e às principais prioridades para a remediação da exposição aos CEMs.

PRIORIDADE NÚMERO 1: REDUZA A EXPOSIÇÃO AOS CEMS DENTRO DE SUA CASA

Diminuir os CEMs emitidos dentro da sua casa é o primeiro passo vital. Se você proteger sua casa das fontes externas sem primeiro remediar as fontes internas de CEMs, a estratégia pode ter o efeito inverso e aumentar os níveis de CEMs no interior, porque a blindagem refletirá os CEMs de dentro de sua casa de volta para o interior.

Reduza os CEMs Emitidos pelo Seu Computador e pela Conexão de Internet

Esse é um dos dois aspectos mais importantes para a redução da exposição aos CEMS dentro de casa, porque as exposições à radiofrequência estão entre os maiores contribuintes para sua carga de exposição aos CEMs, especialmente o Wi-Fi de seus roteadores e outros dispositivos. Além do mais, o Wi-Fi produz um sinal modulado que é especialmente prejudicial ao seu corpo.

Seu objetivo no longo prazo deve ser conectar seu computador doméstico e sua impressora à internet usando um cabo Ethernet (rede local ou LAN), em vez da conexão sem fio por meio de um roteador Wi-Fi habilitado.

Idealmente, você será capaz de obter uma solução profissional contratando um empreiteiro especialista em áudio/vídeo de baixa tensão ou uma empresa especializada em home theater para instalar fios Ethernet em suas paredes. Como alternativa para economizar dinheiro, você mesmo pode fazer isso instalando os cabos Ethernet a partir de seu modem e roteador pelas paredes, próximo aos rodapés.

Os cabos Ethernet flat, que são mais baratos e estão disponíveis em varejistas online, funcionam melhor nesse cenário. A maioria dos notebooks novos não tem uma porta Ethernet, portanto, você precisará comprar um adaptador barato que se encaixa na porta USB-A, USB-C ou Thunderbolt.

É importante lembrar que essa conexão Ethernet não será aterrada, então, se você tiver um notebook, desabilitar o Wi-Fi e conectar um cabo Ethernet padrão para acessar a internet, ainda existirão campos elétricos intensos quando colocar suas mãos no notebook. Você está essencialmente trocando um tipo de CEM por outro.

Você pode evitar os campos elétricos intensos usando um cabo Ethernet Cat7 aterrado (com extremidades de metal) e um kit adaptador de aterramento Ethernet (consulte a seção Recursos para recomendações).

Por favor, entenda que a maioria dos modems/roteadores das companhias de telecomunicações tem o Wi-Fi habilitado por padrão. Felizmente, ele pode ser desligado através do software. Entre em contato com sua operadora para orientá-lo sobre como fazer isso, ou peça que eles o façam remotamente, pelo telefone. Mas certifique-se por si mesmo, pois eles podem estar lhe dando instruções incorretas. Você precisará portar seu medidor de RF e confirmar que não há radiação sem fio proveniente de seu dispositivo.

Além disso, a empresa pode atualizar automaticamente o software do seu modem e ligar o Wi-Fi novamente sem avisá-lo, por isso é aconselhável verificá-lo regularmente com seu medidor de RF. Você poderá, então, confirmar com facilidade se a rede sem fio está realmente desativada.

Uma solução é comprar o seu próprio modem e roteador, uma vez que sejam compatíveis com a empresa que fornece internet. Assim você pode evitar o pagamento da taxa mensal de aluguel do modem/roteador que eles instalaram e também que o Wi-Fi seja ligado automaticamente com as atualizações. O Arris Surfboard é um modem aprovado pelas empresas. Escolha um modelo que não tenha Wi-Fi.

Você terá apenas uma porta Ethernet, portanto, se tiver mais de um computador em casa, precisará de seu próprio roteador. Compre um roteador que não tenha a tecnologia do Wi-Fi ou um modelo de roteador que tenha Wi-Fi comutável — sugiro vários modelos na seção Recursos.

Além disso, lembre-se de que só porque você está usando uma conexão Ethernet com fio não significa que seu computador não está emitindo um sinal de Wi-Fi. Você precisará acessar as configurações e certificar-se de colocar o dispositivo no modo avião. A maioria dos notebooks tem um botão ou ícone para ligar e desligar o Wi-Fi. Você pode pesquisar seu modelo online para descobrir onde ele está ou apenas procurar um ícone que se pareça com uma antena enviando sinais.

É muito importante lembrar e certificar-se de desabilitar também o Bluetooth em seu PC ou Mac, mas somente após substituir seu mouse e teclado sem fio por outro com fio. Você precisará desconectar o "dongle" do Bluetooth da porta USB para desativar o Bluetooth de seu computador.

Se, por algum motivo, você não conseguir desativar o Wi-Fi em seu roteador, a primeira medida mínima é usar um temporizador eletrônico para desligar o roteador Wi-Fi todas as noites durante o sono ou instalar um interruptor sem fio para ligá-lo e desligá-lo quando precisar. Certifique-se de que ele esteja sempre desligado quando você estiver dormindo e coloque-o longe de mesas, sofás ou qualquer lugar onde as pessoas fiquem sentadas ou em pé durante o dia. Outra opção — mas não é a que recomendo — é manter o roteador, mas cobri-lo com um tecido ou uma caixa de malha de arame de proteção contra RF. Alguns exemplos são o Signal Tamer e o WaveCage, ambos disponíveis em LessEMF.com [conteúdo em inglês], e o Router Guard, disponível na loja online Smart Meter Guard. Essas soluções não eliminam completamente os níveis de RF do cômodo, apenas os reduzem. Os membros de sua família que insistem em usar seus dispositivos sem fio portáteis ainda receberão um sinal, mas pelo menos o sinal de RF do roteador e de outros dispositivos sem fio será reduzido no ambiente. Se você adotar essa abordagem, pelo menos tente colocar os roteadores longe dos quartos e de onde as pessoas passam muito tempo durante o dia.

Certifique-se de que todos os dispositivos elétricos que você toca com suas mãos — especialmente seu computador — tenham um cabo de alimentação de corrente alternada (CA) com um plugue de três pinos conectado a uma tomada devidamente aterrada. Isso é crucial para se proteger contra os CEMs ao usar um notebook. Se seu computador desktop não tiver um cabo de alimentação com um plugue de três pinos, você pode comprar um que se conecte à sua porta USB (consulte em Recursos).

Jogue fora o adaptador do transformador (o tijolo branco do cabo de alimentação) dos notebooks Mac. O adaptador é a peça com duas barras de metal que deslizam para fora e permitem que você conecte o transformador a uma tomada ou filtro de linha — esse adaptador não é aterrado.

Em vez disso, conecte o transformador ao cabo de alimentação de CA aterrada com o plugue de três pinos que vinha na caixa dos MacBooks mais antigos. Os novos MacBooks não vêm com o cabo de alimentação de CA aterrada. Você pode, no entanto, comprá-lo online na Apple ou em outros varejistas. Para proteção adicional, adquira cabos de alimentação de CA blindados para o seu computador desktop, o monitor e a impressora (consulte Recursos para sugestões).

Tenha Controle sobre o Seu Celular

Seu celular transmite radiação de radiofrequência mesmo quando você não está realizando uma ligação, porque ele está constantemente atualizando sua localização e se comunicando com as torres de celular mais próximas buscando atualizações, downloads, e-mails e mensagens de texto. Sempre que você não precisar fazer uma chamada em seu telefone, coloque-o em modo avião, para evitar a radiação contínua que ele emite.

Além disso, coloque seu celular no "modo avião" se você carregá-lo próximo ao corpo. Essa é a segunda estratégia mais importante e, para alguns, o passo mais importante que você pode dar. Manter esse forte emissor de frequências de RF diretamente em seu corpo é nada mais que pedir por problemas. Muitas mulheres com diagnóstico de câncer de mama carregavam o telefone no sutiã. A menos que você tenha uma emergência e precise estar alerta para chamadas recebidas, é melhor evitar que o celular esteja ligado quando estiver próximo ao seu corpo.

Infelizmente, não é mais tão fácil, como era antes, desativar a antena sem fio do celular simplesmente selecionando o modo avião nas configurações. Agora você deve não apenas selecionar o modo avião, mas também desligar o Wi-Fi, o Bluetooth e as comunicações por campo de proximidade (NFC).

Felizmente, você pode fazer isso deslizando para cima em um celular da Apple, ou para baixo em um Android; Isso abrirá uma tela que mostra os ícones do modo avião, do Wi-Fi e do Bluetooth, permitindo que você os desligue com apenas alguns toques. (Você também pode configurar essa página na tela de edição para colocar todos os ícones próximos uns dos outros e deixar ainda mais fácil).

Cuidado com os "Harmonizadores"

Evite o erro que muitos cometem de acreditar que um "harmonizador" irá protegê-lo dos CEMs. Há uma grande variedade desses dispositivos por aí; um exemplo seria um adesivo que envolve um disco de policarbonato que você coloca em seu celular ou notebook e que os vendedores afirmam emitir um campo elétrico negativo, que neutraliza, ou "harmoniza", a radiação emitida pelo celular, deixando-o "seguro" para o uso.

> Conheci centenas de pessoas que têm algo anexado a seus celulares que as faz acreditar que estão "protegidas". Eu testei muitos desses dispositivos e nunca encontrei nenhum que realmente reduzisse a exposição à radiação. Se você não acredita em mim, meça a radiação você mesmo com um medidor de RF. Se suas medições estiverem acima do limite de segurança biológica recomendado de 1 miligauss, aí está a sua prova.
>
> Não contestarei que muitos encontram uma melhora nos sintomas com alguns desses dispositivos, mas o perigo é você ter uma falsa sensação de segurança, pensando que está resolvendo o problema e, então, continuar usando seus dispositivos, em vez de tomar as medidas necessárias para reduzir suas exposições efetivamente.
>
> Lembre-se de que os níveis de CEMs ativam seus canais de cálcio, o que leva ao estresse oxidativo pelo peroxinitrito, que danifica o DNA nuclear e mitocondrial, as membranas celulares, as mitocôndrias, as células-tronco e as proteínas. A única maneira de evitar esse processo é evitando ou literalmente se blindando, e não usando um harmonizador.

Evite usar o celular quando o sinal estiver fraco, pois quando o aparelho tem que se esforçar mais para se conectar a uma torre de celular, ele emite níveis mais elevados de radiação. Um estudo de 2019 descobriu que os telefones emitem até 10 mil vezes mais radiação de CEMs quando a conectividade é baixa.[1] É muito melhor esperar até que você esteja em um local com as barras cheias — e, mesmo assim, usar o viva-voz, para que o celular esteja o mais distante possível de seu corpo.

Eu sei que pode parecer um desafio, mas você também deve evitar usar o celular no carro, ou enquanto estiver em um ônibus ou trem, mesmo quando a conexão com a torre for forte. Como você está em movimento, o telefone precisará trabalhar mais para se manter em comunicação com a torre de celular e, novamente, emitirá mais radiação como resultado. Além disso, como você está envolto em metal, toda aquela radiação extra reflete nas superfícies internas do veículo, intensificando a radiação. Melhor manter seu celular no modo avião quando estiver no carro. Se você costuma usá-lo para ouvir música ou podcasts, baixe o conteúdo antes de sair, para que ainda possa aproveitá-lo sem estar conectado a uma rede.

Evite dormir com o celular no quarto, a menos que ele esteja no modo avião ou desligado. Se possível, também é aconselhável colocá-lo em uma bolsa Faraday (que discutirei com mais detalhes mais à frente neste capítulo).

Embora possa parecer excessivo, existe a possibilidade de você ter feito download inadvertidamente de um spyware para o seu celular, o que manterá o dispositivo ligado mesmo quando você o colocar no modo avião.

Esses programas podem ser difíceis de detectar, portanto, usar uma bolsa bloqueadora de sinais Faraday é uma solução simples que oferece proteção adicional, além de te proteger contra o cenário mais comum, no qual você se esquece de colocar o celular no modo avião.

Infelizmente, muitas pessoas, incluindo as crianças, dormem com seus celulares bem embaixo do travesseiro, com a cabeça a centímetros de um dispositivo que transmite sinais de rádio intermitentes a noite toda. Essa é uma das piores coisas que você pode fazer para a saúde do cérebro; é uma receita virtual para a neurodegeneração e um aumento do risco de desenvolver câncer cerebral.

Muitas pessoas usam seus celulares como despertadores. Essa também não é uma boa ideia. Se você optar por fazer isso, o mínimo de cuidado é colocar o telefone no modo avião e em uma bolsa Faraday. A melhor opção é usar um relógio falante que não tem luzes e, portanto, não interferirá no seu sono, nem no interrompimento da melatonina. Esses relógios estão disponíveis em varejistas online.

Não use carregadores sem fio no seu celular, especialmente perto da sua cama, pois eles também aumentarão os CEMs em toda a casa. Em vez disso, use um carregador com conector padrão e mantenha ele e o fio longe da cama. O carregamento sem fio também é muito menos eficiente em termos de energia do que usar um dongle conectado a um plugue de alimentação, uma vez que consome energia (e emite CEMs) continuamente, esteja em uso ou não.

Para poder usar seu celular e se proteger dos CEMs, você pode copiar um truque simples que eu uso. Quando estou em casa, tenho uma conexão com fio Ethernet no desktop e mantenho meu telefone no modo avião, para que ele não emita nenhuma radiação de RF.

Quando alguém liga para meu celular, ele vai para meu correio de voz, que configurei usando um serviço chamado YouMail, que me enviará um e-mail com um anexo de áudio com todas as mensagens de voz que deixarem para mim. Melhor ainda, o serviço do YouMail é gratuito, e você pode usá-lo para denunciar e bloquear operadores de telemarketing.

Você também pode construir uma solução alternativa com fio que permitirá usar o iPhone e o iPad no modo avião e ainda acessar a internet. Use um adaptador de cabo Ethernet (consulte a seção Recursos para ver um que seja blindado), assim como o mesmo cabo Ethernet blindado e aterrado e o kit adaptador de aterramento Ethernet que recomendei para seu computador.

Essa solução alternativa permite que você acesse a internet e outros aplicativos como faria com o Wi-Fi, sem os CEMs de radiofrequência do dispositivo. Você também não terá os campos elétricos que teria se não usasse um cabo Ethernet blindado e aterrado.

Você não poderá realizar ou receber chamadas, mas é para isso que serve o telefone fixo com fio quando você está em casa. Infelizmente, essa solução alternativa ainda não é viável na maioria dos celulares e tablets Android, apenas nos iPhones e iPads.

Seus Filhos e os Celulares

Exceto em uma emergência com risco de vida, as crianças não devem usar um celular ou dispositivo sem fio de qualquer tipo, por todas as razões que descrevi no Capítulo 4.

Se seu filho quiser jogar algum jogo em um tablet ou celular, coloque o dispositivo no modo avião. Restrinja o acesso total de seu filho a dispositivos móveis a menos de duas horas por semana. Aguarde o máximo que puder antes de dar um celular ao seu filho, especialmente um smartphone. Existe um movimento nacional nos Estados Unidos chamado *Wait Until 8th* (waituntil8th. org, conteúdo em inglês), um juramento que pais e filhos fazem de que estes não terão um smartphone, pelo menos, até a oitava série.

Embora o objetivo principal da iniciativa seja "deixar as crianças serem crianças um pouco mais", os benefícios para a saúde física de subtrair anos da exposição vitalícia de seus filhos à radiação dos celulares, especialmente quando seus corpos, cérebros e crânios ainda estão crescendo, é tão importante quanto qualquer benefício socioemocional, se não mais.

Depois que as crianças tiverem seus celulares, é essencial que elas aprendam a usá-los com segurança, mantendo-os no modo avião o tempo todo, exceto ao fazer chamadas, que só devem ser feitas usando o viva-voz e mantendo o telefone a, pelo menos, meio metro de distância do corpo durante a chamada.

Reduzindo as Fontes de Campos Magnéticos Comuns nos Ambientes Internos

Se houver campos magnéticos originados dentro da sua casa, isso será devido a problemas de fiação interna ou de aterramento, assim como advindos de dispositivos que geram altos níveis de campo magnético (fogão elétrico, secador de cabelo etc.).

Infelizmente, é comum que muitas casas tenham problemas de fiação, na qual os campos magnéticos são criados porque a corrente que passa nos fios neutros e eletricamente carregados do circuito são incapazes de se cancelar. Isso cria um campo magnético de corrente alternada (CA) perigosamente intenso quando as cargas elétricas estão ligadas, como as luzes ou os eletrodomésticos.

Também há áreas próximas a aparelhos com motores, dos quais você simplesmente não vai querer ficar perto enquanto eles estão funcionando. Algumas casas têm a geladeira encostada na parede em um cômodo e, do outro lado da parede, um quarto com uma cama ou a sala de estar com uma cadeira ou sofá, encostado na parte de trás da geladeira. A pessoa sentada ou dormindo lá será exposta a campos magnéticos de CA intensos sempre que o motor do refrigerador estiver funcionando.

A caixa de disjuntor e os grandes fios que a conectam aos postes externos, assim como o medidor, são outra área onde são encontrados campos magnéticos que podem se estender por até um metro e meio para ambos os lados da parede. Os inversores de energia solar também têm campos magnéticos de CA de alta intensidade.

Evite essas "fontes pontuais" de exposição aos campos magnéticos medindo com seu gaussímetro e planejando cuidadosamente onde colocar as cadeiras, as mesas, os sofás e as camas em relação às fontes de campo magnético intenso. A blindagem para esses campos magnéticos, sobre a qual você lerá mais adiante neste capítulo, costuma ser muito cara e difícil de se conseguir.

Reduza a Eletricidade Suja que É Originada Dentro da Sua Casa

Como você se lembrará do Capítulo 1 e do início deste capítulo, as fontes de eletricidade suja incluem as linhas de alta tensão, a fiação elétrica dentro de sua casa, as lâmpadas fluorescentes compactas, os interruptores de dimmer, as bombas de piscinas, os aquecedores, os condicionadores de ar, as fontes de alimentação de muitos dispositivos elétricos (como TVs, monitores e computadores) e os inversores de painéis solares — todos estes emitem CEMs prejudiciais.

A eletricidade suja também pode pular de um circuito para outro dentro de sua casa. Ela pode até mesmo viajar ao longo das linhas de transmissão e entrar na sua casa advinda das casas dos vizinhos por meio da fiação, ou até pelo solo.

Por esses motivos, é mais difícil reduzir sua exposição à eletricidade suja do que simplesmente desligar o Wi-Fi, colocar o celular no modo avião ou trocar os cabos dos aparelhos elétricos. Mas lidar com as fontes de eletricidade suja em sua casa ainda é uma parte importante de seus esforços de mitigação dos CEMs.

A maneira mais simples de remediar a eletricidade suja é instalando filtros projetados para reduzi-la, que são conectados a uma tomada e usam um circuito elétrico específico para limpar a poluição da eletricidade suja do circuito ao qual está conectado.

Os filtros são portáteis, o que significa que você pode movê-los de um cômodo para outro — talvez conectando-os próximo à sua mesa, se você trabalhar em casa durante o dia, e depois transferindo-o para o quarto à noite. Ou você pode levá-los para o trabalho com você e depois trazê-los para casa novamente à noite.

Em sua pesquisa, Magda Havas, da Trent University, descobriu que filtros de eletricidade suja podem fornecer uma diminuição significativa desse flagelo invisível e uma melhora dos sintomas. Em 2003, Havas planejou e conduziu um experimento em uma escola onde um dos alunos estava tendo problemas de saúde e de atenção, além de ser eletro-hipersensível. Ela instalou filtros Stetzer nas salas de aula.[2] Os professores não sabiam que os filtros estavam sendo usados. Em uma entrevista que fiz com ela para meu site, Havas lembrou:

> Eu estava muito cética de que seria possível colocar algo em uma tomada elétrica e que isso limparia a eletricidade e todos ficariam felizes e saudáveis. Quando finalmente comecei a analisar os dados, fiquei absolutamente chocada com o que descobri...

Cerca de 44% dos professores melhoraram enquanto os filtros estiveram conectados, e o comportamento dos alunos melhorou. Muitos dos sintomas que melhoraram na escola foram aqueles que associamos ao transtorno do *deficit* de atenção e a hiperatividade.

Claro, você também pode comprar vários filtros, mas por cerca de U$40 cada, pode ser caro colocar filtros em todos os cômodos de sua casa, já que a maioria das casas provavelmente precisará de, pelo menos, 20, e uma casa grande pode precisar de 40 a 80 filtros.

O ideal é que dois a três filtros sejam instalados em seu quarto (o mais importante), em salas que tenham computadores e nos cômodos próximos aos disjuntores. É imperativo usar um medidor de eletricidade suja (consulte a seção Recursos para sugestões) para ajudá-lo a colocar os filtros corretamente, já que alguns circuitos não precisarão de nenhum, enquanto outros podem precisar de alguns. A única maneira de saber é fazendo a medição da eletricidade suja.

Uma abordagem alternativa para reduzir a eletricidade suja gerada em sua própria casa é usar filtros para a casa inteira, instalados na caixa do disjuntor. (Consulte a seção Recursos para recomendações de produtos específicos). Com um filtro para toda a casa em uso, a eletricidade suja que viaja em todos os circuitos é limpa antes de ter a chance de infectar outros circuitos. Esses filtros também ajudam na correção de fase da energia antes que ela alcance a geladeira e outros aparelhos, o que os ajudará a funcionar mais suavemente, com um arco elétrico e geração de energia suja menores.

Quando você usa um sistema para a casa inteira, há muitos outros benefícios. Esse sistema faz com que menos corrente (amperes) percorra os fios porque a voltagem está alinhada com a corrente. Isso é chamado de *correção de fase* e também reduz os campos magnéticos. Menos tensão passando por todas as linhas elétricas reduz a exposição à tensão, mitiga a eletricidade suja e fornece o benefício adicional de ajudar os aparelhos a funcionar de maneira mais fria, uniforme e com maior eficiência energética.

Embora isso ajude a filtrar a eletricidade suja que chega em sua casa vinda dos vizinhos, só filtrará marginalmente a eletricidade suja que é gerada dentro de sua casa nas fontes de alimentação e nos motores de energia comutada, como a sua geladeira.

É por isso que você deve ter o cuidado de minimizar o uso de lâmpadas e aparelhos que criam eletricidade suja, em primeiro lugar, e conectar filtros individuais nas tomadas da sua casa com base nas leituras de seu medidor de poluição elétrica microsurge.

Outra fonte cada vez mais comum de eletricidade suja são os inversores usados para converter em CA a eletricidade CC que os painéis solares criam, para que sua casa e a rede possam usar a energia. Existem capacitores especiais que podem ser instalados no inversor solar e que retiram frequências de eletricidade suja na faixa de 20kHz, comumente geradas pelos inversores que convertem a eletricidade de CC em CA.

Outras Estratégias

- Substitua a tecnologia sem fio por alternativas com fio. Se encontrar resistência de outros membros de sua família, você precisará educá-los sobre as informações deste livro. No mínimo, desligar todos os dispositivos sem fio da casa à noite é um importante primeiro passo e é melhor do que não fazer nada.

  Use versões com fio de teclados, mouses e joysticks, e se for possível colocá-los em modo avião, faça isso. Uma vez substituídos o mouse e o teclado sem fio por versões com fio, desative o Bluetooth do computador. Caso contrário, ele continuará emitindo frequências de rádio.

  Conecte sua impressora ao computador com um cabo USB ou ao roteador da rede por meio de um cabo Ethernet (presumindo que seu computador também faça parte dessa rede com fios conectada por cabos Ethernet). Em seguida, desative o Wi-Fi da impressora.

- Continue sua transição para as tecnologias com fio repensando o seu telefone residencial. O ideal é usar um telefone fixo tradicional ou um sistema Voz sobre o Protocolo de Internet (VoIP) em casa ou no escritório, onde há conexão com fio à internet. Insira o termo "serviços VoIP gratuitos" em seu mecanismo de pesquisa favorito e você encontrará uma ampla variedade de opções para usar. Uma vantagem é que todas as ligações domésticas serão gratuitas.

  Qualquer que seja o tipo de conexão telefônica que você tenha, certifique-se de não usar telefones sem fio. A base deles emite altos níveis de CEMs o tempo todo, mesmo quando o telefone não está em uso. Se você tem um em casa, ele deve estar no topo da lista de itens a serem removidos. Escolha um telefone à moda antiga, com um fone conectado à base por um fio, e você estará se poupando de uma grande quantidade de exposição aos CEMs.

- Remova todas as lâmpadas fluorescentes e as luminárias da casa. Isso é necessário por três motivos. O principal é que essas luminárias produzem eletricidade suja, geralmente na faixa de 62kHz. As lâmpadas contêm mercúrio tóxico no interior, e se acontecer de você quebrar uma, terá de enfrentar um desafio tóxico. Lâmpadas LED e fluorescentes também piscam, o que pode prejudicar a sua biologia. Os riscos de luzes piscantes incluem convulsões e sintomas neurológicos menos específicos, como mal-estar e dores de cabeça. As convulsões também podem ser desencadeadas em indivíduos sem histórico prévio ou diagnóstico de distúrbio convulsivo.[3] Por último, são uma fonte de luz digital que pode expô-lo a grandes quantidades de luz azul, o que pode interromper a produção de melatonina e seus ciclos de sono-vigília se você usá-las à noite.

É melhor ter LEDs apenas nas áreas que você não usa muito. Isso porque, se alguém acidentalmente deixá-las ligadas, elas não consumirão tanta energia quanto a alternativa incandescente, que é mais saudável. No entanto, como a maioria dos LEDs gera uma preocupação quanto à luz azul digital, seria melhor usar as antigas lâmpadas incandescentes transparentes em áreas que você costuma acender as luzes à noite, como na cozinha, no banheiro e no quarto.

Meça todas as lâmpadas que você usar em relação à eletricidade suja com um medidor de microsurge (consulte a seção Recursos para mais informações sobre medidores específicos), com as luzes acesas e apagadas. Se a lâmpada aumentar o nível de eletricidade suja acima da leitura da linha de base (com a lâmpada desligada), não a use. Compre lâmpadas LED de "tensão de linha", que funcionam diretamente com 120 volts e por isso não têm uma fonte de alimentação comutada em sua base, que é o que produz a eletricidade suja.

Porém, tome cuidado para evitar as luzes LED "inteligentes", que podem ser ligadas e desligadas pelo celular, ou até mesmo mudar de cor. Essas lâmpadas emitem sinais de radiofrequência semelhantes aos de seu roteador Wi-Fi ou celular.

- Escolha ficar de fora do furor da Internet das Coisas (IoT), que discutimos no Capítulo 1 e evite comprar aparelhos inteligentes, termostatos e assistentes digitais/caixas de som inteligentes, pois eles estão constantemente procurando e recebendo um sinal de Wi-Fi. Além disso, eles também estão constantemente invadindo sua privacidade e ouvindo suas conversas — especialmente as Smart TVs[4] e os assistentes digitais/caixas de som inteligentes, como a Alexa[5] e o Google Home.[6]

    Outro desafio com praticamente todas as Smart TVs novas é que é impossível desabilitar o Wi-Fi. Isso significa que ele bombardeará você regularmente com Wi-Fi, mesmo quando você não tiver nenhum sinal Wi-Fi ativado no roteador de sua casa.

    Considere usar um monitor de computador grande de alta resolução como sua TV, pois não terá esse problema. Eles também costumam cintilar menos do que as TVs. O outro benefício de assistir ao seu vídeo em um monitor de computador é que você pode usar um software de uma empresa como a Iris (https://iristech.co/, conteúdo em inglês), que permite filtrar a luz azul quando você assiste TV à noite.

    As Smart TVs da marca Sony permitem que você desative o Wi-Fi. Conecte um cabo Ethernet no plugue Ethernet que todas as TVs têm na parte traseira. Em outras marcas de Smart TVs, conecte o cabo de alimentação da TV a um filtro de linha e desligue-a quando não estiver assistindo.

    Isso acaba com o Wi-Fi no interior (que pode ser emitido para os quartos próximos no andar de cima à noite). Meça a RF na sala com sua Smart TV que não é da Sony ligada e sente-se longe o suficiente para que o nível de RF onde você está sentado seja próximo ou inferior a 10 microwatts por metro quadrado (uW/m²) (ou menos de 0,01 watt por metro quadrado (W/m²), quando possível.

- Se você ainda usa um forno de micro-ondas, considere substituí-lo por um forno de convecção a vapor, que aquecerá seus alimentos tão rápido quanto um micro-ondas, porém com muito mais segurança. Quando ligados, os fornos de micro-ondas estão entre os maiores poluidores de CEMs de radiofrequência em sua casa, além de emitirem um campo magnético muito elevado na cozinha (quando em funcionamento).

Você realmente não vai querer estar a menos de 30 metros de distância de um micro-ondas em funcionamento, então é melhor removê-lo de sua casa. Lembre-se, porém, de que, cumulativamente, seu celular e roteador Wi-Fi são as maiores fontes de exposição aos CEMs dentro de casa.

- Conecte um cabo Ethernet aterrado na parte traseira do seu dispositivo Roku ou Apple TV. Isso desligará o Wi-Fi do Roku, mas levará alguns minutos. Em seguida, você precisará comprar um controle remoto de infravermelho (IR) da Roku para desligar a conexão sem fio, um transmissor separado do dispositivo Roku que permite controlá-lo a partir do seu smartphone. O recurso de conexão sem fio não desliga simplesmente conectando o cabo Ethernet.

    Em dispositivos Apple TV, o Wi-Fi não desliga quando você conecta o cabo Ethernet, mas você pode colocar o aparelho dentro de um Signal Tamer para reduzir a RF na sala ao assistir TV e conectá-lo a um filtro de linha que você desligará ao terminar de assistir. Isso acaba com o Wi-Fi no dispositivo Apple TV.

- Evite usar óculos com armação de metal. Pesquisadores descobriram que as armações de metal podem, em certos casos, causar um aumento nos níveis de campo em até aproximadamente 20 decibéis (dB), o que é um aumento de quase 10 vezes em relação ao analisado sem elas.[7] Seria melhor trocar todos os óculos que você usa para aqueles com armação de plástico.

- Substitua os interruptores com dimmer por interruptores regulares liga-desliga, uma vez que os dimmers produzem eletricidade suja. Se você deseja controlar o nível de iluminação, procure lâmpadas incandescentes com vários níveis de intensidade.

- Escolha os sistemas de alarme com cuidado. Certifique-se de usar um sistema que não exija um roteador Wi-Fi. Idealmente, conecte com fio a maior quantidade possível de sensores. Se você tiver alguns sensores sem fio, não há problema, pois normalmente eles emitem um sinal sem fio contínuo, mas só funcionam por alguns segundos por dia.

    Diga ao seu contratante de sistema de segurança que deseja evitar um sistema que "monitora" os sensores a cada 30 segundos ou várias vezes ao dia. Isso é feito com frequências de rádio, com a unidade de controle central pedindo a todos os sensores para enviarem de volta um sinal de rádio próprio como verificação do funcionamento do sistema.

- Jogue fora a babá eletrônica. Uma ironia cruel, a maioria das babás eletrônicas é uma das principais fontes de radiação de RF.[8] Mover o berço do bebê para o quarto para se livrar da babá eletrônica é a melhor maneira de evitar a radiação emitida por esses dispositivos. Se você precisar usar uma que já tenha, mantenha-a o mais distante possível do berço de seu bebê e da cabeceira da mãe ou da bancada da cozinha.

  Para babás eletrônicas com fio ou que emitem baixos níveis de CEMs, consulte a seção Recursos. Você ainda precisará manter todos esses aparelhos o mais distantes possível do berço do bebê, assim como da cama da mãe e do balcão da cozinha, por exemplo, do outro lado do cômodo.

  Lembre-se de que pais criaram seus filhos sem babás eletrônicas por milhares de anos; você também é capaz.

- Recuse a instalação de um medidor de energia elétrica inteligente em sua casa enquanto você puder. Se sua concessionária não oferecer opção, coloque um protetor sobre os medidores de eletricidade, de água e de gás que sejam inteligentes. Eles estão disponíveis em smartmetercovers.com [conteúdo em inglês] e smartmeterguard.com [conteúdo em inglês].

- Evite comprar termostatos e geladeiras inteligentes.

- Contrate um eletricista, encanador ou especialista em CEMs para resolver os problemas de fiação que podem causar picos na exposição aos campos magnéticos. Aparelhos que são fontes de campos magnéticos, como um motor de refrigerador ou a parte de trás de um painel de disjuntor, podem ser blindados com materiais especiais encomendados da Europa, mas precisam ser avaliados e instalados por profissionais.

- Evite sistemas de aquecimento por piso radiante elétrico, uma vez que emitem níveis elevados de CEMs magnéticos e elétricos, que podem ser medidos até mesmo na altura da cintura, a menos que você use uma marca que neutralize os CEMs (consulte os Recursos). Idealmente, é melhor considerar outra solução de aquecimento.

- Mantenha os CEMs desnecessários fora do quarto usando um despertador com bateria, em vez de um que se conecte à tomada, além de nunca usar cobertores elétricos. Se sua cama tem componentes com fios elétricos que se conectam a uma tomada, você está dormindo em um enorme campo elétrico que não lhe permite um sono profundo e rejuvenescedor.

  Algumas camas elétricas, como as de hospital, também têm um transformador fixado bem embaixo do colchão, emitindo campos magnéticos elevados no meio do corpo durante toda a noite. Isso é potencialmente muito prejudicial. Certifique-se de que o cabo esteja conectado a um filtro de linha, para que você possa desligar o interruptor ao dormir. Isso elimina ambos, o campo elétrico e o magnético, ao mesmo tempo.

  Idealmente, é melhor desligar totalmente a eletricidade de seu quarto enquanto você dorme. Embora isso possa parecer um desafio, existem dispositivos relativamente simples em emfkillswitch.com [conteúdo em inglês] que, uma vez instalados, permitem desligar toda a energia do quarto facilmente ao pressionar um botão.

- Desconecte os carregadores e aparelhos da tomada quando não estiverem em uso. Mantenha-os longe de sua cama à noite. Use um carregador portátil operado por bateria para carregar seu celular e outros dispositivos à noite. Em combinação com um interruptor de desligamento, esses carregadores portáteis podem ser fixados à parede; eles serão carregados durante o dia e carregarão seu celular à noite. Lembre-se de manter o celular no modo avião.

- Com relação a dispositivos elétricos que você não usa com frequência, conecte-os a um cabo de alimentação aterrado, disponível em qualquer loja de ferragens, e desligue o cabo de alimentação sempre que não estiver usando os dispositivos. Um filtro de linha blindado está disponível em ElectraHealth.com [conteúdo em inglês]. Você também pode usar interruptores manuais, como um benjamim com interruptor liga-desliga, disponíveis em varejistas online ou em lojas de ferramentas.

- Se você quer ter uma sauna em casa, escolha uma que tenha fios blindados nos elementos de aquecimento e no cabo de alimentação de CA. Muitas saunas, mas certamente não todas, são projetadas para manter os campos magnéticos baixos, além de terem certificações para comprovar isso. Esses laboratórios de certificação, no entanto, se concentram apenas nos campos magnéticos, o "M" dos CEMs, mas não incluem os campos elétricos, o "E" dos CEMs. Como resultado, especialistas em CEMs mediram campos elétricos elevados em saunas que propagandeiam seus baixos níveis, além de alguns dos clientes eletricamente sensíveis que não toleram campos elétricos — a maioria deles — não se sentirem confortáveis em saunas com campos elétricos elevados.

Para recomendações de empresas de sauna que converteram sua fiação para a fiação blindada e documentaram campos elétricos *e* magnéticos baixos dentro delas, consulte a seção Recursos.

Transforme Seu Quarto em um Santuário AntiCEMs

Um toque final, mas não menos importante, para remediar a exposição dentro de sua casa é deixar seu quarto livre dos CEMs o máximo possível. Já mencionei algumas precauções que se aplicam ao quarto; nesta seção, explicarei em detalhes por que reduzir os CEMs nessa parte de sua casa é tão importante e como fazê-lo de maneira eficaz.

Seu corpo realiza uma enorme quantidade de reparos e de regeneração à noite. Se você sofrer altas exposições aos CEMs e estresse oxidativo secundário, será quase impossível ativar esses programas de reparo e regeneração de forma otimizada para que você possa se recuperar das exposições aos CEMs às quais não tem controle durante o dia, quando está fora de casa. É por isso que é tão importante criar uma zona livre de CEMs em sua casa — especialmente no quarto onde você dorme.

Mesmo com as luzes apagadas em seu quarto e tudo desconectado das tomadas, ainda existem grandes quantidades de pressão elétrica de CA, conhecida como voltagem, emitidas de dentro das paredes pelos condutores fase dos circuitos elétricos.

Os campos elétricos dessa voltagem se estendem de 2 a 2,5 metros na sua sala de estar e em seu quarto, avindos das paredes e do chão, além dos cabos conectados próximos à cama. Esses campos elétricos se estendem pelo ar, prontos para ressoar com os íons carregados e os prótons e elétrons subatômicos de todas as células de seu corpo e, assim, causar destruição biológica. Isso pode ser facilmente verificado com um medidor de voltagem corporal.

Esses campos não ficam confinados nos fios de sua parede. Eles se dispersam para fora delas e em qualquer coisa condutiva, alternando sessenta vezes por segundo entre a polaridade positiva e a negativa. Eles energizam as armações das camas de metal, as molas dos colchões e, por fim, o seu corpo quando você se deita. Esse é um dos motivos pelos quais durmo em uma cama que não tem peças de metal (nem mesmo parafusos) e em um colchão sem molas.

Os engenheiros elétricos deixaram claro que, de fato, os elétrons não fluem dos circuitos para o ar ao seu redor. Em vez disso, é o campo elétrico invisível que emana do fio condutor fase, empurrando os elétrons do ar, do seu corpo e dos objetos de metal próximos, o que causa o problema.

Mesmo objetos aparentemente não condutores da sua sala, que estão perto das paredes, podem ser energizados e levar campos elétricos de CA em direção ao seu corpo. Antes do século XX, a voltagem de CA de seu corpo era zero. Agora, os especialistas em remediação dos CEMs estão descobrindo que a tensão média do corpo está entre 500 e 3 mil milivolts, ou 3 volts. Em casas com fiação de botão e tubo (K&T), das décadas de 1920 e 1930, esse valor pode chegar a 12 mil milivolts.

Então, o que acontece quando você está cercado por eletricidade à noite e a voltagem de seu corpo está acima de 3 mil milivolts? Essa energia gera microcontrações musculares que podem esgotar seus estoques de minerais e aumentar seu nível de cortisol, o que, por sua vez, reduz sua melatonina à noite, enquanto você está dormindo. Os campos elétricos essencialmente roubam de você uma boa noite de sono. Você não passa tempo suficiente em sono profundo a cada ciclo de noventa minutos e acorda cansado.

O sono profundo ocorre no estágio final do sono não REM (do inglês "Rapid Eye Movement"/Movimento Rápido dos Olhos). O sono profundo também é conhecido como "sono de ondas lentas" (SWS) ou sono delta. Esse é o estágio do sono de recuperação e regeneração, em que os batimentos cardíacos e a respiração ficam mais lentos à medida que os músculos relaxam. A insuficiência do sono profundo pode contribuir para muitos problemas de saúde.

Você pode reduzir os níveis de campo elétrico de CA onde você dorme aplicando uma tinta de blindagem nas paredes, no teto e, se possível, no chão, além de contratar um eletricista para fazer o aterramento adequado dessas superfícies pintadas.

Se seu quarto estiver devidamente blindado, você não precisará desligar a eletricidade à noite antes de dormir. Se o quarto não estiver devidamente blindado, então desligar a eletricidade à noite será uma medida útil para reduzir a exposição ao campo elétrico.

É por isso que recomendo fortemente que, se seu quarto não estiver devidamente blindado, você deve providenciar um interruptor de segurança contra CEMs instalado próximo ao painel do disjuntor e desligar a eletricidade em todos os cômodos à noite, com um interruptor remoto, uma vez que desligar a energia em residências com caixas de fusíveis antigas pode ser perigoso. Procure a ajuda de um especialista em CEMs para determinar precisamente quais circuitos desligar em cada quarto. Esses serão os circuitos que passam entre 2 e 2,5 metros de distância de cada cama. Todos os outros circuitos da casa podem ficar ligados à noite.

Troque a fiação das luminárias para cabos blindados em uma oficina de consertos ou deslize um tubo condutor de plástico sobre o cabo existente e use um cabo de aterramento conhecido como *plug-to-gator* para aterrá-lo (ambos disponíveis em LessEMF.com — conteúdo em inglês). Se você usar o tubo de plástico, ainda deve mover a luminária para que fique o mais longe possível de você, pois o fio elétrico dentro da luminária ao qual o cabo se conecta não estará blindado, e o metal dela amplificará esse campo, e essas são as partes da luminária que ficam mais próximas de você. É muito melhor contratar um profissional para trocar a fiação da luminária para um cabo blindado.

Todos os cabos que você não puder ou não conseguir blindar devem ser mantidos o mais longe possível de você, para minimizar os campos elétricos. Seria útil usar um medidor de voltagem elétrica corporal para ver como os vários dispositivos ligados à tomada e as luminárias estão afetando a voltagem de seu corpo. Será fácil determinar se algo é um problema ou não se você simplesmente testá-lo ou contratar um profissional para fazê-lo.

Nesse caso, você pode contratar um eletricista para instalar circuitos novos e dedicados para esses aparelhos, usando cabos flexíveis revestidos de metal. Dessa forma, eles podem permanecer ligados enquanto você dorme, sem aumentar os níveis de campos elétricos.

Os clientes dos especialistas em CEMs que desligam seus disjuntores à noite notam uma melhora significativa na saúde, incluindo mais energia, vitalidade e clareza mental. Eles relatam ter voltado a sonhar. Muitos sintomas incômodos de saúde desapareceram, e os tratamentos fornecidos por profissionais da saúde funcionaram melhor. Identificar e reduzir os campos elétricos é uma parte amplamente negligenciada das estratégias de mitigação dos CEMs, frequentemente citada pelos clientes como o elo que lhes faltava quando já tinham tentado de tudo até então.

PRIORIDADE NÚMERO 2: AUMENTE A DISTÂNCIA ENTRE VOCÊ E OS CEMS QUE VOCÊ NÃO TEM COMO EVITAR

Quando se trata dos CEMs, a distância é sua amiga. A força de um campo eletromagnético está sujeita à lei do inverso do quadrado de Newton, que afirma que a intensidade de uma força é inversamente proporcional ao quadrado, ou cubo, da distância dessa força, dependendo da fonte.

Portanto, se você estiver a 30 centímetros de um CEM, estará exposto a apenas de um quarto a um oitavo da radiação que sentiria se estivesse em contato com a fonte. Se você estiver a meio metro de distância, a força do campo que o alcançará será um dezesseis avos de toda a força.

Os campos magnéticos diminuem ainda mais rapidamente à medida que você se afasta deles, geralmente até 90% de 30 a 60 centímetros de distância, dependendo da fonte.

Então, quando você não puder evitar um dispositivo emissor de radiação, encontre maneiras de manter a maior distância possível entre ele e seu corpo. Esse pequeno passo pode reduzir radicalmente a sua exposição. Aqui estão algumas maneiras de fazer isso:

- Durante uma chamada pelo celular em um local privado, use o viva-voz enquanto mantém o telefone a pelo menos um metro de distância de você. Se você precisa de privacidade, sua melhor aposta é um fone de ouvido de tubo de ar, que usa tubos de plástico ocos para transmitir o som entre você e seu telefone. Esses fones não deixam que os CEMs viajem junto com o som, ao contrário dos fones de ouvido que usam apenas fios de metal, que podem conduzir os CEMs até seu ouvido.

Evite todos os fones de ouvido Bluetooth, incluindo os AirPods ou seus clones. Você pode achar que usar um fone de ouvido Bluetooth é bom, mas não é. A maioria das pessoas que os usa ainda está com o telefone em contato com o corpo. Mas mesmo se você mantivesse seu celular a 10 metros de distância, apesar de limitar sua exposição ao celular, o sinal do Bluetooth eliminaria qualquer benefício. Os dispositivos Bluetooth geram sinais CEM significativos e os transmitem diretamente para seu cérebro.

- Se você não pode fazer a transição de eliminar o roteador Wi-Fi, pelo menos deixe-o o mais longe possível das áreas de estar e de dormir. Use um Signal Tamer, um WaveCage ou um Router Guard para reduzir ainda mais o sinal.
- Mantenha os fios de extensões longe de sua mesa, sofá e cama — ou de qualquer local onde você passe longos períodos de tempo —, pois eles emitem campos elétricos, a menos que você esteja usando um cabo elétrico blindado. Para dispositivos que têm a opção de conectar o cabo de CA diretamente a eles, sem uma fonte de alimentação comutada, como computadores desktop, monitores e algumas impressoras, compre cabos de alimentação de CA blindados que ajudarão a diminuir sua exposição aos campos elétricos. (Consulte a seção Recursos para saber onde comprá-los).
- Evite carregar o celular junto ao corpo, a menos que esteja no modo avião. Claro, há circunstâncias em que você precisará estar disponível e manter o celular ligado, mas é melhor não deixá-lo em contato com o corpo. É melhor mantê-lo na bolsa ou na mochila e lembrar-se de colocá-lo no modo avião assim que possível. Se você precisar carregá-lo em contato com o corpo, ou em sua bolsa ou mochila, use uma bolsa Faraday, que diminuirá radicalmente, se não eliminar completamente, os campos de RF.
- Contrate um especialista em CEMs para fazer um teste dos campos elétricos em seu quarto e peça-lhe que mostre quais circuitos desligar à noite. Se isso não for possível, você pode pintar sua parede e o chão com uma tinta de blindagem aterrada. Afastar a cama e a mesa 30 centímetros das paredes apenas reduzirá um pouco a exposição ao campo elétrico proveniente da fiação nelas.

Se você mora em Chicago ou em Nova York, ou está em um prédio comercial, no entanto, não é necessário desligar os disjuntores, pois os códigos de construção para essas cidades e para prédios comerciais exigem que os fios elétricos sejam envolvidos em um conduíte de metal. Isso foi feito para proteção contra incêndio, mas o efeito colateral é que também elimina os campos elétricos.

No entanto, ainda seria aconselhável usar interruptores plug-in manuais ou remotos para eliminar os campos elétricos de cabos de alimentação de CA não blindados conectados à parede que estão a menos de dois metros e meio da cama quando você dorme. Como alternativa, você pode trocar todos os fios conectados ao seu quarto e providenciar a troca da fiação das luminárias que ficam próximas à cabeceira da cama com cabos blindados, conforme discutido anteriormente (consulte Recursos).

- Treine a si mesmo e a seus filhos a manter a maior distância possível entre seu corpo e seus dispositivos sem fio. Se você precisar usar um notebook, use-o em uma mesa, e não no colo. Se for necessário usá-lo no colo, coloque um travesseiro grande entre o dispositivo e você. Lembre-se de desligar o Wi-Fi e o Bluetooth de seu notebook, usar um cabo de alimentação aterrado (em vez da bateria) e conectar-se à internet usando um cabo Ethernet aterrado conectado a um kit adaptador de aterramento Ethernet (consulte Recursos).

PRIORIDADE NÚMERO 3: REDUZA AS FONTES EXTERNAS DE CEMS

Embora remediar as fontes citadas anteriormente seja de importância primordial, alguns especialistas dizem que as fontes externas à casa podem ser tão penetrantes quanto as internas — quando eles desligam todos os dispositivos sem fio dentro de casa, ainda obtêm leituras altas de CEMs em muitas das residências testadas, advindas das torres de celular ao redor.

Grande parte da radiação de CEMs que vem de fora de sua casa tem origem nas torres de telefonia móvel, estações de rádio e de TV, redes Wi-Fi vizinhas, linhas de energia e medidores inteligentes. Eles o bombardeiam 24 horas, 7 dias por semana, invariavelmente, e não podem ser desligados. Essa situação só piorará quando os transmissores de microcélulas 4G/5G forem instalados do lado de fora das residências, em bairros residenciais, principalmente nas grandes cidades.

Mesmo que sejam tão disseminadas, ainda há muito o que você pode fazer para se proteger dessas fontes externas.

Algumas Palavras sobre o 5G

No início deste livro, abordei amplamente os perigos da tecnologia celular de quinta geração, ou 5G. Eu também mencionei que as estações de celular de microcélulas terão transmissores 4G LTE sempre ligados, emitindo RF na direção da sua casa constantemente e em altas intensidades, porque eles estarão muito próximos a sua residência. Esse sinal 4G geolocalizará os dispositivos móveis e fixos. A antena 5G enviará, então, dados em alta velocidade quando algum dispositivo 5G solicitar.

Eu também mencionei que os engenheiros dizem que os sinais 5G que funcionam sob demanda através do *beamforming* não estarão sempre ligados, como os do 4G. Esses sinais 5G serão estreitos, com cerca de 15 graus de largura de banda, em comparação com os mais amplos 120 graus de largura dos sinais 4G sempre ativos. Os engenheiros deixaram claro que, para economizar eletricidade, as microcélulas enviarão sinais 5G apenas quando os aparelhos celulares dos usuários solicitarem uma conexão.

Isso só acontecerá quando seu celular ou tablet não estiver conectado à sua rede Wi-Fi interna. Todos os celulares são programados para preferir a conexão através do Wi-Fi por padrão, quando tiverem mais de uma opção. No entanto, quando um visitante, residente ou transeunte com um celular habilitado para 5G iniciar uma conexão com a antena de microcélulas 5G externa, esse sinal entrará em sua casa, mas será relativamente estreito.

Isso significa que pessoas com hipersensibilidade elétrica que desejam evitar que o 5G entre em suas casas podem ser parcialmente protegidas evitando a compra e o uso de celulares habilitados para 5G, alto-falantes, roteadores e outros dispositivos inteligentes, que começaram a entrar no mercado em 2019.

O ponto importante a lembrar é que os sinais do 5G transmitidos com *beamforming*, que são um tanto estreitos, serão transmitidos para as casas de seus vizinhos, mas não tanto para a sua, *a menos que* você ou algum membro da família convide esse sinal para dentro ao comprar e usar esses dispositivos.

Finalmente, certos materiais de proteção serão eficazes contra sinais do 5G transmitidos com *beamforming* e os sinais 4G que os acompanham. Para obter mais detalhes sobre blindagem, consulte a seção a seguir.

Proteja-se dos CEMs Emitidos pelas Linhas de Alta Tensão

Os campos magnéticos das linhas de força externas nos postes ou das linhas de força enterradas no solo, ao lado ou embaixo de sua casa podem penetrar em toda a residência.

O campo magnético é uma função da corrente que flui através da linha, e ele variará ao longo do dia. (O campo elétrico, por outro lado, é uma função da tensão da linha e permanecerá estável). Como resultado, os campos magnéticos das linhas de energia externas geralmente são apenas um fator quando há altos níveis de corrente, como à noite, quando as luzes e outros aparelhos estão ligados, e durante o clima quente do verão, quando o uso do ar-condicionado é alto.

Nem todas as linhas de alta tensão têm altos níveis de campos magnéticos. Você não tem como saber apenas olhando para elas, então sempre precisa medir com seu gaussímetro, de preferência um modelo de três eixos (veja mais sobre medidores de CEMs específicos na seção Recursos).

Todas as linhas de alta tensão em postes terão alguns campos magnéticos porque não são isoladas e, portanto, devem ser mantidas separadas umas das outras, para evitar que colidam com o vento e entrem em curto. Quanto maior a distância entre essas duas linhas, maiores serão os campos magnéticos.

Se você medir um campo magnético elevado em um cômodo que não se altera ao redor do espaço e apenas aumenta à medida que você caminha em direção à frente ou aos fundos da casa, é provável que veja os fios de alta tensão se olhar pela janela.

Saia pela porta, e o campo continuará a aumentar. Se você não vê linhas de alta tensão, mas a leitura continua aumentando, então você está lidando com um vazamento de linhas subterrâneas. Lembre-se de que os campos magnéticos se estendem ainda mais no calor. Realize medições várias vezes ao longo do dia, à tarde e à noite.

Os campos magnéticos vêm da corrente, não da voltagem. Isso significa que as linhas de transmissão de baixa voltagem podem ter mais campos magnéticos do que as linhas de transmissão de alta voltagem, mesmo que a voltagem seja frequentemente muito inferior.

No entanto, ainda podem existir campos magnéticos de níveis muito altos emanando do solo para a sua propriedade e entrando em sua casa através das linhas de alta tensão enterradas. Isso pode acontecer devido a um fio neutro quebrado na casa de alguém, ou nas linhas de transmissão da rede elétrica, as quais o fornecedor da rede elétrica consertará assim que for informado do problema. Isso também pode acontecer porque as concessionárias aterram seus transformadores na terra, permitindo que a corrente penetre no solo, resultando em grandes quantidades de eletricidade suja. Essa é uma prática que eles se recusam a mudar porque custa mais para a empresa fazer isso da maneira correta, como é feito na maioria dos outros continentes, exceto na América do Norte.

As linhas de transmissão de energia da vizinhança geralmente não são um problema, pois geralmente não haverá um campo magnético que se estenda para além de 6 a 9 metros se as cargas de corrente estiverem relativamente equilibradas. Além disso, os campos magnéticos só são perigosos para seu corpo quando você está fisicamente dentro deles. Normalmente, eles irradiam apenas alguns centímetros além da fonte.

Só porque você tem um campo magnético em algum lugar em um canto de sua casa ou apartamento, não significa que seja perigoso. A única maneira de um campo magnético afetar seu corpo biologicamente é se você medir o campo onde ele encontra seu corpo e o nível estiver acima do limite recomendado de 1 miligauss.

Os especialistas em CEMs normalmente encontram um foco de exposição ao campo magnético em algum lugar na maioria dos apartamentos e condomínios. Com frequência, eles simplesmente aconselham os clientes a evitar esse local, além de sentar ou dormir em outro lugar. Infelizmente, não existe uma maneira prática de bloquear os campos magnéticos das linhas de transmissão, embora tenha sido demonstrado em vários estudos que eles têm um impacto negativo na saúde, mesmo em níveis muito baixos, de 1 miligauss.

Reduzir a Eletricidade Suja Começa Fora de Casa

No início deste capítulo, mencionei o tópico da eletricidade suja e como eliminá-la em sua casa. Vale a pena repetir aqui. Para reduzir a eletricidade suja que flui dos vizinhos para a sua casa, você deve considerar conectar quatro filtros em duas tomadas duplas, um em cada fio, instaladas por um eletricista em uma caixa de metal fixada próxima ao painel do disjuntor.

Meça os CEMs antes de Comprar ou Alugar uma Residência

Dito isso, você não quer escolher uma casa com campos magnéticos acima de 1 miligauss. E é por isso que é importante medir os campos elétricos e magnéticos de uma casa antes de se mudar. (E mais uma razão para ter seus próprios medidores).

Apartamentos e condomínios podem ser particularmente problemáticos, porque você só tem controle sobre a fiação que sai do subpainel da sua unidade. Pode haver, e muitas vezes há, cargas de corrente desequilibradas nos cabos de alimentação para os subpainéis dos vizinhos que percorrem suas paredes e o chão, ou pode haver corrente percorrendo o sistema de aterramento.

Uma coisa à qual ficar muito atento é evitar sistemas de aquecimento radiante elétrico no teto, ou, pior ainda, no chão — ou no teto do apartamento abaixo de você. Evite alugar ou comprar uma unidade com um sistema de aquecimento elétrico embutido no teto, e se você mora em uma agora, considere seriamente se mudar (a menos que você more no primeiro andar do edifício).

Quando o aquecimento é ligado, os campos magnéticos medidos a partir do seu próprio aquecedor de teto podem ser de 5 a 10 miligauss em sua cama ou cadeira, e ainda mais altos na altura da cabeça quando você está de pé.

Se o aquecedor de teto de seu vizinho de baixo estiver ligado, as medições podem chegar a 25 miligauss ou mais nos seus pés e na cama. Isso é muito alto e quase garante complicações de saúde. Os campos magnéticos podem causar fadiga, insônia, depressão e até câncer. Eles suprimem fortemente seu sistema imunológico e sua vitalidade.

Esses mesmos sistemas de aquecimento radiante também costumam gerar campos elétricos de CA de níveis muito altos e potencialmente prejudiciais à saúde por causa do seu design, mesmo se o termostato na parede estiver desligado. Especialistas em CEMs mediram, com o medidor de voltagem corporal, níveis de campo elétrico na casa dos milhares de milivolts, o que é muito alto para uma boa saúde.

Essas são apenas algumas das razões pelas quais você deve sempre medir os campos magnéticos antes de comprar ou alugar uma casa ou apartamento, para ver qual pode ser sua exposição potencial. Entenda que os campos magnéticos vindos do exterior (ou dos aquecedores radiantes elétricos de teto) são geralmente um problema que não pode ser corrigido, enquanto as fontes internas — como erros de fiação, corrente em caminhos de aterramento de metal e fontes pontuais — podem, na maioria dos casos, ser remediadas.

Se você mora perto de linhas de alta tensão e os campos magnéticos estão penetrando em sua casa, geralmente a recomendação é se mudar. Infelizmente, a blindagem não se provou eficaz contra os campos magnéticos de linhas de alta tensão externas. Isso deve ser crucial ao comprar uma nova casa, além de muitas pessoas terem optado por mudar de suas casas quando os campos magnéticos de fontes externas mostraram estar acima de 1 a 2 miligauss.

Quando você medir os níveis de campos magnéticos em uma casa em potencial, tenha em mente que os níveis de campo magnético serão mais altos no anoitecer, quando todos estão em casa e muitos eletrodomésticos estão ligados, e mais baixos de noite, quando as cargas estão desligadas enquanto as pessoas dormem. O verão também é uma época de alto consumo de eletricidade devido ao uso do ar-condicionado. Se possível, faça medições em vários momentos diferentes antes de comprar uma casa nova.

PRIORIDADE NÚMERO 4: BLINDE A SI MESMO E A SUA CASA DOS CEMS QUE NÃO SE PODE REMEDIAR

O termo *blindagem* refere-se a envolver a fonte dos CEMs ou a você mesmo, de modo que a radiação que chega até você seja bloqueada ou pelo menos reduzida. A blindagem nunca é o primeiro passo para reduzir a exposição aos CEMs. Em vez disso, é o passo que você dá quando já fez tudo o que podia para limitar sua exposição.

Nem todos os CEMs são passíveis de blindagem, e nenhum tipo de blindagem bloqueia todos os tipos de CEMs. Você precisa aprender os detalhes e solicitar a ajuda de um especialista em CEMs para obter os melhores resultados. Blindar o seu quarto é definitivamente a etapa mais importante para perceber um impacto real em sua saúde.

As pessoas desligam o Wi-Fi e removem todos os dispositivos sem fio de suas casas, mas na maioria das vezes é apenas quando blindam seus quartos que as palpitações cardíacas, a insônia, o zumbido, os terrores noturnos e os suores noturnos desaparecem. Isso ocorre porque a exposição às torres de celular, aos medidores inteligentes e às torres de transmissão de rádio é especialmente prejudicial à sua fisiologia, já que as formas das ondas são projetadas para se acumular em superfícies condutoras, como o seu corpo.

A regra de ouro é ter um medidor de RF disponível para fazer leituras antes e depois da blindagem, para garantir sua eficácia. Se você começar a blindar cegamente sem fazer leituras, não apenas desperdiçará seu dinheiro, mas também poderá piorar as coisas. Por exemplo, usar um dossel de cama feito de tecido de proteção não aterrado bloqueia as ondas RF, mas também amplifica os campos elétricos CA dos circuitos nas paredes próximas.

Essa é uma das razões pelas quais desenvolvi um dossel de dormir blindado contra CEMs. Eu viajo bastante e quero ter certeza de dormir em um quarto blindado. A única maneira prática de fazer isso foi criar uma tenda leve e facilmente desmontável de tecido de proteção contra RF que possa ser aterrado.

O dossel tem zíperes para que você possa entrar e sair facilmente pelos dois lados e pode ser aterrado conectando-o a uma tomada devidamente aterrada. Na verdade, você está criando uma gaiola de Faraday aterrada para você. Dessa forma, você não só fica protegido dos campos de RF, tipicamente muito altos na maioria dos hotéis, mas também é capaz de aterrar os campos elétricos que normalmente entrariam em seu corpo, especialmente ao dormir em um colchão com molas de metal.

Para aqueles que não conseguem remediar seu quarto, usar uma tenda pode ser uma maneira simples e econômica de introduzir a blindagem. Lembre-se de que você precisará de uma barraca para cada pessoa em sua casa. Espero que, quando você ler este livro, as tendas já estejam disponíveis em meu site, portuguese.mercola.com.

Acho que a melhor recomendação é contratar um especialista em CEMs para orientá-lo acerca da proteção adequada. O especialista deve saber dos outros tipos de CEMs que também estão presentes no quarto e apresentar a maneira correta de usar materiais de proteção. O problema é que nem todos os especialistas em CEMs sabem como orientar as pessoas durante o processo e não realizam acompanhamento. Pergunte às pessoas que você está pensando em contratar se elas têm essas habilidades que a profissão está ensinando a seus alunos. A blindagem é uma habilidade bastante complexa de dominar.

Aqui estão alguns outros suprimentos que podem ajudá-lo a proteger você e sua casa dos CEMs. Para recomendações mais específicas, consulte a seção Recursos:

- Tinta protetora contra os CEMs. Esta é uma solução de blindagem eficaz para bloquear a entrada de ondas de RF em seu quarto, mas você precisará pintar o teto, as paredes, o piso e as molduras das portas e janelas, e também precisará instalar um tecido, um filme ou uma tela de malha de metal de proteção em suas janelas. Essa é uma estratégia tipicamente muito melhor e provavelmente menos cara do que dormir em um dossel blindado contra os CEMs, do qual você tem que entrar e sair todas as noites, que acumula poeira e normalmente não pode ser lavado devido às partículas de prata que se desprendem. (Consulte Recursos para ver a minha recomendação).

    Quando a tinta protetora não funciona, geralmente é porque a aplicam de maneira errada; não compreendem as armadilhas do aterramento e a tratam como uma tinta normal. Basta digitar "Geovital shielding paint" no YouTube e você encontrará uma série de vídeos que fornecem instruções detalhadas sobre como aplicar a tinta de proteção [conteúdo em inglês]. Essas são instruções genéricas que também se aplicam a outras marcas de tintas e fitas adesivas metálicas. Lembre-se de que a tinta e o tecido Faraday de proteção o protegem apenas dos campos elétricos e da radiação sem fio — mas não dos campos magnéticos.

Além disso, para algumas pessoas, é um desperdício pintar as paredes quando há problemas na fiação, porque, às vezes, é necessário quebrá-las para corrigi-los. Eu não vendo a tinta de proteção em meu site por causa disso. Lembre-se de que você precisará verificar se há campos magnéticos em seu quarto antes de aplicar a tinta de proteção, já que esta não irá bloqueá-los.

- Suprimentos para proteção contra as microcélulas. Lembre-se de que as antenas de microcélulas incluirão transmissores 4G LTE que estarão sempre ligados, borrifando sua casa com exposição constante de RF, assim como as antenas 5G que enviarão sinais através de *beamforming*, porém apenas sob demanda e em um feixe relativamente estreito.

Os especialistas e engenheiros que trabalham com os CEMs acreditam que a YShield e outras tintas de proteção contra RF, assim como revestimentos de alumínio mais espessos, serão eficazes no bloqueio das frequências de RF desde os 600MHz até a parte dos GHz de banda das ondas milimétricas (mmW) que será usada pelo 5G.

Lembre-se de que o 4G continuará a usar o comprimento de 600MHz através do 6GHz, e a nova tecnologia do 5G utilizará toda a faixa entre 600MHz e 39GHz e, eventualmente, se expandirá para além de 39GHz. Uma boa tinta de proteção e revestimento de alumínio bloquearão efetivamente todo esse espectro. Embora você possa contar com uma tenda blindada, a maioria dos tecidos Faraday de blindagem atuais é conhecida por não ser tão eficaz em ondas acima de 12GHz.

As janelas terão que ser blindadas contra as frequências 4G e 5G com uma combinação de uma película transparente, uma tela para insetos comum, de malha de aço ou alumínio, e um tecido de proteção contra RF costurado na parte de trás das cortinas.

Use seu medidor de RF para obter pelo menos as leituras do componente 4G LTE antes e depois da blindagem. (Medidores de RF 5G, que medem frequências acima de 20GHz, ainda estão em desenvolvimento).

Bolsas Faraday. Elas são vendidas em diferentes tamanhos, para comportar celulares, laptops e tablets, e, embora sejam comumente usadas para proteger contra o acesso remoto de seus dispositivos por hackers, as bolsas Faraday são tão eficazes em manter os CEMs longe quanto são em manter os hackers. Claro, você não consegue usar seu dispositivo enquanto ele estiver na bolsa. Mas, como os celulares emitem CEMs mesmo quando estão no modo de espera ou desligados, é uma boa ideia usar a bolsa sempre que você não estiver ativamente usando o telefone.

Muitos varejistas online oferecem uma ampla seleção de bolsas de Faraday. Qualquer que seja sua escolha, certifique-se de realizar leituras com seu medidor de RF antes e depois para confirmar se a bolsa está realmente o protegendo de modo eficaz.

Elas custam cerca de U$5 e são altamente eficazes na eliminação de qualquer sinal proveniente de seu celular. Eu as uso o tempo todo e, então, fico protegido caso me esqueça de colocar o telefone no modo avião. Lembre-se, porém, de que as bolsas Faraday não o protegerão de carregar o telefone em contato com o corpo quando não estiver no modo avião ou desligado.

- Roupas de proteção contra CEMs. É possível comprar chapéus, camisetas, roupas íntimas e até mesmo burcas e moletons completos feitos de materiais projetados para proteger dos CEMs.
- Capa para medidores inteligentes. É um invólucro simples encaixado em volta dos medidores inteligentes de luz, de gás ou de água, e você pode instalá-lo facilmente. A capa bloqueia até 99% da radiação que emana da frente e dos lados do medidor.9 Mesmo assim, o aparelho ainda será capaz de obter sinal (o que indica o quão poderosos esses transmissores são).

Você ainda precisará cobrir a parte traseira do medidor; placas de metal podem ser usadas para isso, diretamente na parte traseira do medidor, se você puder acessá-la, ou na parte interna da parede onde o medidor está instalado. O metal da base do medidor inteligente na parede oferece alguma proteção contra a RF.

LEMBRE-SE DAS SUAS PRIORIDADES

Sei que lhe dei muitas informações a considerar neste capítulo e você pode estar se sentindo um pouco sobrecarregado. Lembre-se de trabalhar suas estratégias de remediação dos CEMs seguindo a ordem de prioridades que descrevi no início deste capítulo. Ela o ajudará a enfrentar as coisas mais importantes primeiro e a mantê-lo no caminho certo.

Depois que você começar a tomar algumas dessas medidas de alta prioridade — como substituir todos os dispositivos sem fio possíveis por opções com fio, mudar a maneira como usa seu celular e deixar seu quarto com o mínimo de CEMs possível —, começará a sentir-se tão mais energizado e com vitalidade, que será muito mais fácil continuar.

CAPÍTULO 8
O CAMINHO A SEGUIR

Espero que os fatos que revelei sobre os CEMs neste livro deixem claro que os rápidos avanços tecnológicos do século XXI geraram um desafio à saúde pública como nenhuma outra geração anterior havia sido forçada a enfrentar.

Ironicamente, pode ser que esses mesmos desafios — e os custos para a saúde que os acompanham — forneçam um feixe de esperança de que as forças econômicas responsáveis pelo planeta ser inundado por CEMs também desempenhem um papel na sua redução.

EMPRESAS SEGURADORAS SALVAM O DIA?

Enquanto a indústria das telecomunicações sem fio avança incessantemente para cobrir a Terra com uma intensidade cada vez maior de CEMs, as seguradoras podem descarrilhar seus planos ou, pelo menos, desacelerar a progressão dos CEMs. Eu espero que isso aconteça, já que não tenho muita fé de que o governo e suas agências reguladoras capturadas intervirão para nos proteger dos perigos dos CEMs.

As seguradoras estão no negócio para ganhar dinheiro e não podem arcar com a aceitação cega das alegações enganosas da indústria das telecomunicações de que seus produtos não representam uma ameaça à saúde humana. Nos últimos anos, as seguradoras comerciais vem se recusando a cobrir a responsabilidade do produto dos fabricantes de celulares e provedores de serviços sem fio contra as reclamações relacionadas aos efeitos à saúde.

Um artigo do *The Nation*, de 2018, intitulado "How Big Wireless Made Us Think That Cell Phones Are Safe: A Special Investigation" [Como a Tecnologia Wireless Nos Fez Acreditar que os Celulares São Seguros: Uma Investigação Especial, em tradução livre], relatou:

Um jogador-chave não foi influenciado por todas essas pesquisas simpatizantes às tecnologias sem fio: a indústria de seguros. Em nosso relatório para esta reportagem, não encontramos uma única seguradora que venderia uma apólice de responsabilidade do produto que cobrisse a radiação dos telefones móveis. "Por que faríamos isso?", perguntou um executivo com uma risada antes de apontar para uma pilha com mais de 20 ações judiciais pendentes contra empresas de telecomunicações sem fio, exigindo um total de U$1,9 bilhão em danos.[1]

Isso não é novidade nenhuma. Um subscritor da seguradora Lloyd's of London se recusou a cobrir os fabricantes de telefones celulares contra as reclamações de clientes por danos à saúde desde 1999.[2]

A própria Lloyd's of London manteve-se atenta aos avanços nas pesquisas dos CEMs, chegando a publicar um relatório técnico em 2010 no qual os comparava ao amianto, embora concluísse que as relações entre os CEMs e o câncer ainda não estavam estabelecidas o suficiente para justificar uma mudança de estratégia.[3]

Então, em 2015, ela atualizou silenciosamente suas políticas para incluir a radiação eletromagnética em sua lista de exclusões dos seguros gerais, com o seguinte texto:

> Não iremos a) efetuar qualquer pagamento em seu nome por qualquer reclamação, ou b) incorrer em quaisquer custos e despesas, ou c) reembolsá-lo por qualquer perda, dano, despesas legais, taxas ou custos sustentados por você, ou d) pagar qualquer despesa médica [de quaisquer alegações]... direta ou indiretamente decorrentes de, resultantes de, ou contribuídos por campos eletromagnéticos, radiação eletromagnética, eletromagnetismo, ondas de rádio ou ruído.[4]

Como a Lloyd's of London é uma peça importante do setor de seguros — e considerada bastante tolerante ao risco —, sua adoção dessa postura tornou-a uma prática padrão em todo o setor, a ponto de as próprias empresas de telecomunicações sem fio, hoje, alertarem seus investidores sobre sua incapacidade de obter um seguro.

Como prova, a Crown Castle, que se descreve em seu site como o "maior provedor de infraestrutura de comunicações" da América do Norte, incluiu este trecho nas páginas 12 e 13 de seu relatório anual de 2016:

> Se for demonstrado que as emissões de radiofrequência de aparelhos ou equipamentos sem fio da nossa infraestrutura sem fio causam efeitos negativos à saúde, possíveis reivindicações futuras podem afetar desfavoravelmente nossas operações, custos ou receitas... Atualmente, não mantemos nenhum seguro relacionado a essas questões.[5]

Não é difícil imaginar um futuro em que as empresas de telecomunicações sejam forçadas a pagar multas pesadas e ver os preços de suas ações despencarem como resultado — algo que já aconteceu com as empresas de tabaco e a Bayer, controladora corporativa da Monsanto e de seu herbicida Roundup — duas histórias que detalhei no Capítulo 3.

Outra maneira pela qual as seguradoras podem impactar a proliferação desenfreada dos CEMs é pelos valores que pagam pelos cuidados de saúde. Como os CEMs contribuem para condições de saúde crônicas e para a inflamação, é provável que uma boa parte do aumento nos gastos com saúde esteja relacionada aos efeitos acumulados dos CEMs.

É razoável presumir que os custos dos seguros precisarão continuar subindo para além do valor que os consumidores e empregadores desejam pagar; aí, então, algo terá que ceder no sistema. Estou esperando que algo vá, finalmente, limitar os CEMs.

Nesse ínterim, depende de você proteger a si mesmo e a sua família. Cabe a todos nós nos tornarmos defensores e ativistas de melhores políticas legislativas em relação aos produtos e infraestruturas que permeiam nosso mundo e nos expõem aos CEMs.

Agora é a hora de pensar não apenas na sua saúde e na de sua família, mas no impacto que terá nas gerações futuras, e fazer tudo o que puder para minimizar essas ameaças.

A exposição aos CEMs deve ser tratada como a exposição a qualquer outro efeito prejudicial à saúde já conhecido, como comer alimentos não orgânicos e processados, o sedentarismo e os hábitos inadequados de sono. É vital evitá-los sempre que possível. Espero que este livro tenha lhe equipado com as ferramentas e os recursos básicos para evitar os danos crescentes desse problema, além de ter fornecido evidências sólidas para educar outras pessoas.

Aqui estão algumas estratégias gerais a serem consideradas para nos ajudar a avançar.

DEFENDA O PRINCÍPIO DA PRECAUÇÃO

O Princípio da Precaução exige políticas abrangentes desenvolvidas por governos e outros órgãos reguladores para usá-lo como critério em relação às decisões ambientais que têm uma possibilidade plausível de causar danos às pessoas e/ou à natureza, especialmente quando não há consenso científico e nosso entendimento é incompleto. Há pesquisas revisadas por pares mais que suficientes, documentando o dano biológico claro resultante da exposição aos CEMs, para implementar esta política, especialmente à luz do aumento progressivo das exposições com o 5G e a internet via satélite.

Especificamente, o Princípio da Precaução aconselha que uma estimativa do custo da ação imediata deve ser comparada ao custo potencial da inação. Se o custo potencial da inação for plausível, significativo e irreversível, ações imediatas devem ser tomadas para prevenir os efeitos potenciais da inação. Em outras palavras, é melhor prevenir do que remediar.

Ele foi endossado como princípio em 1982, quando a Assembleia Geral das Nações Unidas adotou a Carta Mundial para a Natureza. Desde então, ele foi incorporado ao Protocolo de Montreal, à Declaração do Rio, ao Protocolo de Kyoto e ao Acordo de Paris. Os líderes, em todos os níveis, precisam ser lembrados de que essa é uma diretriz global que foi amplamente adotada, mas está sendo negligenciada.

DESPREZE OS PARÂMETROS DE SEGURANÇA ATUAIS

Lembre-se de que os atuais níveis de exposição que a FCC considerou "seguros" baseiam-se apenas nos efeitos térmicos de curto prazo que eles causam. Agora você sabe que existem reações não térmicas de longo prazo desencadeadas pela exposição à radiação não ionizante e que não pode confiar nas diretrizes de segurança para mantê-lo realmente seguro. Não há duas maneiras de fazer isso: é do interesse de nossa espécie e do nosso planeta reduzir os níveis de exposição que são atualmente considerados seguros, e fazê-lo em fatores de 100 a 1.000.

RECUE NA ADOÇÃO DAS TECNOLOGIAS "INTELIGENTES"

Você realmente precisa comprar essas Smart TVs, medidores inteligentes de água, luz e gás, irrigadores de plantas e rastreadores de atividades físicas simplesmente porque elas estão disponíveis? As empresas de eletrônicos de consumo não podem existir sem clientes; use sua voz e seu dinheiro para enviar uma mensagem sobre quanta exposição à radiação e mineração de dados você aceitará ou não.

Peça à sua concessionária um medidor analógico antigo — e continue firme quando seus esforços encontrarem resistência. Apareça para a organização de pais e professores na escola local e comece a conscientizá-los sobre os riscos do Wi-Fi para as crianças.

TRAGA OS FIOS DE VOLTA

Grande parte de nossa exposição pode ser reduzida voltando a usar telefones com fio em casa e headsets com fio, em vez dos modelos Bluetooth, e cabos Ethernet para conectar computadores, impressoras, televisores e outros dispositivos à internet.

INCENTIVE SUA COMUNIDADE A ADOTAR A FIBRA ÓPTICA COMO UMA ALTERNATIVA AO 5G

Não há desacordo ou controvérsia de que nos beneficiaríamos com conexões de internet mais rápidas. A questão central é como essas conexões são fornecidas. Precisamos incentivar nossas comunidades a ter mais conexões com fio. O Dr. Timothy Schoechle, especialista em tecnologias da comunicação e pesquisador sênior do Instituto Nacional de Ciência, Direito e Políticas Públicas, escreveu em 2018 um relatório de 156 páginas para a instituição, na qual afirma:

> A infraestrutura com fio é inerentemente mais resistente, mais confiável, mais sustentável, mais eficiente em termos de energia e mais essencial para outros serviços. As redes e serviços sem fio são inerentemente mais complexas, mais caras, mais instáveis e mais restritas.[6]

ENVOLVA-SE COM A CAUSA

Como Elizabeth "Libby" Kelley (M.A.), diretora da Campanha de Apelação Internacional dos Cientistas de CEMs à ONU, declarou: "Devem ser encontradas soluções que coloquem a mais alta prioridade na proteção das pessoas e do planeta em relação às poderosas forças econômicas que impulsionam novas tecnologias sem pensar na biologia. Podemos ter ambos, inovação e segurança pública, se houver vontade política para tal."

A maneira de construir vontade política é se engajar. Muitas das salvaguardas terão que vir do governo, e, para que isso aconteça, precisamos de políticos que estejam cientes dos riscos da tecnologia sem fio e que saibam que têm o apoio de seus constituintes para pressionar em favor de uma maior regulamentação das empresas de tecnologias sem fio.

Provavelmente, uma das estratégias mais importantes é se envolver nas escolas. Lembre-se de que as crianças estão entre os grupos mais suscetíveis às exposições aos CEMs. Precisamos nos unir e convencer as escolas a converter seus roteadores Wi-Fi em conexões Ethernet com fio.

Trabalhar para gerar mudanças sociais é um trabalho nada glamouroso. É tedioso e, às vezes, difícil. Mas toda vez que uma pessoa fala sobre os riscos, é como uma gota d'água que pode não parecer importante no momento, mas com o tempo, pode furar a rocha mais dura de nossas leis e normas atuais.

Certamente será um longo caminho. Às vezes, pode parecer uma luta impossível de vencer, mas os humanos resistiram às forças das trevas no passado e prevaleceram. Nós podemos e faremos de novo. Esta é a sua chance — nossa chance coletiva — de estar do lado certo da história. Se não começarmos a nos manifestar e a praticar ações diferentes, pode não haver muito mais história a ser escrita.

SUAS LISTAS FINAIS DE TAREFAS A REALIZAR

Escrevi este livro não apenas para informá-lo do porquê de estarem mentindo para você sobre os CEMs e da ameaça real que eles representam para a sua saúde, mas também para inspirá-lo a agir. Não é suficiente perceber que existe um perigo. Você deve agir para proteger, a si mesmo e às pessoas que ama, dessa exposição perniciosa e generalizada.

Então, deixe-me destacar algumas de minhas recomendações mais importante nesta lista de checagem rápida.

Lista de Tarefas para Reduzir a Exposição aos CEMs

- **Compre um Medidor** Os CEMs são uma ameaça invisível. Você não consegue vê-los, ouvi-los ou senti-los, mas eles são capazes de causar danos enormes. Um medidor apresentará evidências visíveis para ajudá-lo a entender o mar de frequências no qual está nadando. Há vários medidores muito bons por aí, os quais detalho na seção Recursos. Eu recomendo que você compre um de RF e um medidor magnético.

- **Remova o Wi-Fi de Sua Casa** Embora desligar o Wi-Fi à noite seja um bom primeiro passo, é apenas o começo. É importante criar um santuário contra os CEMs em sua casa, onde você possa se recuperar das enormes exposições que sofrerá quando estiver fora, especialmente com a introdução do 5G. Um roteador Wi-Fi é como ter uma torre de celular em sua casa, e é simplesmente impossível criar um santuário com o seu Wi-Fi ligado. Isso envolverá a instalação de cabos Ethernet e a obtenção de adaptadores Ethernet para seus computadores.

- **Minimize os CEMs no Seu Quarto** Se você está empenhado em ser saudável, sabe que um sono restaurador é absolutamente essencial. É vital que você remedie seu quarto conforme descrito no Capítulo 7, aplicando as estratégias específicas apresentadas, para torná-lo um santuário onde você possa se curar e se reparar.

- **Traga os Fios de Volta** Grande parte da sua exposição aos CEMs pode ser reduzida voltando a usar telefones com fio em casa e headsets com fio, em vez dos modelos Bluetooth e cabos Ethernet para conectar computadores, impressoras, televisores e outros dispositivos à internet.

- **Tenha Controle do Seu Celular** Este é um dos passos mais importantes. Sempre que possível, mantenha seu celular no modo avião, principalmente enquanto o carrega em contato com o corpo. O ideal é que você realize o máximo de chamadas possível por meio de uma conexão com a internet ou de um telefone fixo tradicional, e não através de uma conexão sem fio ou em seu celular.

- **Ajude Seu Corpo a Reparar os Danos Causados pela Exposição aos CEMs** Felizmente seu corpo tem a capacidade de reparar esse dano. Lembre-se de tomar o magnésio. Quase todas as pessoas têm deficiência desse importante mineral, além de uma de suas funções ser o auxílio no bloqueio de alguns dos canais de cálcio que os CEMs estimulam.

Manter seus níveis de NAD+ otimizados é fundamental para o reparo do seu DNA, e quanto mais velho você for, isso se torna mais importante, pois os níveis de NAD+ caem drasticamente com a idade. Eu forneci alguns fundamentos e algumas recomendações básicas, mas há uma enorme quantidade de pesquisas em andamento que tornam um desafio fazer recomendações sólidas neste momento. Eu sugiro fortemente que você assine meu boletim informativo diário gratuito para obter as informações mais recentes sobre este tópico importante.

Pretendo oferecer algumas estratégias inovadoras para a reposição do NAD+ que são eficazes e relativamente baratas. É melhor assinar meu boletim informativo em portuguese.mercola.com para que você seja informado quando elas estiverem disponíveis.

Lista de Tarefas Final para Reduzir os Danos da Exposição aos CEMs

- Pratique o jejum intermitente, em que você se alimenta em um período de apenas seis a oito horas, ou até menos.
- Pratique algum tipo de exercício físico diário e considere seriamente o treinamento com restrição do fluxo sanguíneo.
- Suplemente-se com hidrogênio molecular.
- Certifique-se de que está ingerindo 25mg de niacina por dia e ingira suplementos de magnésio com regularidade para atingir uma IDR de, pelo menos, 400mg de magnésio elementar.

NÃO DEMORE TANTO TEMPO PARA AGIR COMO EU DEMOREI

A saúde tem sido minha paixão e profissão em tempo integral por mais de quatro décadas, e a tecnologia é outra de minhas maiores paixões. Fui um dos primeiros entusiastas a adotar a internet. Tive minha primeira aula de programação no ensino médio. Era 1968, aprendi Fortran e Cobol.

Eu já estava online na década de 1970, bem antes da introdução da World Wide Web em meados dos anos 1990. Alguns anos depois do lançamento da internet e antes de existir o Google, comecei meu site, portuguese.mercola.com, que tem sido o site de saúde natural mais visitado desde 2003. Foi fácil para mim ser complacente com os CEMs quando as autoridades de saúde pública e a mídia divulgaram que as pesquisas provaram que basicamente não há perigo nenhum na exposição prudente aos CEMs.

Embora eu tenha escrito regularmente sobre a seriedade dos CEMs em meu boletim informativo diário e tenha entrevistado muitos especialistas no assunto em meu site, acreditava que os CEMs representavam pouca ou nenhuma ameaça para mim pessoalmente. Eu acreditava que levar um estilo de vida saudável, além de seguir uma dieta saudável, praticar exercícios físicos e um programa de suplementação seriam mais do que suficientes para proteger qualquer pessoa dos perigos relacionados aos CEMs.

Como eu estava errado! Após uma análise séria, objetiva e detalhada, percebi que é virtualmente impossível alcançar altos níveis de saúde no século XXI, a menos que você esteja tratando a sua exposição aos CEMs e dando ao seu organismo o que ele precisa para remediar os danos que essa exposição causa.

Hoje, raramente uso meu celular, a menos que esteja viajando, e, ainda assim, uso principalmente para pegar uma carona para onde estou indo. Minha casa não tem Wi-Fi, pois todas as minhas conexões são realizadas através de cabos Ethernet. Eu protegi meu quarto da RF com tinta protetora contra CEMs e agora desligo a eletricidade do quarto à noite para manter os campos elétricos baixos. Também instalei filtros de eletricidade suja em toda a casa e nos disjuntores principais e instalei capacitores em todos os inversores dos painéis solares.

Em outras palavras, agora eu levo os CEMs a sério. Escrevi este livro para ajudá-lo a fazer o mesmo. Agora você tem as ferramentas e os recursos básicos para evitar mais danos, assim como evidências sólidas que pode usar para educar outras pessoas.

Como você aprendeu ao ler este livro, as pesquisas que demonstram o impacto dos CEMs em sua saúde estão sendo suprimidas. É meu sincero desejo que o que você aprendeu o tenha levado à conclusão de que deve tomar medidas para proteger a si mesmo, sua família e o planeta dessas frequências prejudiciais. Espero que agora seus olhos estejam abertos e que você se sinta inspirado a agir.

RECURSOS

MEDIDORES INTELIGENTES

Os medidores de CEMs que recomendo são:

- **O Acousticom 2.** Este medidor de RF tem o tamanho de um baralho e é portátil, pois cabe facilmente no seu bolso. Eu levo um comigo quando viajo. Este medidor não fornece uma exibição digital da medição real; ele apenas pisca as luzes LED em níveis diferentes. Mas eu achei isso mais do que adequado para guiar minhas estratégias de remediação de RF.

    O Acousticom 2 é fácil de usar e tem grande sensibilidade. Ele mede fontes de RF entre 200MHz e 8GHz e emite um som para cada fonte de sinais sem fio, que fica mais alto à medida que você se aproxima do sinal. Esse recurso faz do Acousticom 2 um dispositivo intuitivo para entender seus níveis de exposição à RF e para localizar as fontes de emissão.

    O Acousticom 2 exibe uma progressão gradual de luzes que indicam a intensidade do nível de RF em volts/metro presente no valor de pico, que é a leitura que eu recomendo em que você se concentre (não o valor médio).

- **Safe and Sound Pro.** Este medidor de RF é comparável ao Acousticom 2, embora tenha uma faixa de frequência maior, de 200 MHz a 12GHz, e é um pouco mais sensível do que o Acousticom 2 nas medições de Wi-Fi e telefones sem fio na faixa de 5,8GHz (o Wi-Fi transmite sinais a 2,4GHz e a 5,8GHz). O Safe and Sound Pro também consegue medir os micropulsos de RF rápidos dos medidores de energia inteligentes.

O Safe and Sound Pro mede os valores de pico de RF em microwatts/metro quadrado (uW/m2) em densidades de potência de até 2 milhões de uW/m2. Seu alto-falante emite um som na presença de CEMs de aparelhos sem fio e vem com controle de volume e fone de ouvido.

- **Safe and Sound Classic.** Este medidor de RF é comparável ao Acousticom 2, embora também tenha mais sensibilidade para medir os sinais de 5,8GHz. O modelo Classic tem a mesma sensibilidade a RF, alcance e capacidade de som que seu primo mais caro, o Safe and Sound Pro. A principal diferença é que o Classic tem uma linha de LEDs sem um display numérico, para baratear o custo. Use o guia prático para ver quantos uW/m2 cada configuração dos LEDs representa.
- **Medidor Cornet ED88T Plus** também mede RF, mas como é uma combinação de medidor de CEMs, também mede os campos elétricos e os campos magnéticos. Por favor, entenda que o manual do usuário é particularmente ruim, mas felizmente existem ótimos manuais em vídeo no YouTube para aprender a usá-lo adequadamente.

O recurso mais importante é sua tripla funcionalidade. Isso significa que ele pode medir RFs, campos elétricos e campos magnéticos. Ele oferece uma boa funcionalidade no modo RF, com um alcance de frequência ligeiramente mais amplo do que o Acousticom 2; mede até 100MHz, em oposição aos 200MHz do Acousticom 2.

Uma diferença entre os dois medidores é que o mínimo que o Cornet medirá é 0,0147 volts/metro ou 0,005 microwatts/metro. Essas são leituras baixas e seguras, mas você não poderá medir além delas com este medidor. O limite inferior do Acousticom 2 é 0,01 volts/metro.

Cuidado, esse medidor oferece muita informação. Por exemplo, ele também tem uma função de exibição das frequências (de 100MHz a 2,7GHz), o que significa que ele informa qual é a frequência da fonte de RF mais forte que está sendo captada em um determinado local. Se você quer "apontar e medir" facilmente, esse medidor não é para você, mas se estiver disposto a brincar com ele por aí, não ficará desapontado.

Também tem uma entrada USB para registrar os dados.

Como a Acousticom 2, o Cornet tem uma função de áudio que pode ajudar não apenas a identificar a força do sinal de RF, mas também a mostrar qual equipamento está transmitindo esse sinal.

- **Indicador de Campos Eletromagnéticos ESI-24.** Este tem um medidor de Gauss de eixo triplo, o que significa que mede em todos os três planos, e a RF tem uma configuração de som um pouco mais alta e mais sensível do que o Acousticom2. A configuração padrão mede magnético, elétrico e RF simultaneamente, para que você possa começar a entender a diferença entre as frequências imediatamente. Também existe uma configuração de alta sensibilidade a RF.

Esse medidor não fornece uma exibição digital da medição real. Ele apenas pisca as luzes LED em níveis diferentes, mas isso é mais do que adequado para orientar as estratégias de mitigação dos CEMs. Converta a leitura do campo magnético, dada em nanotesla (nT), em miligauss, dividindo o número de nT por 100 (há 100 nanoteslas em um miligauss). Em seguida, compare essa leitura com os níveis de segurança.

- **Medidor TF2 da Trifield.** Os medidores mais antigos da Trifield eram populares porque faziam um bom trabalho na medição dos campos magnéticos, mas não eram tão bons nas medições de RF e de campos elétricos. Tudo isso mudou com o novo medidor Trifield TF2.

Use apenas a configuração de campo magnético não ponderado neste medidor. Os números ideais para campos magnéticos em residências são abaixo de 0,5 miligauss (50 nanotesla) em áreas diurnas e abaixo de 0,3 miligauss (30 nanotesla) em áreas de dormir.

Embora o novo Trifield TF2 tenha capacidade de medição de RF comparável ao Cornet e ao Acousticom 2, muitos profissionais de CEMs descobriram que o novo Trifield 2 é inferior na leitura de RF e de campos elétricos.

Provavelmente, isso se deve ao fato de que, para que a leitura do campo elétrico seja precisa, é necessário usar o medidor apenas quando o corpo estiver aterrado. Todos os melhores medidores de campos elétricos são aterrados para obter uma indicação real de qual é a verdadeira leitura do campo elétrico.

Preste atenção ao valor de pico, no canto superior esquerdo do TF2, ao medir a RF. Esse número contém a leitura de RF mais alta medida nos três segundos anteriores. Segure na parte inferior ao realizar medições de RF, para não cobrir a antena interna com a mão.

O Trifield TF2 tem sensibilidade semelhante ao Cornet na leitura de campo magnético, mas o TF2 supera o Cornet porque mede campos magnéticos em três eixos (você precisa girar o Cornet para obter uma melhor leitura).

Isso significa que você obterá a mesma leitura de campo magnético de um determinado local com o TF2, não importa a orientação em que o segure. Com um gaussímetro de eixo único, por outro lado, como o Cornet ED88T, você deve segurá-lo em todas as três posições (eixos X, Y e Z) sempre que realizar uma medição, para encontrar o valor mais alto. Caso contrário, pode perder a leitura do verdadeiro campo magnético. (Depois de aprender a usar um gaussímetro de eixo único, ele será tão útil quanto um medidor com três eixos).

- **ENV RD-10.** O ENV RD-10 oferece funcionalidade tripla, pois pode medir três tipos distintos de CEMs — então é como ter três medidores em um. Ele oferece uma boa sensibilidade para o preço e é comparável com outros medidores mais caros (Acousticom 2, Cornet ED88T Plus e Trifield TF2).

O ENV RD-10 oferece conectividade com Windows e Android, para registro de dados. Isso significa que, ao se conectar a um celular (no modo avião) ou computador, você pode obter leituras reais, em vez de depender da interpretação dos LEDs. Tem um tamanho compacto e prático; é tão pequeno, que quase cabe na carteira. É muito menor que qualquer medidor semelhante no mercado.

A desvantagem é que a chave seletora do tipo de CEMs que medirá é um pouco difícil de usar; um cuidado especial é necessário para entrar na configuração de campo magnético e não confundi-la com as outras configurações. Ele não tem um display digital para fornecer uma leitura real. Além disso, é um medidor de campo magnético de eixo único.

Seu tamanho pode te fazer pensar que não é um medidor que você possa levar a sério. Mas você pode usá-lo como um detector ou conectado ao seu celular ou computar pelo cabo USB, e obterá leituras precisas que efetivamente o transformam em um medidor de CEMs.

- **Gaussímetro de três eixos UHS2 da Alpha Labs.** Se você quiser medir os CEMs de campo magnético com um gaussímetro de três eixos muito preciso, compre este. Ele mede campos magnéticos de 13Hz a 75.000Hz (75kHz), que inclui muitas frequências de eletricidade suja. (Lembre-se de que eletricidade suja é definida como os componentes do campo elétrico e magnético de qualquer frequência harmônica acima de 60Hz, que é a frequência da eletricidade de CA na América do Norte).

- **Medidores de Eletricidade Suja.** Há uma ampla tendência de negligenciar a medição da eletricidade suja. Um dos motivos pode ser porque você precisa de um medidor separado para medir essa forma de CEM. Mas a eletricidade suja não deve ser deixada de lado. Certamente não é menos prejudicial do que qualquer um dos outros tipos de exposição aos CEMs, e, para alguns, pode ser a principal fonte de doenças.

    Felizmente, é fácil de medir. O dr. Martin Graham e Dave Stetzer, que realizaram algumas das primeiras pesquisas sobre a eletricidade suja, desenvolveram o medidor Stetzerizer® Microsurge, que você apenas conecta na tomada, e ele fornece um número em unidades Graham-Stetzer, ou GS.

    De acordo com os fabricantes, o ideal é que a leitura seja inferior a 50 unidades GS. Se não estiver nessa faixa, você deve tentar eliminar os dispositivos que estão causando essa leitura alta e/ou instalar filtros para reduzir sua exposição. A Greenwave é uma alternativa popular aos medidores Stetzerizer. Algumas pessoas preferem um ou o outro. Isso realmente parece ser uma coisa pessoal.

- **Uma nota sobre a medição das RF das mmWs (ondas milimétricas) dos sinais 5G**: A largura de banda usada pelos dispositivos que de fato são 5G, acima de 20GHz, não será medida com nenhum dos medidores de RF desta lista. Esses medidores ainda não existem.

Existem analisadores de espectro que podem medir acima de 20GHz. Eles são muito caros e se concentram nas leituras médias, em vez de nos valores de pico, e não são considerados sensíveis o suficiente pelos engenheiros que conhecem os efeitos do 5G à saúde que expomos aqui.

Diversas empresas e engenheiros estão trabalhando arduamente para aperfeiçoar um detector de RF para as frequências acima de 20GHz que seja acessível. Espero que esses medidores estejam no mercado logo após a publicação deste livro, em 2020.

Lembre-se de que as antenas de microcélulas terão transmissores 4G e 5G, portanto, todos os medidores de RF mencionados nesta lista detectarão adequadamente qualquer sinal de RF de 4G LTE de uma antena de microcélula se você tiver a infelicidade de ter uma instalada em sua vizinhança. Os sinais novos do 5G de qualquer transmissor de microcélula que esteja abaixo de 6GHz também serão captados por todos os medidores de RF dessa lista, já que a maioria desses medidores vai até 8 GHz ou ainda mais.

- Duas últimas dicas.
    - Cada medidor de CEM é diferente. Por exemplo, a maioria dos medidores mencionados antes são de eixo único, então você precisaria orientá-los em direções diferentes para obter a leitura mais alta — leia as instruções do fabricante sobre como usá-los.
    - Seja metódico ao usar um medidor de CEM. Tenha um bloco de notas à mão para anotar suas leituras em locais bem definidos, de modo que possa acompanhá-las e consultá-las quando fizer as leituras subsequentes, no mesmo dia e algumas semanas ou meses depois.

Gráfico de conversão de RF e de Campo Magnético

Como você pode ver na lista dos medidores recomendados nesta seção, há uma grande variedade de instrumentos, e cada um fornece medições em uma unidade específica. Use esses gráficos para converter a medida usada por qualquer medidor para as unidades do seu interesse.

OUTRAS RECOMENDAÇÕES DE PRODUTOS

Filtros de eletricidade suja

A Stetzer e a Greenwave fabricam filtros de eletricidade suja. Às vezes, as pessoas relatam que não se sentem bem após instalar os filtros. Antes de instalá-los, você deve verificar se não há "erros de fiação" na sua rede elétrica (conforme discutido no Capítulo 7).

Se houver erros de fiação, isso pode fazer com que seus filtros criem campos magnéticos anormalmente altos em sua residência enquanto reduzem os níveis de eletricidade suja. Felizmente, os erros de fiação podem ser consertados. Em seguida, poderá usar os filtros sem se preocupar com o aumento dos campos magnéticos. (Não os coloque ao lado de camas ou cadeiras, pois os filtros geram um campo magnético próprio que se estende de 30 a 60 centímetros).

Esses filtros mudam a qualidade de sua eletricidade, então, depois de instalá-los, você deve dar a si mesmo algumas semanas para "assentá-los" antes de chegar a uma conclusão quanto à sua eficiência.

Filtros de eletricidade suja para a casa inteira

Também existem tecnologias para a redução da eletricidade suja para a casa toda. Eu recomendo o Super Power Perfect Box.

Eles precisam ser instalados por um eletricista em seu quadro de energia. Pode ser que você ainda precise de alguns filtros Stetzer ou Greenwave, mas muito menos do que precisaria antes.

Cabos elétricos blindados e réguas de energia

Você pode usar cabos de alimentação blindados para os seus dispositivos eletrônicos e réguas blindadas para conectar esses dispositivos à parede.

Cabos de alimentação aterrados para PCs

Para garantir que seu notebook esteja aterrado, adquira um cabo de alimentação aterrado que se conecte a uma porta USB.

Fiação blindada

Troque a fiação das suas luminárias pela MμCord™, especialmente nos quartos. (Sugiro que um eletricista profissional faça isso para você.)

Kit adaptador de aterramento Ethernet

Para que seu cabo Ethernet seja aterrado (e, portanto, não produza eletricidade suja), você precisará de um kit adaptador de aterramento Ethernet.

Adaptadores Ethernet para USB aterrados

Se você precisar de um adaptador para conectar o cabo Ethernet ao computador, ele também precisa ser aterrado. Os adaptadores de Thunderbolt para Ethernet da Apple são aterrados. Para os MacBooks mais recentes, você precisará de um adaptador USB-C para Ethernet que também seja aterrado (o USB 3.1 Tipo C para Hub USB de três portas da AmazonBasics é um desses modelos).

Roteador com fio sem Wi-Fi ou recurso que permita desligar o Wi-Fi

O 4-Port Broadband Router da Trendnet não tem Wi-Fi. O N750 (Modelo WND4300), N900 (Modelo WNDR4500) ou AC1200 (Modelo R6230) da Netgear são roteadores com Wi-Fi comutável.

Modem com fio

O Arris Surfboard é um modem com fio que pode ser usado com um roteador com fio ou um roteador que permita desligar o Wi-Fi.

Caixa de malha de arame para blindagem contra RF (para cobrir um roteador)

O Signal Tamer e o Wave Cage, ambos disponíveis na LessEMF; e o Router Guard, disponível no Smart Meter Guard.

Monitores sem cintilação

Os monitores sem cintilação da Asus são equipados com a tecnologia Eye Care.

Capas para medidores de energia, de gás e de água inteligentes

Capas de malha de arame destinadas a proteger da RF emitida pelos medidores inteligentes de serviços públicos podem ser encontradas em smartmetercovers.com [conteúdo em inglês] e smartmeterguard.com [conteúdo em inglês]. A smartmeterguard.com também vende capas de tecido para blindagem contra RF para medidores inteligentes de gás e água.

Interruptores manuais com plugue

Você também pode usar interruptores manuais com plugue, chamados de *Tap Cube with Switch*, disponíveis em varejistas online ou em lojas de ferragens.

Roupas com proteção contra CEMs

Minha fonte favorita de roupas que protegem seu corpo dos CEMs — eles têm de tudo: chapéus, camisetas, luvas, burcas completas — é a LessEMF.com [conteúdo em inglês].

Tinta para blindagem

A melhor tinta de blindagem que encontrei até hoje é a YShield, que pode ser adquirida em LessEMF.com [conteúdo em inglês].

Filtros de eletricidade suja para inversores de painéis solares

Dentre os inversores fotovoltaicos existentes no mercado para os sistemas de painéis solares, o Sunny Boy/SMA foi concebido para reduzir ao mínimo a eletricidade suja. Mas mesmo esses filtros ainda geraram eletricidade suja.

O capacitor/filtro pode ser adquirido na Sager Electronics. O número da peça para um inversor de 5KW (o tamanho mais comum) é 50FC10. Infelizmente, esse é um negócio voltado a empresas, sendo muito hostil com o consumidor comum.

É um processo doloroso trabalhar com a Sager para conseguir os filtros e contratar um eletricista que os instale em seu(s) inversor(es), mas é a única opção que conheço. Se seus inversores forem diferentes daqueles de 5KW, você precisará falar com sua equipe técnica; forneça o número da peça para o inversor de 5KW, e eles saberão de qual peça específica você precisa e lhe recomendarão a mais adequada.

Babás eletrônicas

Em vez de uma babá eletrônica de vídeo sem fio comum, use uma câmera e um microfone que possam ser conectados, como a Câmera HD Wi-Fi com Visualização Remota da D-Link, disponível em lojas online. O Wi-Fi dessa câmera é desligado quando você conecta um cabo Ethernet. Verifique isso com seu medidor de RF.

Se você estiver procurando por uma babá eletrônica sem fio com baixos níveis de RF, de uma olhada no Baby Monitor da SmartNOVA, que emite 97% menos radiação do que o padrão do mercado (é um modelo recém-projetado que está em desenvolvimento).

Várias outras opções de baixa emissão de RF estão listadas no site *The Gentle Nursery*, em https://www.gentlenursery.com/natural-baby-registry-guide/low-emission-baby-monitors/ [conteúdo em inglês]. Na Europa, o Nuk-Nuk Babyphone é uma boa opção.

Aquecedores radiantes de piso

Os aquecedores mais seguros são Ditra-Heat E-HK, da Schluter; o ComfortTile, da Warmzone; e o ThermoTile, da Thermosoft. Esses produtos têm campos elétricos e magnéticos muito baixos devido à forma como foram projetados.

Interruptores dimmer

A Lutron e outros fabricantes de ponta fazem interruptores de dimmer mais limpos do que os outros fabricantes, e os sistemas de controle de iluminação central da Lutron, da Crestron e da Control Four tendem a ter módulos de dimmer limpos, mas caros. Isso é feito para manter o ruído eletrônico longe dos sistemas de alto-falantes de home theaters, mas também ajuda a manter a eletricidade suja longe dos circuitos elétricos e dos cabos de alimentação de CA de plástico que você deixa conectados pela casa.

Saunas de infravermelho

As melhores saunas são as de infravermelho próximo, e a melhor delas é a Sauna Space (saunaspace.com, conteúdo em inglês), que fabrica uma sauna totalmente livre de CEMs, aterrada e blindada, além de usar lâmpadas infravermelhas de espectro completo próximas.

RECURSOS EDUCACIONAIS

Para mulheres grávidas ou que planejam engravidar

Visite o site babysafeproject.org [conteúdo em inlgês] para conhecer as diretrizes específicas para proteger seu bebê dos CEMs.

Grupos de apoio contra o 5G [conteúdos em inglês]

- Banir todas as tecnologias 5G: <https://sign.moveon.org/petitions/ban-all-5g-technology>.
- Apelo Internacional para Parar o 5G na Terra e no Espaço: <https://www.5gspaceappeal.org/>.
- Para impedir que as perigosas unidades de microcélulas de 5G sejam instaladas: <http://stop5g.whynotnews.eu/?page_id=580>.
- Tome uma atitude escrevendo, enviando um e-mail ou ligando: <http:// www.parentsforsafetechnology.org/stop-5g-spectrumfrontiers.html>.
- Como registrar uma solicitação de acomodações ADA para eletrossensibilidade para evitar as microcélulas e o Wi-Fi:
  - http://www.electrosmogprevention.org/ada-accommodations-for-rf-exposures/ada-for-es-to-avoidsmall-cells-and-wifi/
  - http://keepyourpower.org/
  - Para encontrar um grupo contra o 5G próximo a você: www.5gcrisis.com/
  - Instando o Conselho Municipal a interromper o 5G em Charlotte: https:// www.change.org/p/charlotte-area-residents-urgingcity-council-to-halt-5g-in-charlotte
- Irlanda
  - Reunião de Conscientização Pública de Galway sobre as Tecnologias Wireless e 5G: <https://www.facebook.com/events/2190209274396632/>.
  - Reunião de Dublin para parar o 5G: <https://www.facebook.com/events/673336026446726/>

- Inglaterra
  - Evento em Topsham para a conscientização sobre o 5G: <https://www.facebook.com/events/444897969609210/>.
  - Pare o 5G!: <https://www.facebook.com/ events/601831420318009/>.
  - Protesto Mundial contra o 5G, de 2019: <https://www.facebook.com/ events/341771203144683/>.
  - Parem as demonstrações do 5G: <https://docs.google.com/document/d/1wLFv3wlWDtc9kW81dOAa7j9ejqCQVfO0H2xtXv5zNvA/edit?fbclid=IwAR28cEvFLeJngAcdyqmJCbkt2gdUA-Jgh2YYeagjBBWHc1K5TPJ5UtuBHjcA>.
  - Pare a implementação do 5G nas ilhas de Scilly e Cornwall: <https://you.38degrees.org.uk/petitions/stopthe-trial-of-5g-on-the-isles-of-scilly-and-cornwall>.
- Austrália
  - Lançamento do 5G na Austrália: <https://www.communityrun.org/petitions/5g-roll-out-in-australia>.
  - Localização das torres de 5G na Austrália: <https://tottnews.com/2019/05/16/5g-tower-locations-australia/?fbclid=IwAR2G3fiL1oVthsltKMVcc1vM8kGU7e_rLpJu4TxM5yXV6xjByUmhmmOata8>.
  - Não ao 5G nas Blue Mountains: <https://www.no5gbluemountains.org/what-youcan-do.html>.
- Nova Zelândia
  - Petição de Terri Takau. Pare o 5G: <https://www.parliament.nz/en/pb/petitions/document/PET_87686/petition-of-terri-takau-stop-5g>.

TABELA DE CONVERSÃO DE UNIDADES DE MEDIDA DE CAMPO MAGNÉTICO

Gauss	miliGauss	microGauss	Tesla	miliTesla	microTesla	nanoTesla
0,000,000,01 G	0,000,01 mG	0,01 µG	0,000,000,000,001 T	0,000,000,001 mT	0,000,001 µT	0,001 nT
0,000,000,01 G	0,000,1 mG	0,1 µG	0,000,000,000,01 T	0,000,000,01 mT	0,000,01 µT	0,01 nT
0,000,001 G	0,001 mG	1 µG	0,000,000,000,1 T	0,000,000,1 mT	0,000,1 µT	0,1 nT
0,000,01 G	0,01 mG	10 µG	0,000,000,001 T	0,000,001 mT	0,001 µT	1 nT
0,000,1 G	0,1 mG	100 µG	0,000,000,01 T	0,000,01 mT	0,01 µT	10 nT
0,001 G	1 mG	1.000 µG	0,000,000,1 T	0,000,1 mT	0,1 µT	100 nT
0,01 G	10 mG	10.000 µG	0,000,001 T	0,001 mT	1 µT	1.000 nT
0,1 G	100 mG	100.000 µG	0,000,01 T	0,01 mT	10 µT	10.000 nT
1 G	1.000 mG	1.000.000 µG	0,000,1 T	0,1 mT	100 µT	100.000 nT
10 G	10.000 mG	10.000.000 µG	0,001 T	1 mT	1.000 µT	1.000.000 nT
100 G	100.000 mG	100.000.000 µG	0,01 T	10 mT	10.000 µT	10.000.000 nT

Tabela de Conversão de Unidades de Medida de Densidade de Potência de Radiofrequência para Volts por Metro

milivolts por metro	Volts por metro	Watts por metro²	miliWatts por metro²	microWatts por metro²	Watts por centímetro²	miliWatts por centímetro²	microWatts por centímetro²
0,001.94mV/m	0,000,001.94V/m	0,000,000,000,000,01W/m²	0,000,000,000,01mW/m²	0,000,000,01μW/m²	0,000,000,000,000,000,001W/cm²	0,000,000,000,000,001mW/cm²	0,000,000,000,001μW/cm²
0,006.14mV/m	0,000,006.14V/m	0,000,000,000,000,1W/m²	0,000,000,000,1mW/m²	0,000,000,1μW/m²	0,000,000,000,000,000,01W/cm²	0,000,000,000,000,01mW/cm²	0,000,000,000,01μW/cm²
0,019.04mV/m	0,000,019.4V/m	0,000,000,000,001W/m²	0,000,000,001mW/m²	0,000,001μW/m²	0,000,000,000,000,000,1W/cm²	0,000,000,000,000,1mW/cm²	0,000,000,000,1μW/cm²
0,0614mV/m	0,000,061.4V/m	0,000,000,000,01W/m²	0,000,000,01mW/m²	0,000,01μW/m²	0,000,000,000,000,001W/cm²	0,000,000,000,001mW/cm²	0,000,000,001μW/cm²
0,194mV/m	0,000,194V/m	0,000,000,000,1W/m²	0,000,000,1mW/m²	0,000,1μW/m²	0,000,000,000,000,01W/cm²	0,000,000,000,01mW/cm²	0,000,000,01μW/cm²
0,614mV/m	0,000,614V/m	0,000,000,001W/m²	0,000,001mW/m²	0,001μW/m²	0,000,000,000,000,1W/cm²	0,000,000,000,1mW/cm²	0,000,000,1μW/cm²
1,94mV/m	0,001,94V/m	0,000,000,01W/m²	0,000,01mW/m²	0,01μW/m²	0,000,000,000,001W/cm²	0,000,000,001mW/cm²	0,000,001μW/cm²
6,14mV/m	0,006,14V/m	0,000,000,1W/m²	0,000,1mW/m²	0,1μW/m²	0,000,000,000,01W/cm²	0,000,000,01mW/cm²	0,000,01μW/cm²
19,4mV/m	0,019.4V/m	0,000,001W/m²	0,001mW/m²	1μW/m²	0,000,000,000,1W/cm²	0,000,000,1mW/cm²	0,000,1μW/cm²
61,4mV/m	0,061.4V/m	0,000,01W/m²	0,01mW/m²	10μW/m²	0,000,000,001W/cm²	0,000,001mW/cm²	0,001μW/cm²
194mV/m	0,194V/m	0,000,1W/m²	0,1mW/m²	100μW/m²	0,000,000,01W/cm²	0,000,01mW/cm²	0,01μW/cm²
614mV/m	0,614V/m	0,001W/m²	1mW/m²	1.000μW/m²	0,000,000,1W/cm²	0,000,1mW/cm²	0,1μW/cm²
1,942mV/m	1,94V/m	0,01W/m²	10mW/m²	10.000μW/m²	0,000,001W/cm²	0,001mW/cm²	1μW/cm²
6,140mV/m	6,14V/m	0,1W/m²	100mW/m²	100.000μW/m²	0,000,01W/cm²	0,01mW/cm²	10μW/cm²
19,416mV/m	19,4V/m	1W/m²	1.000mW/m²	1.000.000μW/m²	0,000,1W/cm²	0,1mW/cm²	100μW/cm²
61,400mV/m	61,4V/m	10W/m²	10.000mW/m²	10.000.000μW/m²	0,001W/cm²	1mW/cm²	1.000μW/cm²
194,164mV/m	194V/m	100W/m²	100.000mW/m²	100.000.000μW/m²	0,01W/cm²	10mW/cm²	10.000μW/cm²
614,003mV/m	614V/m	1.000W/m²	1.000.000mW/m²	1.000.000.000μW/m²	0,1W/cm²	100mW/cm²	100.000μW/cm²
1,941.648mV/m	1,942V/m	10.000W/m²	10.000.000mW/m²	10.000.000.000μW/m²	1W/cm²	1.000mW/cm²	1.000.000μW/cm²
6.140.032mV/m	6.140V/m	100.000W/m²	100.000.000mW/m²	100.000.000.000μW/m²	10W/cm²	10.000mW/cm²	10.000.000μW/cm²

Fórmula: V/m = √(W/m² x 377) Volts por metro = a raiz quadrada do produto de Watts por metro quadrado vezes 337

Nota: V/m e mV/m são arredondados

APÊNDICE A

Efeitos Prejudiciais do Excesso de Peroxinitrito

- Danifica o DNA, e quando as PARP reparam o dano, reduzem os estoques da NAD+ nas células. Uma vez que o nível de dano celular infligido pelo peroxinitrito supera qualquer possibilidade de reparo, a célula eventualmente morre por meio de uma das duas principais vias de morte celular, necrose ou apoptose.[1]
- Esgota as reservas antioxidantes, especialmente a glutationa.[2]
- Cria um círculo vicioso e cumulativo de inflamação crônica.[3]
- Desencadeia a peroxidação lipídica em membranas, lipossomas e lipoproteínas ao abstrair um átomo de hidrogênio dos ácidos graxos poli-insaturados, gerando radicais lipídicos que propagam reações de radicais livres, degradando, assim, os lipídeos da membrana e aumentando o risco de doenças cardiovasculares.[4]
- Representa o principal responsável por mutações de DNA, ligando a superprodução de NO ao câncer.[5]
- Exacerba o dano oxidativo às proteínas mitocondriais.[6]
- Altera a estrutura e a função das proteínas.[7]
- Inibe a maioria dos componentes da cadeia de transporte de elétrons mitocondrial, diminuindo, assim, o ATP.[8]
- Inibe a superóxido dismutase, evitando, dessa forma, a degradação do superóxido produzido localmente, o que alimenta ainda mais a formação de peroxinitrito.[9]
- Inicia a peroxidação de lipídios de mielina, levando à desmielinização, e desempenha um papel crítico em doenças inflamatórias do sistema nervoso.[10]

- Causa disfunção endotelial ao inativar a prostaciclina sintase (PGI2 sintase) e limita a produção de NO endotelial ao inativar a eNOS por meio da oxidação de seu centro de tiolato de zinco.[11]
- Causa nitração da tirosina em proteínas, que é observada de forma consistente em doenças cardiovasculares e neurodegenerativas.[12]
- A redução de NAD celular dependente das PARP também pode suprimir a formação de NO ao esgotar os estoques endoteliais de NADPH, um cofator essencial da NOS.[13]
- Com o passar dos anos, ele ativa o NFκB, um fator de transcrição redox-sensível envolvido na indução da transcrição de uma grande variedade de genes implicados em inflamações, incluindo citocinas (por exemplo, TNF-α, IL-6 e IL-1β).[14]
- Oxida e esgota a tetrahidrobiopterina (BH4), que é conhecida por produzir um desacoplamento parcial das sintases das NO (eNOS, nNOS e iNOS). Quando essas NOSs são desacopladas, elas produzem superóxido no lugar de NO.[15]
- Gera a peroxidação da cardiolipina, a membrana interna da mitocôndria, o que leva à diminuição da atividade de algumas das enzimas na cadeia de transporte de elétrons e diminuição da síntese de ATP.[16]
- Inativa a Mn-SOD e torna as mitocôndrias mais vulneráveis no processo de neurodegeneração.[17]

APÊNDICE B

Trinta e Quatro Mecanismos Específicos do Ciclo de NO/Peroxinitrito[1]

O que ficou conhecido como ciclo do óxido nítrico e peroxinitrito tornou-se cada vez mais complexo com o tempo, pois ficou claro que alguns mecanismos adicionais devem ser considerados como partes integrantes do ciclo.

Existem 34 mecanismos bioquímicos/fisiológicos distintos e bem documentados que compõem a complexa cadeia de reações que chamamos de ciclo NO/peroxinitrito. A maioria desses mecanismos, senão todos eles, tem fisiologia e bioquímica bem aceitas, e quase todos esses 34 mecanismos demonstraram desempenhar papéis fisiopatológicos em uma ou mais doenças. Consequentemente, há pouca novidade em relação ao ciclo, exceto que quando os mecanismos individuais são colocados em justaposição uns com os outros, eles constituem uma série de ciclos de interação e, com base nisso, tendem a constituir um ciclo vicioso robusto, o Ciclo de NO/peroxinitrito, que provavelmente será um grande desafio para reduzir de maneira efetiva.

1. Reação extremamente rápida de difusão limitada entre o óxido nítrico (NO) com o superóxido, formando peroxinitrito.
2. O peroxinitrito, um oxidante potente, pode atuar para aumentar a atividade do fator de transcrição NF-κB.
3. O peroxinitrito se decompõe, antes e depois da reação com o dióxido de carbono, nos seguintes radicais livres: hidroxila, carbonato e radical NO_2 ($NO_2^·$), cada um dos quais é responsável por uma série de consequências produzidas pelo peroxinitrito.
4. O peroxinitrito, sendo um oxidante potente, produz estresse oxidativo, um desequilíbrio entre oxidantes e antioxidantes.
5. O estresse oxidativo também produz aumentos na atividade do NF-κB porque sua atividade é estimulada por oxidantes e inibida por antioxidantes que quebram a cadeia.

6. O NF-κB produz aumento da transcrição do óxido nítrico sintase induzível (iNOS), um gene cuja transcrição é conhecida por ser estimulada pela elevação do NF-κB e cuja elevação também estimula grande parte da cascata inflamatória.
7. O NF-κB também estimula a transcrição de várias citocinas inflamatórias, incluindo IL-1β, IL-6, IL-8, TNF-α e IFNγ.
8. Cada uma das citocinas listadas antes atua direta e/ou indiretamente para estimular a transcrição do gene iNOS, agindo em algumas citocinas através da seta dupla que as liga a NF-κB e agindo, também, diretamente na indução de iNOS em algumas citocinas.
9. Quando iNOS é induzido, produz grandes quantidades de NO.
10. O peroxinitrito inativa a cálcio-ATPase da membrana plasmática, levando à redução da extrusão de cálcio e aumento dos níveis de cálcio intracelular.
11. Outros oxidantes inativam a cálcio-ATPase da membrana plasmática, levando a níveis aumentados de cálcio intracelular; tal inativação da ATPase de cálcio tem efeitos fisiopatológicos substanciais e pode contribuir para o comprometimento prolongado da extrusão de cálcio, visto em circunstâncias em que o ciclo NO/peroxinitrito pode desempenhar um papel.
12. O metabolismo energético reduzido (carga energética diminuída/ATP) também diminui a atividade da cálcio ATPase, levando a níveis aumentados de cálcio intracelular, conforme previsto para tal ATPase.
13. Enquanto a modesta elevação do cálcio mitocondrial leva ao aumento da síntese de ATP, a elevação substancial do cálcio intracelular leva a aumentos substanciais do cálcio intramitocondrial, levando a um aumento da produção de superóxido na mitocôndria; grandes aumentos no cálcio mitocondrial levarão, em algumas circunstâncias, à morte celular por apoptose.
14. O cálcio intracelular estimula as formas nNOS e eNOS da óxido nítrico sintase, ambas enzimas dependentes de cálcio.
15. O aumento da atividade da nNOS e da eNOS produz aumento da síntese de NO.
16. O peroxinitrito oxida a tetrahidrobiopterina (BH4), esgotando os níveis de BH4.
17. A depleção de BH4 produz desacoplamento parcial das três sintases do NO, de modo que essas enzimas, quando desacopladas, produzem superóxido no lugar do NO. Devido à reação muito rápida desses dois compostos para produzir peroxinitrito, espera-se que esse desacoplamento parcial, envolvendo as enzimas NOS próximas, produza um aumento na produção de peroxinitrito.

Apêndice B

18. O corte do DNA nuclear feito pelo peroxinitrito, hidroxila e outros radicais pode produzir uma estimulação maciça de poli (ADP-ribose) polimerase (PARP) e a consequente poli ADP ribosilação de proteínas cromossômicas, levando, por sua vez, a uma depleção massiva das reservas de NAD/NADH, porque NAD é o substrato para tal poli ADP--ribosilação. A depleção de NADH reduz, por sua vez, a produção de ATP na mitocôndria.

19. Outras mudanças que causam depleção de ATP vêm de uma cascata de eventos que ocorrem dentro da mitocôndria. A cascata começa com o NO, possivelmente produzido pela NO sintase mitocondrial (mtNOS, que se acredita ser uma forma de nNOS), com a ligação do NO à citocromo oxidase, inibindo competitivamente a capacidade de ligação do oxigênio molecular. Isso inibe a capacidade da citocromo oxidase de servir como oxidase terminal da cadeia de transporte de elétrons mitocondrial.

20. A ação do NO descrita antes produz um aumento na produção de superóxido pela cadeia de transporte de elétrons.

21. O peroxinitrito na mitocôndria também atua produzindo aumento de superóxido da cadeia de transporte de elétrons.

22. Peroxinitrito, superóxido e seus produtos levam à peroxidação lipídica da cardiolipina na membrana interna da mitocôndria. A cardiolipina é altamente suscetível a essa peroxidação, porque a maioria dos ácidos graxos que compõem sua estrutura em mamíferos são ácidos graxos poliinsaturados, que são muito mais suscetíveis à peroxidação do que outros ácidos graxos.

23. A peroxidação da cardiolipina leva à redução da atividade de algumas enzimas da cadeia de transporte de elétrons, levando a uma redução ainda maior da síntese de ATP.

24. A peroxidação de cardiolipina também leva ao aumento da geração de superóxido a partir da cadeia de transporte de elétrons na mitocôndria.

25. O peroxinitrito produz a inativação da superóxido dismutase mitocondrial (Mn-SOD), bem como da superóxido dismutase de cobre-zinco, levando, por sua vez, a níveis aumentados de superóxido.

26. Peroxinitrito, superóxido e NO inativam ou inibem a enzima aconitase, diminuindo a atividade do ciclo do ácido cítrico e da síntese de ATP subsequente.

27. O estresse oxidativo leva à oxidação de resíduos de cisteína na enzima xantina redutase, convertendo-a em xantina oxidase, que produz o superóxido como produto, aumentando a geração de superóxido.

28. O aumento da atividade da enzima NADPH oxidase, que produz superóxido como produto, é uma parte importante da cascata inflamatória e contribui, portanto, para ela ao produzir aumento do superóxido. (Nota:

O aumento da NADPH oxidase é produzido pela ação da angiotensina II em doenças cardiovasculares, incluindo insuficiência cardíaca).

29. A ativação dos receptores NMDA, produzidos conforme descrito em 31 e 32, a seguir, permite o influxo de cálcio na célula, elevando os níveis de cálcio intracelular, incluindo os níveis de cálcio mitocondrial.

30. A atividade dos receptores de potencial de transferência (TRP) também permite o influxo de cálcio na célula, novamente aumentando os níveis de cálcio intracelular, presumivelmente levando a um aumento na produção de óxido nítrico.

31. O principal agonista fisiológico dos receptores NMDA é o glutamato, cuja concentração extracelular é reduzida após a liberação, por transporte dependente de energia. Na sequência, a depleção de ATP produz maior estimulação NMDA ao diminuir o transporte de glutamato.

32. A atividade dos receptores NMDA também é consideravelmente aumentada pela depleção de ATP nas células que o contém. O mecanismo aqui é que a depleção de ATP produz despolarização parcial da membrana plasmática, o que gera, por sua vez, maior suscetibilidade dos receptores NMDA à estimulação.

33. Vários receptores do grupo TRP mostraram ser estimulados pelo aumento de superóxido e/ou estresse oxidativo ou suas consequências derivadas, que seriam os receptores TRPV1, TRPA1, TRPC3, TRPC5, TRPM2 e TRPM7, sendo produzidos em parte através da oxidação de cadeias laterais de resíduos de cisteína. Vários receptores de TRP também são ativados por nitrosilação mediada por óxido nítrico.

34. A estimulação de TRPV1, TRPA1 e provavelmente de vários outros receptores do grupo TRP, como tem sido repetidamente demonstrado para cada um desses receptores, leva ao aumento da atividade do NMDA, com neurônios contendo esta família de receptores TRP atuando, em parte, ao liberar glutamato, o principal agonista fisiológico do NMDA.

APÊNDICE C

Estudos que Demonstram os Efeitos Prejudiciais dos CEMs

Danos ao DNA celular: quebras das fitas simples e dupla no DNA celular e bases oxidadas no DNA celular, levando a alterações cromossômicas e outras alterações mutacionais:

1. Glaser ZR, Ph.D. "Naval Medical Research Institute Research Report". Bibliography of Reported Biological Phenomena ("Effects") and Clinical Manifestations Attributed to Microwave and Radio-Frequency Radiation. Report nº 2, revisado. (Junho de 1971). <https://apps.dtic.mil/dtic/tr/fulltext/u2/750271.pdf>. Acessado em 9 de setembro de 2017.
2. Goldsmith JR. "Epidemiologic Evidence Relevant to Radar (Microwave) Effects." *Environmental Health Perspectives*. Vol. 105, supplement 6. (Dezembro de 1997): p. 1579-1587. doi: 10.1289/ehp.97105s61579.
3. Yakymenko IL, Sidorik EP e Tsybulin AS. "Metabolic Changes in Cells Under Electromagnetic Radiation of Mobile Communication Systems." [Artigo em Russo] *Ukrainskii Biokhimicheskii Zhurnal* (1999). Vol. 83, nº 2. (março-abril de 2011): 20-28.
4. Aitken RJ e De Iuliis GN. "Origins and Consequences of DNA Damage in Male Germ Cells." *Reproductive BioMedicine Online*. Vol. 14, nº 6. (Junho de 2007): 727-733. doi: 10.1016/S1472-6483(10)60676-1.
5. Hardell L. e Sage C. "Biological Effects from Electromagnetic Field Exposure and Public Exposure Standards." *Biomedicine & Pharmacotherapy*. Vol. 62, nº 2. (Fevereiro de 2008): 104-109. doi: 10.1016/j.biopha.2007.12.004.
6. Hazout A., Menezo Y., Madelenat P., Yazbeck C., Selva J. e Cohen-Bacrie P. "Causes and Clinical Implications of Sperm DNA Damages." [Artigo em Francês] *Gynécologie Obstétrique & Fertilité*. Vol. 36, nº 11. (Novembro de 2008): 11091117. doi: 10.1016/j.gyobfe.2008.07.017.
7. Phillips J.L., Singh N.P. e Lai H. "Electromagnetic Fields and DNA Damage." *Pathophysiology*. Vol. 16, nº 2-3. (Agosto de 2009): 79-88. doi: 10.1016/j.pathophys.2008.11.005.
8. Ruediger HW. "Genotoxic Effects of Radiofrequency Electromagnetic Fields." *Pathophysiology*. Vol. 16, nº 2-3. (Agosto de 2009): 89-102. doi: 10.1016/j.pathophys.2008.11.004.
9. Makker K., Varghese A., Desai N.R., Mouradi R., Agarwal A. "Cell Phones: Modern Man's Nemesis?" *Reproductive BioMedicine Online*. Vol. 18, nº 1. (Janeiro de 2009): 148-157. doi: 10.1016/S1472-6483(10)60437-3.
10. Yakymenko I. e Sidorik E. "Risks of Carcinogenesis from Electromagnetic Radiation and Mobile Telephony Devices." *Experimental Oncology*. Vol. 32, nº 2. (Junho de 2010): 54-60.
11. Yakymenko I.L., Sidorik E.P., Tsybulin A.S. "Metabolic Changes in Cells Under Electromagnetic Radiation of Mobile Communication Systems." [Artigo em Russo] *Ukrainskii Biokhimicheskii Zhurnal* (1999). Vol. 83, nº 2. (Março-Abril de 2011): 20-28.

12. Gye M.C. e Park C.J. "Effect of Electromagnetic Field Exposure on the Reproductive System." *Clinical and Experimental Reproductive Medicine*. Vol. 39, n° 1. (Março de 2012): 1-9. doi: 10.5653/cerm.2012.39.1.1.

13. Pall M.L. "Electromagnetic Fields Act via Activation of Voltage-Gated Calcium Channels to Produce Beneficial or Adverse Effects." *Journal of Cellular and Molecular Medicine*. Vol. 17, n° 8. (Agosto de 2013): 958-965. doi: 10.1111/ jcmm.12088.

14. Pall M.L. "Scientific Evidence Contradicts Findings and Assumptions of Canadian Safety Panel 6: Microwaves Act Through Voltage-Gated Calcium Channel Activation to Induce Biological Impacts at Non-Thermal Levels, Supporting a Paradigm Shift for Microwave/Lower Frequency Electromagnetic Field Action." *Reviews on Environmental Health*. Vol. 30, n° 2. (Maio de 2015): 99116. doi: 10.1515/reveh-2015-0001.

15. Hensinger P. e Wilke E. "Mobilfunk-Studienergebnisse bestätigen Risiken Studienrecherche 2016-4 veröffentlicht." *Umwelt Medizin Gesellshaft*. Vol. 29, n° 3. (2016).

16. Houston B.J., Nixon B., King B.V., De Iuliis G.N., Aitken R.J. "The Effects of Radiofrequency Electromagnetic Radiation on Sperm Function." *Reproduction*. Vol. 152, n° 6. (Dezembro de 2016): R263-R276. doi: 10.1530/REP-16-0126.

17. Batista Napotnik T., Reberšek M., Vernier P.T., Mali B. e Miklavčič D. "Effects of High Voltage Nanosecond Electric Pulses on Eukaryotic Cells (In Vitro): A Systematic Review." *Bioelectrochemistry*. Vol. 110. (Agosto de 2016): 1-12. doi: 10.1016/j.bioelechem.2016.02.011.

18. Asghari A., Khaki A.A., Rajabzadeh A., Khaki A. "A Review on Electromagnetic Fields (EMFs) and the Reproductive System." *Electronic Physician*. Vol. 8, n° 7. (Julho de 2016): 2655-2662. doi: 10.19082/2655.

19. Pall M.L. "Chapter 7: How Cancer Can Be Caused by Microwave Frequency Electromagnetic Field (EMF) Exposures: EMF Activation of Voltage-Gated Calcium Channels (VGCCs) Can Cause Cancer Including Tumor Promotion, Tissue Invasion and Metastasis via 15 Mechanisms." In Markov M. (Org.). *Mobile Communications and Public Health* (p. 163-184). New York, CRC Press, 2018.

20. Pall ML. "Wi-Fi Is an Important Threat to Human Health." *Environmental Research*. Vol. 164. (Julho de 2018): 405-416. doi: 10.1016/j.envres.2018.01.035.

21. Wilke I. "Biological and Pathological Effects of 2.45 GHz Radiation on Cells, Fertility, Brain and Behavior." *Umwelt Medizin Gesellschaft*. Vol. 31, supl. 1. (2018): 1-32.

Redução da fertilidade, incluindo alterações de remodelação tecidual dos testículos, diminuição da contagem de espermatozoides e da qualidade do esperma, fertilidade feminina reduzida, incluindo a remodelação ovariana, a perda de oócitos (folículos), níveis reduzidos de estrogênio, progesterona e testosterona (ou seja, níveis de hormônios sexuais), aumento da incidência de aborto espontâneo, libido reduzida:

1. Glaser Z.R., PhD. "Naval Medical Research Institute Research Report." *Bibliography of Reported Biological Phenomena ("Effects") and Clinical Manifestations Attributed to Microwave and Radio-Frequency Radiation*. Report n° 2, revisado. (Junho de 1971). <https://apps.dtic.mil/dtic/tr/fulltext/u2/750271.pdf>. Acessado em 9 de setembro de 2017.

2. Tolgskaya M.S., Gordon Z.V. *Pathological Effects of Radio Waves*, traduzido para o inglês por B. Haigh. New York/London, Consultants Bureau, 1973, 146 páginas. doi: 10.1007/978-1-4684-8419-9.

3. Goldsmith J.R. "Epidemiologic Evidence Relevant to Radar (Microwave) Effects." *Environmental Health Perspectives*. Vol. 105, supl. 6. (Dezembro de 1997): 1579-1587. doi: 10.1289/ehp.97105s61579.

4. Aitken R.J. e De Iuliis G.N. "Origins and Consequences of DNA Damage in Male Germ Cells." *Reproductive BioMedicine Online*. Vol. 14, nº 6. (Junho de 2007): 727-733. doi: 10.1016/S1472-6483(10)60676-1.

5. Hazout A., Menezo Y., Madelenat P., Yazbeck C., Selva J. e Cohen-Bacrie P. "Causes and Clinical Implications of Sperm DNA Damages." [Artigo em Francês] *Gynécologie Obstétrique & Fertilité*. Vol. 36, nº 11. (Novembro de 2008): 11091117. doi: 10.1016/j.gyobfe.2008.07.017.

6. Makker K., Varghese A., Desai N.R., Mouradi R. e Agarwal A. "Cell Phones: Modern Man's Nemesis?" *Reproductive BioMedicine Online*. Vol. 18, nº 1. (Janeiro de 2009): 148-157. doi: 10.1016/S1472-6483(10)60437-3.

7. Kang N., Shang X.J. e Huang Y.F. "Impact of Cell Phone Radiation on Male Reproduction." [Artigo em Mandarim] *Zhonghua Nan Ke Xue*. Vol. 16, nº 11. (Novembro de 2010): 1027-1030.

8. Gye M.C. e Park C.J. "Effect of Electromagnetic Field Exposure on the Reproductive System." *Clinical and Experimental Reproductive Medicine*. Vol. 39, no. 1. (Março de 2012): 1-9. doi: 10.5653/cerm.2012.39.1.1.

9. La Vignera S., Condorelli R.A., Vicari E., D'Agata R. e Calogero A.E. "Effects of the Exposure to Mobile Phones on Male Reproduction: A Review of the Literature." *Journal of Andrology*. Vol. 33, nº 3. (Maio-Junho de 2012): 350-356. doi: 10.2164/ jandrol.111.014373.

10. Carpenter D.O. "Human Disease Resulting from Exposure to Electromagnetic Fields." *Reviews on Environmental Health*. Vol. 28, nº 4. (2013): 159-172. doi: 10.1515/reveh-2013-0016.

11. Nazıroğlu M., Yüksel M., Köse S.A., Özkaya M.O. "Recent Reports of Wi-Fi and Mobile Phone-Induced Radiation on Oxidative Stress and Reproductive Signaling Pathways in Females and Males." *The Journal of Membrane Biology*. Vol. 246, nº 12. (Dezembro de 2013): 869-875. doi: 10.1007/s00232-013-9597-9.

12. Adams J.A., Galloway T.S., Mondal D., Esteves S.C. e Mathews F. "Effect of Mobile Telephones on Sperm Quality: A Systematic Review and Meta-Analysis." *Environment International*. Vol. 70. (Setembro de 2014): 106-112. doi: 10.1016/j. envint.2014.04.015.

13. Liu K., Li Y., Zhang G., Liu J., Cao J., Ao L. e Zhang S. "Association Between Mobile Phone Use and Semen Quality: A Systematic Review and MetaAnalysis." *Andrology*. Vol 2, nº 4. (Julho de 2014): 491-501. doi: 10.1111/j.20472927.2014.00205.x.

14. K Sri N. "Mobile Phone Radiation: Physiological & Pathophysiological Considerations. *Indian Journal of Physiology and Pharmacology*. Vol. 59, nº 2. (Abril de 2015): 125-135.

15. Hensinger P., Wilke E. "Mobilfunk-Studienergebnisse bestätigen Risiken Studienrecherche 2016-4 veröffentlicht." *Umwelt Medizin Gesellschaft*. Vol. 29, nº 3. (2016).

16. Houston B.J., Nixon B., King B.V., De Iuliis G.N. e Aitken R.J. "The Effects of Radiofrequency Electromagnetic Radiation on Sperm Function." *Reproduction*. Vol. 152, nº 6. (Dezembro de 2016): R263-R276. doi: 10.1530/REP-16-0126.

17. Pall M.L. "Wi-Fi Is an Important Threat to Human Health." *Environmental Research*. Vol. 164. (Julho de 2018): 405-416. doi: 10.1016/j.envres.2018.01.035.

18. Wilke I. "Biological and Pathological Effects of 2.45 GHz Radiation on Cells, Fertility, Brain and Behavior." *Umwelt Medizin Gesellschaft*. Vol. 31, supl. 1. (2018): 1-32.

Efeitos neurológicos/neuropsiquiátricos:

1. Marha K. "ATD Report 66-92." *Biological Effects of High-Frequency Electromagnetic Fields (Translation)*. ATD Work Assignment. nº 78, t. 11. (13 de julho, 1966). <http://www.dtic.mil/docs/citations/AD0642029>. Acessado em 12 de março de 2018.

2. Glaser Z.R., Ph.D. "Naval Medical Research Institute Research Report." *Bibliography of Reported Biological Phenomena ("Effects") and Clinical Manifestations Attributed to Microwave and Radio-Frequency Radiation*. Report nº 2, revisado. (Junho de 1971). https://apps.dtic.mil/dtic/tr/fulltext/u2/750271.pdf. Acessado em 9 de setembro de 2017.

3. Tolgskaya M.S. e Gordon Z.V. *Pathological Effects of Radio Waves*, traduzido para o inglês por B Haigh. New York/London, Consultants Bureau, 1973, 146 páginas. doi: 10.1007/978-1-4684-8419-9.

4. Bise W. "Low Power Radio-Frequency and Microwave Effects on Human Electroencephalogram and Behavior." *Physiological Chemistry and Physics*. Vol. 10, n° 5. (1978): 387-398.

5. Raines, J.K. "National Aeronautics and Space Administration Report." *Electromagnetic Field Interactions with the Human Body: Observed Effects and Theories*. (Abril de 1981): 116 páginas.

6. Frey A.H. "Electromagnetic Field Interactions with Biological Systems." *The FASEB Journal*. Vol. 7, n° 2. (1° de fevereiro de 1993): 272-281. doi: 10.1096/ fasebj.7.2.8440406.

7. Lai H. "Neurological Effects of Radiofrequency Electromagnetic Radiation." In JC Lin (Ed). *Advances in Electromagnetic Fields in Living Systems*, Vol. 1 (p. 27-88). New York, Plenum Press, 1994.

8. Grigor'ev IuG. "Role of Modulation in Biological Effects of Electromagnetic Radiation." [Article in Russian] *Radiatsionnaia Biologiia Radioecologiia*. Vol. 36, n° 5. (Setembro-Outubro de 1996): 659-670.

9. Lai, H. "Mobile Phone and Health Symposium Workshop Paper." *Neurological Effects of Radiofrequency Electromagnetic Radiation*. (1998). <http://www.mapcruzin.com/radiofrequency/henry_lai2.htm>.

10. Aitken R.J. e De Iuliis G.N. "Origins and Consequences of DNA Damage in Male Germ Cells." *Reproductive BioMedicine Online*. Vol. 14, n° 6. (Junho de 2007): 727-733. doi: 10.1016/S1472-6483(10)60676-1.

11. Hardell L. e Sage C. "Biological Effects from Electromagnetic Field Exposure and Public Exposure Standards." *Biomedicine & Pharmacotherapy*. Vol. 62, n° 2. (Fevereiro de 2008): 104-109. doi: 10.1016/j.biopha.2007.12.004.

12. Makker K., Varghese A., Desai N.R., Mouradi R., Agarwal A. "Cell Phones: Modern Man's Nemesis?" *Reproductive BioMedicine Online*. Vol. 18, n° 1. (Janeiro de 2009): 148-157. doi: 10.1016/S1472-6483(10)60437-3.

13. Khurana V.G., Hardell L., Everaert J., Bortkiewicz A., Carlberg M. e Ahonen M. "Epidemiological Evidence for a Health Risk from Mobile Phone Base Stations." *International Journal of Occupational and Environmental Health*. Vol. 16, n° 3. (Julho-Setembro de 2010): 263-267. doi: 10.1179/107735210799160192.

14. Levitt B.B., Lai H. "Biological Effects from Exposure to Electromagnetic Radiation Emitted by Cell Tower Base Stations and Other Antenna Arrays". *Environmental Reviews*. Vol. 18, n° 1. (2010): 369-395. doi.org/10.1139/A10-018.

15. Carpenter D.O. "Human Disease Resulting from Exposure to Electromagnetic Fields". *Reviews on Environmental Health*. Vol. 28, n° 4. (2013): 159-172. doi: 10.1515/reveh-2013-0016.

16. Politański P., Bortkiewicz A. e Zmyślony M. "Effects of Radioand Microwaves Emitted by Wireless Communication Devices on the Functions of the Nervous System Selected Elements". [Artigo em polonês] *Medycyna Pracy*. Vol. 67, n° 3. (2016): 411-421. doi: 10.13075/mp.5893.00343.

17. Hensinger P. e Wilke E. "Mobilfunk-Studienergebnisse bestätigen Risiken Studienrecherche 2016-4 veröffentlicht". *Umwelt Medizin Gesellshaft*. Vol. 29, n° 3. (2016).

18. Pall M.L. "Microwave Frequency Electromagnetic Fields (EMFs) Produce Widespread Neuropsychiatric Effects Including Depression". *Journal of Chemical Neuroanatomy*. Vol. 75, part B. (Setembro de 2016): 43-51. doi:10.1016/j.jchemneu.2015.08.001.

19. Hecht, K. "Brochure 6: Brochure Series of the Competence Initiative for the Protection of Humanity, the Environment and Democracy". *Health Implications of Long-Term Exposures to Electrosmog*. (2016). <http://kompetenzinitiative.net/KIT/wp-content/uploads/2016/07/KI_Brochure-6_K_Hecht_web.pdf>. Acessado em 11 de fevereiro de 2018.

20. Sangün Ö., Dündar B., Çömlekçi S. e Büyükgebiz A. "The Effects of Electromagnetic Field on the Endocrine System in Children and Adolescents". *Pediatric Endocrinology Reviews*. Vol. 13, n° 2. (Dezembro de 2015): 531-545.

21. Belyaev I., Dean A., Eger H., Hubmann G., Jandrisovits R., Kern M., Kundi M., Moshammer H., Lercher P., Müller K., Oberfeld G., Ohnsorge P., Pelzmann P., Scheingraber C. e Thill R. "EUROPAEM EMF Guideline 2016 for the Prevention, Diagnosis and Treatment of EMF-Related Health Problems and Illnesses". Reviews on Environmental Health. Vol. 31, n° 3. (Setembro de 2016): 363-397. doi: 10.1515/reveh-2016-0011.
22. Scheingraber C. e Thill R. "EUROPAEM EMF Guideline 2016 for the Prevention, Diagnosis and Treatment of EMF-Related Health Problems and Illnesses". *Reviews on Environmental Health*. Vol. 31, n° 3. (Setembro de 2016): 363-397. doi: 10.1515/reveh-2016-0011.
23. Zhang J., Sumich A. e Wang G.Y. "Acute Effects of Radiofrequency Electromagnetic Field Emitted by Mobile Phone on Brain Function". *Bioelectromagnetics*. Vol. 38, n° 5. (Julho de 2017): 329-338. doi: 10.1002/bem.22052.
24. Lai H. "Chapter 8: A Summary of Recent Literature (2007–2017) on Neurological Effects of Radio Frequency Radiation". In Markov M (Ed). *Mobile Communications and Public Health* (p. 185-220). New York, CRC Press, 2018.
25. Pall M.L. "Wi-Fi Is an Important Threat to Human Health". *Environmental Research*. Vol. 164. (Julho de 2018): 405-416. doi: 10.1016/j.envres.2018.01.035.
26. Wilke I. "Biological and Pathological Effects of 2.45 GHz Radiation on Cells, Fertility, Brain and Behavior". *Umwelt Medizin Gesellschaft*. Vol. 31, supl. 1. (2018): 1-32.

Apoptose/morte celular (um processo importante no desenvolvimento de doenças neurodegenerativas, que também é importante no desenvolvimento da infertilidade):

1. Glaser Z.R., Ph.D. "Naval Medical Research Institute Research Report." Bibliography of Reported Biological Phenomena ("Effects") and Clinical Manifestations Attributed to Microwave and Radio-Frequency Radiation. Report n°. 2, revisado. (Junho de 1971). <https://apps.dtic.mil/dtic/tr/fulltext/u2/750271.pdf>. Acessado em 9 de setembro de 2017.
2. Tolgskaya M.S. e Gordon Z.V. Pathological Effects of Radio Waves, traduzido para o inglês por B Haigh. New York/London, Consultants Bureau, 1973, 146 páginas. doi: 10.1007/978-1-4684-8419-9.
3. Raines, J.K. "National Aeronautics and Space Administration Report". Electromagnetic Field Interactions with the Human Body: Observed Effects and Theories. (Abril de 1981): 116 páginas.
4. Hardell L., Sage C. "Biological Effects from Electromagnetic Field Exposure and Public Exposure Standards". Biomedicine & Pharmacotherapy. Vol. 62, n° 2. (Fevereiro de 2008): 104-109. doi:10.1016/j.biopha.2007.12.004.
5. Makker K., Varghese A., Desai N.R., Mouradi R., Agarwal A. "Cell Phones: Modern Man's Nemesis?" Reproductive BioMedicine Online. Vol. 18, n° 1. (Janeiro de 2009): 148-157. doi: 10.1016/S1472-6483(10)60437-3.
6. Levitt B.B. e Lai H. "Biological Effects from Exposure to Electromagnetic Radiation Emitted by Cell Tower Base Stations and Other Antenna Arrays". Environmental Reviews. Vol. 18, n° 1. (2010): 369-395. doi.org/10.1139/A10-018.
7. Yakymenko I. e Sidorik E. "Risks of Carcinogenesis from Electromagnetic Radiation and Mobile Telephony Devices". Experimental Oncology. Vol. 32, n° 2. (Junho de 2010): 54-60.
8. Yakymenko I.L., Sidorik E.P. e Tsybulin A.S. "Metabolic Changes in Cells Under Electromagnetic Radiation of Mobile Communication Systems". [Artigo em russo] Ukrainskii Biokhimicheskii Zhurnal (1999). Vol 83, n° 2. (Março-Abril de 2011): 20-28.
9. Pall M.L. "Electromagnetic Fields Act via Activation of Voltage-Gated Calcium Channels to Produce Beneficial or Adverse Effects". Journal of Cellular and Molecular Medicine. Vol. 17, n° 8. (Agosto de 2013): 958-965. doi:10.1111/ jcmm.12088.

10. Pall M.L. "Microwave Frequency Electromagnetic Fields (EMFs) Produce Widespread Neuropsychiatric Effects Including Depression". Journal of Chemical Neuroanatomy. Vol. 75, part B. (Setembro de 2016): 43-51. doi:10.1016/j.jchemneu.2015.08.001.

11. Batista Napotnik T., Reberšek M., Vernier P.T., Mali B. e Miklavčič D. "Effects of High Voltage Nanosecond Electric Pulses on Eukaryotic Cells (In Vitro): A Systematic Review". Bioelectrochemistry. Vol. 110. (Agosto de 2016): 1-12. doi: 10.1016/j.bioelechem.2016.02.011.

12. Asghari A., Khaki A.A., Rajabzadeh A., Khaki A. "A Review on Electromagnetic Fields (EMFs) and the Reproductive System". Electronic Physician. Vol. 8, n° 7. (Julho de 2016): 2655-2662. doi: 10.19082/2655.

13. Pall M.L. "Wi-Fi Is an Important Threat to Human Health". Environmental Research. Vol. 164. (Julho de 2018): 405-416. doi: 10.1016/j.envres.2018.01.035.

Estresse oxidativo/danos por radicais livres (mecanismos importantes envolvidos em quase todas as doenças crônicas; causa direta de danos ao DNA celular):

1. Raines, J.K. "National Aeronautics and Space Administration Report". *Electromagnetic Field Interactions with the Human Body: Observed Effects and Theories*. (Abril de 1981): 116 páginas.

2. Hardell L. e Sage C. "Biological Effects from Electromagnetic Field Exposure and Public Exposure Standards". *Biomedicine & Pharmacotherapy*. Vol. 62, n° 2. (Fevereiro de 2008): 104-109. doi: 10.1016/j.biopha.2007.12.004.

3. Hazout A., Menezo Y., Madelenat P., Yazbeck C., Selva J. e Cohen-Bacrie P. "Causes and Clinical Implications of Sperm DNA Damages". [Artigo em francês] *Gynécologie Obstétrique & Fertilité*. Vol. 36, n° 11. (Novembro de 2008): 11091117. doi: 10.1016/j.gyobfe.2008.07.017.

4. Makker K., Varghese A., Desai N.R., Mouradi R., Agarwal A. "Cell Phones: Modern Man's Nemesis?" *Reproductive BioMedicine Online*. Vol. 18, n° 1. (Janeiro de 2009): 148-157. doi: 10.1016/S1472-6483(10)60437-3.

5. Desai N.R., Kesari K.K., Agarwal A. "Pathophysiology of Cell Phone Radiation: Oxidative Stress and Carcinogenesis with Focus on Male Reproductive System". *Reproductive Biology and Endocrinology*. Vol. 7. (22 de outubro de 2009): 114. doi: 10.1186/1477-7827-7-114.

6. Yakymenko I. e Sidorik E. "Risks of Carcinogenesis from Electromagnetic Radiation and Mobile Telephony Devices". *Experimental Oncology*. Vol. 32, n° 2. (Junho de 2010): 54-60.

7. Yakymenko I.L., Sidorik E.P. e Tsybulin AS. "Metabolic Changes in Cells Under Electromagnetic Radiation of Mobile Communication Systems". [Artigo em russo] *Ukrainskii Biokhimicheskii Zhurnal* (1999). Vol 83, n° 2. (Março-Abril de 2011): 20-28.

8. Consales C., Merla C., Marino C. e Benassi B. "Electromagnetic Fields, Oxidative Stress, and Neurodegeneration". *International Journal of Cell Biology*. Vol. 2012. (2012): 683897. doi: 10.1155/2012/683897.

9. La Vignera S., Condorelli R.A., Vicari E., D'Agata R. e Calogero A.E. "Effects of the Exposure to Mobile Phones on Male Reproduction: A Review of the Literature." *Journal of Andrology*. Vol. 33, n° 3. (Maio-Junho de 2012): 350-356. doi: 10.2164/jandrol.111.014373.

10. Pall M.L. "Electromagnetic Fields Act via Activation of Voltage-Gated Calcium Channels to Produce Beneficial or Adverse Effects". *Journal of Cellular and Molecular Medicine*. Vol. 17, n° 8. (Agosto de 2013): 958-965. doi: 10.1111/ jcmm.12088.

11. Nazıroğlu M., Yüksel M., Köse S.A. e Özkaya M.O. "Recent Reports of Wi-Fi and Mobile Phone-Induced Radiation on Oxidative Stress and Reproductive Signaling Pathways in Females and Males". *The Journal of Membrane Biology*. Vol. 246, n° 12. (Dezembro de 2013): 869-875. doi: 10.1007/s00232-013-9597-9.

12. Pall M.L. "Scientific Evidence Contradicts Findings and Assumptions of Canadian Safety Panel 6: Microwaves Act Through Voltage-Gated Calcium Channel Activation to Induce Biological Impacts at Non-Thermal Levels, Supporting a Paradigm Shift for Microwave/Lower Frequency Electromagnetic Field Action". *Reviews on Environmental Health*. Vol. 30, n° 2. (Maio de 2015): 99116. doi: 10.1515/reveh-2015-0001.

13. Yakymenko I., Tsybulin O., Sidorik E., Henshel D., Kyrylenko O. e Kysylenko S. "Oxidative Mechanisms of Biological Activity of Low-Intensity Radiofrequency Radiation". *Electromagnetic Biology and Medicine*. Vol. 35, n° 2. (2016): 186-202. doi: 10.3109/15368378.2015.1043557.

14. Hensinger P. e Wilke E. "Mobilfunk-Studienergebnisse bestätigen Risiken Studienrecherche 2016-4 veröffentlicht". *Umwelt Medizin Gesellshaft*. Vol. 29, n° 3. (2016).

15. Houston B.J., Nixon B., King B.V., De Iuliis G.N. e Aitken R.J. "The Effects of Radiofrequency Electromagnetic Radiation on Sperm Function". *Reproduction*. Vol. 152, n° 6. (Dezembro de 2016): R263-R276. doi: 10.1530/REP-16-0126.

16. Dasdag S. e Akdag M.Z. "The Link Between Radiofrequencies Emitted from Wireless Technologies and Oxidative Stress". *Journal of Chemical Neuroanatomy*. Vol. 75, part B. (Setembro de 2016): 85-93. doi: 10.1016/j.jchemneu.2015.09.001.

17. Wang H. e Zhang X. "Magnetic Fields and Reactive Oxygen Species." *International Journal of Molecular Sciences*. Vol. 18, n° 10. (Outubro de 2017): 2175. doi: 10.3390/ijms18102175.

18. Pall M.L. "Wi-Fi Is an Important Threat to Human Health". *Environmental Research*. Vol. 164. (Julho de 2018): 405-416. doi: 10.1016/j.envres.2018.01.035.

19. Wilke I. "Biological and Pathological Effects of 2.45 GHz Radiation on Cells, Fertility, Brain and Behavior". *Umwelt Medizin Gesellschaft*. Vol. 31, supl. 1. (2018): 1-32.

Efeitos endócrinos, ou seja, hormonais:

1. Glaser Z.R., Ph.D. "Naval Medical Research Institute Research Report". Bibliography of Reported Biological Phenomena ("Effects") and Clinical Manifestations Attributed to Microwave and Radio-Frequency Radiation. Report n° 2, revisado. (Junho de 1971). <https://apps.dtic.mil/dtic/tr/fulltext/u2/750271.pdf>. Acessado em 9 de setembro de 2017.

2. Tolgskaya M.S. e Gordon Z.V. *Pathological Effects of Radio Waves*, traduzido para o inglês por B Haigh. New York/London, Consultants Bureau, 1973, 146 páginas. doi: 10.1007/978-1-4684-8419-9.

3. Raines, J.K. "National Aeronautics and Space Administration Report". *Electromagnetic Field Interactions with the Human Body: Observed Effects and Theories*. (Abril 1981): 116 páginas.

4. Hardell L. e Sage C. "Biological Effects from Electromagnetic Field Exposure and Public Exposure Standards". *Biomedicine & Pharmacotherapy*. Vol. 62, n° 2. (Fevereiro de 2008): 104-109. doi: 10.1016/j.biopha.2007.12.004.

5. Makker K., Varghese A., Desai N.R., Mouradi R. e Agarwal A. "Cell Phones: Modern Man's Nemesis?" *Reproductive BioMedicine Online*. Vol. 18, n° 1. (Janeiro de 2009): 148-157. doi: 10.1016/S1472-6483(10)60437-3.

6. Gye M.C. e Park C.J. "Effect of Electromagnetic Field Exposure on the Reproductive System". *Clinical and Experimental Reproductive Medicine*. Vol. 39, n° 1. (Março de 2012): 1-9. doi: 10.5653/cerm.2012.39.1.1.

7. Pall M.L. "Scientific Evidence Contradicts Findings and Assumptions of Canadian Safety Panel 6: Microwaves Act Through Voltage-Gated Calcium Channel Activation to Induce Biological Impacts at Non-Thermal Levels, Supporting a Paradigm Shift for Microwave/Lower Frequency Electromagnetic Field Action". *Reviews on Environmental Health*. Vol. 30, n° 2. (Maio de 2015): 99116. doi: 10.1515/reveh-2015-0001.

8. Sangün Ö., Dündar B., Çömlekçi S. e Büyükgebiz A. "The Effects of Electromagnetic Field on the Endocrine System in Children and Adolescents". *Pediatric Endocrinology Reviews*. Vol. 13, n° 2. (Dezembro de 2015): 531-545.

9. Hecht, K. "Brochure 6: Brochure Series of the Competence Initiative for the Protection of Humanity, the Environment and Democracy". *Health Implications of Long-Term Exposures to Electrosmog.* (2016). <http://kompetenzinitiative.net/ KIT/wp-content/uploads/2016/07/KI_ Brochure -6_K_Hecht_web.pdf>. Acessado em 11 de fevereiro de 2018.
10. Asghari A., Khaki A.A., Rajabzadeh A. e Khaki A. "A Review on Electromagnetic Fields (EMFs) and the Reproductive System". *Electronic Physician.* Vol. 8, nº 7. (Julho de 2016): 2655-2662. doi: 10.19082/2655.
11. Pall M.L. "Wi-Fi Is an Important Threat to Human Health". *Environmental Research.* Vol. 164. (Julho de 2018): 405-416. doi: 10.1016/j.envres.2018.01.035.
12. Wilke I. "Biological and Pathological Effects of 2.45 GHz Radiation on Cells, Fertility, Brain and Behavior". *Umwelt Medizin Gesellschaft.* Vol. 31, supl. 1. (2018): 1-32.

Aumento no nível de cálcio intracelular: o cálcio intracelular é mantido em níveis muito baixos (normalmente cerca de 2 X 10-9 M), exceto em aumentos breves usados para produzir respostas regulatórias, de modo que a elevação sustentada dos níveis de cálcio intracelular produz muitas respostas fisiopatológicas (que são causadoras de doenças):

1. Adey W.R. "Cell Membranes: The Electromagnetic Environment and Cancer Promotion". *Neurochemical Research.* Vol. 13, nº 7. (Julho de 1988): 671-677. doi: 10.1007/bf00973286.
2. Walleczek, J. "Electromagnetic Field Effects on Cells of the Immune System: The Role of Calcium Signaling". *The FASEB Journal.* Vol. 6, nº 13. (Outubro de 1992): 3177-3185. doi: 10.1096/fasebj.6.13.1397839.
3. Adey, W.R. "Biological Effects of Electromagnetic Fields." *Journal of Cellular Biochemistry.* Vol. 51, nº 4. (Abril de 1993): 410-416.
4. Frey A.H. "Electromagnetic Field Interactions with Biological Systems." *The FASEB Journal.* Vol. 7, nº 2. (1 de fevereiro de 1993): 272-281. doi: 10.1096/ fasebj.7.2.8440406.
5. Funk R.H.W., Monsees T. e Özkucur N. "Electromagnetic Effects—From Cell Biology to Medicine". *Progress in Histochemistry and Cytochemistry.* Vol. 43, nº 4. (2009): 177-264. doi: 10.1016/j.proghi.2008.07.001.
6. Yakymenko I.L., Sidorik E.P. e Tsybulin A.S. "Metabolic Changes in Cells Under Electromagnetic Radiation of Mobile Communication Systems". [Artigo em russo] *Ukrainskii Biokhimicheskii Zhurnal* (1999). Vol 83, nº 2. (Março-Abril de 2011): 20-28.
7. Gye M.C. e Park C.J. "Effect of Electromagnetic Field Exposure on the Reproductive System". *Clinical and Experimental Reproductive Medicine.* Vol. 39, nº 1. (Março de 2012): 1-9. doi: 10.5653/cerm.2012.39.1.1.
8. Pall M.L. "Electromagnetic Fields Act via Activation of Voltage-Gated Calcium Channels to Produce Beneficial or Adverse Effects". *Journal of Cellular and Molecular Medicine.* Vol. 17, nº8. (Agosto de 2013): 958-965. doi: 10.1111/ jcmm.12088.
9. Pall M.L. "Electromagnetic Field Activation of Voltage-Gated Calcium Channels: Role in Therapeutic Effects". *Electromagnetic Biology and Medicine.* Vol. 33, nº 4. (Dezembro de 2014): 251. doi: 10.3109/15368378.2014.906447.
10. Pall M.L. "How to Approach the Challenge of Minimizing Non-Thermal Health Effects of Microwave Radiation from Electrical Devices". *International Journal of Innovative Research in Engineering & Management.* Vol. 2, nº 5. (Setembro de 2015): 71-76.
11. Pall M.L. "Scientific Evidence Contradicts Findings and Assumptions of Canadian Safety Panel 6: Microwaves Act Through Voltage-Gated Calcium Channel Activation to Induce Biological Impacts at Non-Thermal Levels, Supporting a Paradigm Shift for Microwave/Lower Frequency Electromagnetic Field Action". *Reviews on Environmental Health.* Vol. 30, nº 2. (Maio de 2015): 99116. doi: 10.1515/reveh-2015-0001.

12. Pall M.L. "Electromagnetic Fields Act Similarly in Plants as in Animals: Probable Activation of Calcium Channels via Their Voltage Sensor". *Current Chemical Biology*. Vol. 10, n° 1. (Julho de 2016): 74-82. doi: 10.2174/22127968106661 60419160433.

13. Pall M.L. "Microwave Frequency Electromagnetic Fields (EMFs) Produce Widespread Neuropsychiatric Effects Including Depression". *Journal of Chemical Neuroanatomy*. Vol. 75, part B. (Setembro de 2016): 43-51. doi:10.1016/j. jchemneu.2015.08.001.

14. Batista Napotnik T., Reberšek M., Vernier P.T., Mali B. e Miklavčič D. "Effects of High Voltage Nanosecond Electric Pulses on Eukaryotic Cells (In Vitro): A Systematic Review". *Bioelectrochemistry*. Vol. 110. (Agosto de 2016): 1-12. doi: 10.1016/j.bioelechem.2016.02.011.

15. Asghari A., Khaki A.A., Rajabzadeh A. e Khaki A. "A Review on Electromagnetic Fields (EMFs) and the Reproductive System". *Electronic Physician*. Vol. 8, n° 7. (Julho de 2016): 2655-2662. doi: 10.19082/2655.

Os CEMs pulsantes são, na maioria dos casos, muito mais biologicamente ativos do que os não pulsantes. Isso é importante porque todos os dispositivos de comunicação sem fio se comunicam através de pulsos, e quanto mais "inteligentes" os dispositivos, mais eles pulsam, porque são os pulsos que transmitem a informação. O que deveria ser óbvio é que não seria possível estudar essas funções da pulsação se os CEMs não produzissem efeitos biológicos. Os estudos de pulsação por si só nos dizem que existem muitos efeitos causados pelos CEMs:

1. Osipov YuA. Labor Hygiene and the Effect of Radiofrequency Electromagnetic Fields on Workers. Leningrad Meditsina Publishing House, 1965, 220 páginas.

2. Pollack H. e Healer J. "Review of Information on Hazards to Personnel from HighFrequency Electromagnetic Radiation. Institute for Defense Analyses; Research and Engineering Support Division". IDA/HQ 67-6211, Series B, Maio de 1967.

3. Frey A.H. "Differential Biologic Effects of Pulsed and Continuous Electromagnetic Fields and Mechanisms of Effect". *Annals of the New York Academy of Sciences*. Vol. 238. (1974): 273-279. doi: 10.1111/j.1749-6632.1974. tb26796.x.

4. Creighton M.O., Larsen L.E., Stewart-DeHaan P.J., Jacobi J.H., Sanwal M., Baskerville J.C., Bassen H.E., Brown D.O. e Trevithick J.R. "In Vitro Studies of Microwave-Induced Cataract. II. Comparison of Damage Observed for Continuous Wave and Pulsed Microwaves". *Experimental Eye Research*. Vol. 45, n° 3. (1987): 357-373. doi: 10.1016/s0014-4835(87)80123-9.

5. Grigor'ev IuG. "Role of Modulation in Biological Effects of Electromagnetic Radiation." [Artigo em russo] *Radiatsionnaia Biologiia Radioecologiia*. Vol. 36, n° 5. (Setembro-Outubro de 1996): 659-670.

6. Belyaev I. "Non-Thermal Biological Effects of Microwaves". *Microwave Review*. Vol. 11, n° 2. (Novembro de 2005): 13-29.

7. Belyaev I. "Non-Thermal Biological Effects of Microwaves: Current Knowledge, Further Perspective and Urgent Needs". *Electromagnetic Biology and Medicine*. Vol. 24, n° 3. (2005): 375-403. doi.org/10.1080/15368370500381844.

8. Markov MS. "Pulsed Electromagnetic Field Therapy: History, State of the Art and Future". *The Environmentalist*. Vol. 27, n° 4. (Dezembro de 2007): 465-475. doi: 10.1007/s10669-007-9128-2.

9. Van Boxem K., Huntoon M., Van Zundert J., Patijn J., van Kleef M. e Joosten E.A. "Pulsed Radiofrequency: A Review of the Basic Science as Applied to the Pathophysiology of Radicular Pain: A Call for Clinical Translation". *Regional Anesthesia & Pain Medicine*. Vol. 39, n°. 2. (Março-abril de 2014): 149-159. doi: 10.1097/AAP.0000000000000063.

10. Belyaev, I. "Biophysical Mechanisms for Nonthermal Microwave Effects". In Markov M (Ed). *Electromagnetic Fields in Biology and Medicine* (p. 49-67). New York, CRC Press, 2015.

11. Pall M.L. "Scientific Evidence Contradicts Findings and Assumptions of Canadian Safety Panel 6: Microwaves Act Through Voltage-Gated Calcium Channel Activation to Induce Biological Impacts at Non-Thermal Levels, Supporting a Paradigm Shift for Microwave/Lower Frequency Electromagnetic Field Action". *Reviews on Environmental Health*. Vol. 30, n° 2. (Maio de 2015): 99116. doi: 10.1515/reveh-2015-0001.

12. Panagopoulos D.J., Johansson O. e Carlo G.L. "Real Versus Simulated Mobile Phone Exposures in Experimental Studies". *BioMed Research International*. Vol. 2015, n° 4. (2015): 607053. doi: 10.1155/2015/607053.

13. Batista Napotnik T., Reberšek M., Vernier P.T., Mali B. e Miklavčič D. "Effects of High Voltage Nanosecond Electric Pulses on Eukaryotic Cells (In Vitro): A Systematic Review". *Bioelectrochemistry*. Vol. 110. (Agosto de 2016): 1-12. doi: 10.1016/j.bioelechem.2016.02.011.

Desenvolvimento de câncer por exposições aos CEMs:

1. Dwyer M.J. e Leeper D.B. "DHEW Publication (NIOSH)". A Current Literature Report on the Carcinogenic Properties of Ionizing and Nonionizing Radiation. n° 78-134. (Março de 1978).

2. Marino A.A. e Morris D.H. "Chronic Electromagnetic Stressors in the Environment. A Risk Factor in Human Cancer". *Journal of Environmental Science and Health. Part C: Environmental Carcinogenesis Reviews*. Vol. 3, n° 2. (1985): 189219. doi.org/10.1080/10590508509373333.

3. Adey W.R. "Cell Membranes: The Electromagnetic Environment and Cancer Promotion." *Neurochemical Research*. Vol. 13, n° 7. (Julho de 1988): 671-677. doi: 10.1007/bf00973286.

4. Adey W.R. "Joint Actions of Environmental Nonionizing Electromagnetic Fields and Chemical Pollution in Cancer Promotion". *Environmental Health Perspectives*. Vol. 86. (Junho de 1990): 297-305. doi: 10.1289/ehp.9086297.

5. Frey AH. "Electromagnetic Field Interactions with Biological Systems". *The FASEB Journal*. Vol. 7, n° 2. (1° de Fevereiro de 1993): 272-281. doi: 10.1096/ fasebj.7.2.8440406.

6. Goldsmith J.R. "Epidemiological Evidence of Radiofrequency Radiation (Microwave) Effects on Health in Military, Broadcasting and Occupational Settings". *International Journal of Occupational and Environmental Health*. Vol. 1, n° 1. (Janeiro de 1995): 47-57. doi: 10.1179/oeh.1995.1.1.47.

7. Goldsmith J.R. "Epidemiologic Evidence Relevant to Radar (Microwave) Effects". *Environmental Health Perspectives*. Vol. 105, supl. 6. (Dezembro de 1997): 1579-1587. doi: 10.1289/ehp.97105s61579.

8. Kundi M., Mild K., Hardell L. e Mattsson M. "Mobile Telephones and Cancer—A Review of the Epidemiological Evidence". *Journal of Toxicology and Environmental Health, Part B*. Vol. 7, n° 5. (Setembro-outubro de 2004): 351-384. doi: 10.1080/10937400490486258.

9. Kundi M. "Mobile Phone Use and Cancer". *Occupational & Environmental Medicine*. Vol. 61, n° 6. (2004): 560-570. doi: 10.1136/oem.2003.007724.

10. Behari J.e Paulraj R. "Biomarkers of Induced Electromagnetic Field and Cancer". *Indian Journal of Experimental Biology*. Vol. 45, n° 1. (Janeiro de 2007): 77-85.

11. Hardell L., Carlberg M., Soderqvist F. e Hansson Mild K. "Meta-Analysis of Long-Term Mobile Phone Use and the Association with Brain Tumors." *International Journal of Oncology*. Vol. 32, n° 5. (Maio de 2008): 1097-1103.

12. Khurana V.G., Teo C., Kundi M., Hardell L. e Carlberg M. "Cell Phones and Brain Tumors: A Review Including the Long-Term Epidemiologic Data". *Surgical Neurology*. Vol. 72, n° 3. (Setembro de 2009): 205-214. doi: 10.1016/j. surneu.2009.01.019.

13. Desai N.R., Kesari K.K. e Agarwal A. "Pathophysiology of Cell Phone Radiation: Oxidative Stress and Carcinogenesis with Focus on Male Reproductive System." *Reproductive Biology and Endocrinology*. Vol. 7. (22 de Outubro de 2009): 114. doi: 10.1186/1477-7827-7-114.

14. Davanipour Z. e Sobel E. "Long-Term Exposure to Magnetic Fields and the Risks of Alzheimer's Disease and Breast Cancer: Further Biological Research". *Pathophysiology*. Vol. 16, n° 2-3. (Agosto de 2009): 149-156. doi: 10.1016/j. pathophys.2009.01.005.

15. Yakymenko I. e Sidorik E. "Risks of Carcinogenesis from Electromagnetic Radiation and Mobile Telephony Devices". *Experimental Oncology*. Vol. 32, n° 2. (Junho de 2010): 54-60.

16. Carpenter D.O. "Electromagnetic Fields and Cancer: The Cost of Doing Nothing." *Reviews on Environmental Health*. Vol. 25, n° 1. (Janeiro-Março de 2010): 75-80.

17. Giuliani L. e Soffriti M. (Eds). "Non-Thermal Effects and Mechanisms of Interaction Between Electromagnetic Fields and Living Matter. An ICEMS Monograph". *European Journal of Oncology*. Vol. 5. National Institute for the Study and Control of Cancer and Environmental Diseases "Bernardino Ramazzini." Bologna, Italy. (2010).

18. Khurana V.G., Hardell L., Everaert J., Bortkiewicz A., Carlberg M. e Ahonen M. "Epidemiological Evidence for a Health Risk from Mobile Phone Base Stations". *International Journal of Occupational and Environmental Health*. Vol. 16, n° 3. (Julho-Setembro de 2010): 263-267. doi: 10.1179/107735210799160192.

19. Yakymenko I., Sidorik E., Kyrylenko S. e Chekhun V. "Long-Term Exposure to Microwave Radiation Provokes Cancer Growth: Evidences from Radars and Mobile Communication Systems". *Experimental Oncology*. Vol. 33, n° 2. (Junho de 2011): 62-70.

20. BioInitiative Working Group: Carpenter D, Sage C (Eds). "BioInitiative 2012: A Rationale for Biologically-Based Exposure Standards for Low-Intensity Electromagnetic Radiation". *The BioInitiative Report 2012*. https://bioinitiative.org/table-of-contents.

21. Ledoigt G. e Belpomme D. "Cancer Induction Molecular Pathways and HFEMF Irradiation." *Advances in Biological Chemistry*. Vol. 3. (2013): 177-186.doi.org/10.4236/abc.2013.32023.

22. Hardell L. e Carlberg M. "Using the Hill Viewpoints from 1965 for Evaluating Strengths of Evidence of the Risk for Brain Tumors Associated with Use of Mobile and Cordless Phones". *Reviews on Environmental Health*. Vol. 28, n° 2-3. (2013): 97-106. doi: 10.1515/reveh-2013-0006.

23. Hardell L., Carlberg M. e Hansson Mild K. "Use of Mobile Phones and Cordless Phones Is Associated with Increased Risk for Glioma and Acoustic Neuroma". *Pathophysiology*. Vol. 20, n° 2. (2013): 85-110. doi: 10.1016/j.pathophys.2012.11.001.

24. Carpenter D.O. "Human Disease Resulting from Exposure to Electromagnetic Fields". *Reviews on Environmental Health*. Vol. 28, n° 4. (2013): 159-172. doi: 10.1515/reveh-2013-0016.

25. Davis D.L., Kesari S., Soskolne C.L., Miller A.B. e Stein Y. "Swedish Review Strengthens Grounds for Concluding that Radiation from Cellular and Cordless Phones Is a Probable Human Carcinogen". *Pathophysiology*. Vol. 20, n° 2. (Abril de 2013): 123-129. doi: 10.1016/j.pathophys.2013.03.001.

26. Morgan L.L., Miller A.B., Sasco A. e Davis DL. "Mobile Phone Radiation Causes Brain Tumors and Should Be Classified as a Probable Human Carcinogen (2A) (Review)". *International Journal of Oncology*. Vol. 46, n° 5. (Maio de 2015): 1865-1871. doi: 10.3892/ijo.2015.2908.

27. Mahdavi M., Yekta R. e Tackallou S.H. "Positive Correlation Between ELF and RF Electromagnetic Fields on Cancer Risk". *Journal of Paramedical Sciences*. Vol. 6, n° 3. (2015). ISSN 2008-4978.

28. Carlberg M. e Hardell L. "Evaluation of Mobile Phone and Cordless Phone Use and Glioma Risk Using the Bradford Hill Viewpoints from 1965 on Association or Causation". *BioMed Research International*. Vol. 2017. (2017): 9218486. doi: 10.1155/2017/9218486.

29. Bortkiewicz A., Gadzicka E. e Szymczak W. "Mobile Phone Use and Risk for Intracranial Tumors and Salivary Gland Tumors — A Meta-Analysis". *International Journal of Occupational Medicine and Environmental Health*. Vol. 30, n° 1. (Fevereiro de 2017): 27-43. doi: 10.13075/ijomeh.1896.00802.

30. Bielsa-Fernández P. e Rodríguez-Martín B. "Association Between Radiation from Mobile Phones and Tumour Risk in Adults". [Artigo em espanhol] *Gaceta Sanitaria*. Vol. 32, n° 1. (Janeiro-Fevereiro de 2018): 81-91. doi: 10.1016/j. gaceta.2016.10.014.

31. Alegría-Loyola M.A., Galnares-Olalde J.A. e Mercado M. "Tumors of the Central Nervous System". [Artigo em espanhol] *Revista Medica del Instituto Mexicano del Seguro Social*. Vol. 55, nº 3. (2017): 330-340.

32. Prasad M., Kathuria P., Nair P., Kumar A. e Prasad K. "Mobile Phone Use and Risk of Brain Tumours: A Systematic Review of Association Between Study Quality, Source of Funding, and Research Outcomes". *Neurological Sciences*. Vol. 38, nº 5. (Maio de 2017): 797-810. doi: 10.1007/s10072-0172850-8.

33. Miller A. "References on Cell Phone Radiation and Cancer". (2017). <https:// ehtrust.org/references-cell-phone-radio-frequency-radiation-cancer>. Acessado em 9 de setembro de 2017.

34. Hardell L. "World Health Organization, Radiofrequency Radiation and Health—A Hard Nut to Crack (Review)". *International Journal of Oncology*. Vol. 51, nº 2. (Agosto de 2017): 405-413. doi: 10.3892/ijo.2017.4046.

35. Pall M.L. "Chapter 7: How Cancer Can Be Caused by Microwave Frequency Electromagnetic Field (EMF) Exposures: EMF Activation of Voltage-Gated Calcium Channels (VGCCs) Can Cause Cancer Including Tumor Promotion, Tissue Invasion and Metastasis via 15 Mechanisms". In Markov M (Ed). *Mobile Communications and Public Health* (p. 163-184). New York, CRC Press, 2018.

NOTAS

Introdução

1. Kılıç A.O., Sari E., Yucel H., Oğuz M.M., Polat E., Acoglu E.A. e Senel S. "Exposure to and Use of Mobile Devices in Children Aged 1–60 Months". *European Journal of Pediatrics.* Vol. 178, n° 2. (2019): 221-227. doi: 10.1007/s00431-018-3284-x.

Capítulo 1: Entendendo os CEMs

2. Lawrence T., editor; e Rosenberg S., editor. *Cancer: Principles and Practice of Oncology.* Lippincott Williams and Wilkins, Philadelphia, PA. 2008.

3. Reisz J.A., Bansai N., Qian J., Zhao W. e Furdui C.M. "Effects of Ionizing Radiation on Biological Molecules—Mechanisms of Damage and Emerging Methods of Detection". *Antioxidants & Redox Signaling.* Vol. 21, n° 2. (10 julho de 2014): 260–292. doi: 10.1089/ars.2013.5489.

4. United States Nuclear Regulatory Commission. "Doses in Our Daily Lives". 2 de outubro de 2017. https://www.nrc.gov/about-nrc/radiation/around-us/doses-daily-lives.html.

5. International Commission on Non-Ionizing Radiation Protection. "ICNIRP Guidelines for Limiting Exposure to Time-Varying Electric, Magnetic and Electromagnetic Fields (Up to 300 Ghz)". *Health Physics.* Vol. 74, n° 4. (1998): 494–522. <https://www.icnirp.org/cms/upload/publications/ICNIRPemfgdl.pdf>.

6. Investigate Europe. "How Much Is Safe?" 14 de março de 2019. <https://www.investigateeurope.eu/publications/how-much-is-safe/>.

7. Pressman A.S. *Electromagnetic Fields and Life.* Plenum Press, New York. 1977.

8. Dubrov A.P. *The Geomagnetic Field and Life: Geomagnetobiology.* Plenum Press, New York. 1978.

9. Panagopoulos D.J., Johansson O. e Carlo G.L. "Real versus Simulated Mobile Phone Exposures in Experimental Studies". *BioMed Research International.* (2015): 607053. doi: 10.1155/2015/607053.

10. Frei M., Jauchem J. e Heinmets F. "Physiological Effects of 2.8 GHz Radio-Frequency Radiation: A Comparison of Pulsed and Continuous-Wave Radiation". *Journal of Microwave Power and Electromagnetic Energy.* Vol. 23, n° 2. (1988): 88. <https://www.ncbi.nlm.nih.gov/pubmed/3193341>.

11. Huber R., Treyer V., Borbély A.A., Schuderer J., Gottselig J.M., Landolt H.P., Werth E., Berthold T., Kuster N., Buck A. e Achermann P. "Electromagnetic Fields, Such as Those from Mobile Phones, Alter Regional Cerebral Blood Flow and Sleep and Waking EEG". *Journal of Sleep Research.* Vol. 11, n° 4. (2002): 289–295. <https://www.ncbi.nlm.nih.gov/pubmed/12464096>.

12. Campisi A., Gulino M., Acquaviva R., Bellia P., Raciti G., Grasso R., Musumeci F., Vanella A. e Triglia A. "Reactive Oxygen Species Levels and DNA Fragmentation on Astrocytes in Primary Culture after Acute Exposure to Low Intensity Microwave Electromagnetic Field". *Neuroscience Letters*. Vol. 473, n° 1. (2010): 52–5. doi: 10.1016/j.neulet.2010.02.018.
13. Höytö A., Luukkonen J., Juutilainen J. e Naarala J. "Proliferation, Oxidative Stress and Cell Death in Cells Exposed to 872 MHz Radiofrequency Radiation and Oxidants". *Radiation Research*. Vol. 170, n° 2. (2008): 235–243. doi: 10.1667/ RR1322.1.
14. Goodman E.M., Greenebaum B. e Marron M.T. "Effects of Electromagnetic Fields on Molecules and Cells". *International Review of Cytology*. Vol. 158. (1995): 279–338. <https://www.ncbi.nlm.nih.gov/pubmed/7721540>.
15. Panagopoulos D.J., Karabarbounis A. e Lioliousis C. "ELF Alternating Magnetic Field Decreases Reproduction by DNA Damage Induction". *Cell Biochemistry and Biophysics*. Vol. 67, n° 2. (2013): 703–716. doi: 10.1007/s12013-013-9560-5.
16. Franzellitti S., Valbonesi P., Ciancaglini N., Biondi C., Contin A., Bersani F. e Fabbri E., "Transient DNA Damage Induced by High-Frequency Electromagnetic Fields (GSM 1.8 GHz) in the Human Trophoblast HTR-8/SVneo Cell Line Evaluated with the Alkaline Comet Assay". *Mutation Research*. Vol. 683, n° 1-2. (2010): 35–42. doi: 10.1016/j.mrfmmm.2009.10.004.
17. Zhao L., Liu X., Wang C., Yan K., Lin X., Li S., Bao H. e LiuX. "Magnetic Fields Exposure and Childhood Leukemia Risk: A Meta-Analysis Based on 11,699 Cases and 13,194 Controls". *Leukemia Research*. Vol.38, n° 3. (2014): 269-274. doi: 10.1016/j.leukres.2013.12.008.
18. Wertheimer N. e Leeper E. "Electrical Wiring Configurations and Childhood Cancer". *American Journal of Epidemiology*. Vol. 109, n° 3. (Março de 1979): 273–284. doi: 10.1093/oxfordjournals.aje.a112681.
19. Wartenberg D. "Residential Magnetic Fields and Childhood Leukemia: a MetaAnalysis". *American Journal of Public Health*. Vol. 88, n° 12. (1998): 1787–1794. doi:10.2105/ajph.88.12.1787.
20. Li D-K, Odouli R., Wi S., Janevic T., Golditch I., Bracken T.D., Senior R., Rankin R. e Iriye R. "A Population-Based Prospective Cohort Study of Personal Exposure to Magnetic Fields During Pregnancy and the Risk of Miscarriage". *Epidemiology*. Vol. 13, n° 1. (Janeiro de 2002): 9–20.
21. Lee G.M., Neutra R.R., Hristova L., Yost M. e Hiatt R.A. "A Nested Case-Control Study of Residential and Personal Magnetic Field Measures and Miscarriages". *Epidemiology*. Vol. 13, n° 1. (Janeiro de 2002): 21–31.
22. "Dirty Electricity — Stealth Trigger of Disease Epidemics and Lowered Life Expectancy," Mercola.com, 28 mai. 2017.
23. United Nations Department of Economic and Social Affairs. "High-Level Political Forum Goals in Focus. Goal 7: Ensure Access to Affordable, Reliable, Sustainable and Modern Energy for All". Acessado em 23 de julho de 2019. <https://unstats.un.org/sdgs/report/2018/goal-07/>.
24. International Energy Agency. "Sustainable Development Goal 7: Ensure Access to Affordable, Reliable, Sustainable and Modern Energy for All". Acessado em 23 de julho de 2019. https://www.iea.org/sdg/electricity/.

Notas

25. The International Energy Agency. "World Energy Outlook 2017". 2017. <https://www.iea.org/weo2017/>.
26. Anônimo, "Is the X Ray a Curative Agent?" *Chicago Daily Tribune*. 14 de abril de 1896.
27. "Operated on 72 Times." *New York Times*. 12 de março de 1926, página 22.
28. Bavley, H. "Shoe-Fitting with X-Ray." *National Safety News*. Vol. 62, nº 3. (1950): 107–111.
29. "City Sets Control of X-Ray Devices; Health Board Restricts Use and Sale to Professionals to Cut Radiation Peril." *New York Times*. 23 de janeiro de 1958, página 29.
30. Van Allen W.W. e Van Allen W.W. "Hazards of Shoe-Fitting Fluoroscopes". *Public Health Reports*. Vol. 66, nº 12. (1951): 375-378. doi: 10.2307/4587674.
31. "X Ray Shoe Fitters a Peril, Ewing Says." *New York Times*. 26 de março de 1950, página 38.
32. Miller R.W. "Some Potential Hazards of the Use of Roentgen Rays". *Pediatrics*. Vol. 11, nº 3. (Março de 1953): 294–303.
33. Wheatley G.M. "Shoe-Fitting Fluoroscopes". *Pediatrics*. Vol. 11, nº 2. (Fevereiro de 1953): 189–90.
34. ICRP. "Recommendations of the International Commission on Radiological Protection". *British Journal of Radiology*. Supl. 6. 1955.
35. "X-Rays for Shoes Barred." *New York Times*. 27 de janeiro de 1957, página 65.
36. "Shoe X-Rays Scored; Health Service Urges States to Curb the Fluoroscopes". *New York Times*. 19 de agosto de 1960, página 10.
37. "The Hazards of Shoe Fitting". *Canadian Medical Association Journal*. Vol. 74, nº 3. (1 de fevereiro de 1956): 234.
38. "U.S. Census Bureau History: Did You Know?" Outubro de 2015. <https://www.census.gov/history/www/homepage_archive/2015/october_2015.html>.
39. Peter Kerr. "Cordless Phones Catching On". *New York Times*. 16 de fevereiro de 1983.
40. Eric Mack. "The First Commercial Cell Call Was Made 30 Years Ago on a $9,000 Phone". *Forbes*. 13 de outubro de 2013.
41. <portuguese.mercola.com>.
42. Telecommunication Development Bureau. "ICT Facts & Figures: The World in 2015". International Telecommunications Union. Maio de 2015. <https://www.itu.int/en/ITU-D/Statistics/Documents/facts/ICTFactsFigures2015.pdf>.
43. <portuguese.mercola.com>.
44. World Bank, TCdata360. "Mobile Network Coverage, % Population". Acessado em 25 de julho de 2019. <https://tcdata360.worldbank.org/indicators/entrp.mob.cov?country=USA&indicator=3403&viz=line_chart&years=2012,2016>.
45. <portuguese.mercola.com>.
46. Aaron Smith. "Record Shares of Americans Now Own Smartphones, Have Home Broadband". *Factank*, Pew Research Center. 12 de janeiro de 2017.
47. Statista Research Department. "Number of Tablet Users in the United States from 2014 to 2020 (in Millions)". Editado em 2 de março de 2016.
48. Jeffrey I. Cole, Ph.D., Michael Suman, Ph.D., Phoebe Schramm, Ph.D. e Liuning Zhou, Ph.D. "The 2017 Digital Future Report: Surveying the Digital Future". Center for the Digital Future. University of Southern California. 2017.

49. Statista Research Department. "Internet of Things (IoT) Connected Devices Installed Base Worldwide from 2015 to 2025 (in Billions)". Editado em 27 de novembro de 2016.
50. Johansson O. e Flydal E. "Health Risk from Wireless? The Debate Is Over". ElectromagneticHealth.org (blogue). 2014. <http://electromagnetichealth.org/electromagnetic-health-blog/article-by-professor-olle-johansson-health-riskfrom-wireless-the-debate-is-over/>.

Capítulo 2: 5G: A Maior Experiência Sanitária da História

1. Burrell L. "5G Radiation Dangers: 11 Reasons to Be Concerned". ElectricSense. Alterado pela última vez em 24 de abril de 2019. <https://www.electricsense.com/5g-radiation-dangers/>.
2. "Gartner Says 8.4 Billion Connected 'Things' Will Be in Use in 2017, up 31 Percent from 2016". Gartner press release. Egham, U.K. 7 de fevereiro de 2017. <https://www.gartner.com/en/newsroom/press-releases/2017-02-07-gartner-says-8-billionconnected-things-will-be-in-use-in-2017-up-31-percent-from-2016>.
3. Selena Larson. "Verizon to Test 5G in 11 Cities". CNN Business. 22 de fevereiro de 2017. <https://money.cnn.com/2017/02/22/technology/verizon-5g-testing/index.html>.
4. "AT&T Bringing 5G to More U.S. Cities in 2018". AT&T.com. 20 de julho de 2018. <https://about.att.com/story/5g_to_launch_in_more_us_cities_in_2018.html>.
5. "Mobile 5G Becoming a Reality in 12 Cities with Rapid Enhancements to Follow as the Ecosystem Evolves". AT&T.com. 18 de dezembro de 2018. <https://about.att.com/story/2018/att_brings_5g_service_to_us.html>.
6. James Temperton, "A 'Fourth Industrial Revolution' Is about to Begin (In Germany)". *Wired*. 21 de maio de 2015. <https://www.wired.co.uk/article/factory-of-the-future>.
7. IHS Economics e IHS Technology. "The 5G Economy: How 5G Technology Will Contribute to the Global Economy". IHS.com. Janeiro de 2017. <https://www.qualcomm.com/media/documents/files/ihs-5g-economic-impact-study.pdf>.
8. Allan Holmes. "5G Cell Service Is Coming. Who Decides Where It Goes?" *New York Times*. 2 de março de 2018. <https://www.nytimes.com/2018/03/02/technology/5 gcellular-service.html>.
9. CSPAN. "FCC Chair Tom Wheeler Delivers Remarks on 5G Networks". 25 de junho de 2016. <https://archive.org/details/CSPAN_20160625_230000_FCC_Chair_Tom_Wheeler_Delivers_Remarks_on_5G_Networks>.
10. John P. Thomas. "5G from Space: 20,000 Satellites to Blanket the Earth". Technocracy. 8 de janeiro de 2019. <http://www.technocracy.news/5g-from-space20000-satellites-to-blanket-the-earth/>.
11. Eric Ralph. "SpaceX's First Dedicated Starlink Launch Announced as Mass Production Begins". Teslarati. 8 de abril de 2019. <https://www.teslarati.com/spacexstarlink- first-launch-date>.
12. Global Union Against Radiation Deployment from Space. "Planned Global WiFi from Space Will Destroy Ozone Layer, Worsen Climate Change, and Threaten Life on Earth". Acessado em 14 de abril de 2019. <http://www.stopglobalwifi.org>.

Notas

13. ISPreview. "London Scientists Prep 10 Gbps Home Wireless Network Using Li-Fi and 5G". 14 de setembro de 2017. <https://www.ispreview.co.uk/index.php/2017/09/london-scientists-prep-10gbps-home-wireless-network-using-li-fi-5g.html>.
14. Electronic Products. "5G in a Light Bulb? Scientists Explore LED-Based 10-Gbps Li-Fi Network". 21 de setembro de 2017. <https://www.electronicproducts.com/Optoelectronics/LEDs/5G_in_a_light_bulb_Scientists_explore_LED_based_10_Gbps_Li_Fi_network.aspx>.
15. EMFields Solutions. "5G Update". 15 de agosto de 2017. <http://www.lessemf.com/5G.pdf>.
16. Lebedeva NN. "Sensor and Subsensor Reactions of a Healthy Man to Peripheral Effects of Low-Intensity Millimeter Waves". (em russo). *Millimetrovie Volni v Biologii i Meditcine*. Vol. 2 (1993): 5–23.
17. Lebedeva N.N. "Neurophysiological Mechanisms of Biological Effects of Peripheral Action of Low-Intensity Nonionizing Electromagnetic Fields in Humans". (em russo). 10th Russian Symposium "Millimeter Waves in Medicine and Biology," Moscow, Russia. (Abril de 1995): 138–140.
18. Golovacheva T.V. "EHF Therapy in Complex Treatment of Cardiovascular Diseases". (em russo) 10th Russian Symposium "Millimeter Waves in Medicine and Biology", Moscou, Rússia. (Abril de 1995): 29–31.
19. Afanas'eva TN, Golovacheva TV. "Side Effects of the EHF-therapy for Essential Hypertension". (em russo). 11th Russian Symposium "Millimeter Waves in Medicine and Biology," Zvenigorod, Rússia. (Abril de 1997): 26–28.
20. Zalyubovskaya N.P. "Biological Effect of Millimeter Radiowaves." (em russo). *Vracheboyne Delo*. N. 3. (1977): 116–119. <https://drive.google.com/file/d/1mX1fSrTzvWIxJBOC0Q8POLD0XhBQSpDv/view>. Joel Moskowitz. "5G Wireless Technology: Millimeter Wave Health Effects". Electromagnetic Radiation Safety. 14 de novembro de 2018 (atualizado em 22 de fevereiro de 2019). <https://www.saferemr.com/2017/08/5g-wireless-technology-millimeter-wave.html>.
21. EMFields Solutions. "5G Update". 15 de agosto de 2017. <http://www.lessemf.com/5G.pdf>.
22. Jody McCutcheon. "Frightening Frequencies: The Dangers of 5G". *Eluxe Magazine*. Acessado em 15 de abril de 2019. <https://eluxemagazine.com/magazine/dangers-of-5g/>.
23. ElectricSense. "The Dangers of 5G—11 Reasons to Be Concerned". 30 de maio de 2018. <https://ecfsapi.fcc.gov/file/1053072081009/5G%20Radiation%20Dangers%20-%2011%20Reasons%20To%20Be%20Concerned%20_%20ElectricSense.pdf>.
24. Dr. Cindy Russell. "A 5G Wireless Future: Will It Give Us a Smart Nation or Contribute to an Unhealthy One?" *The Bulletin*. Janeiro–Fevereiro de 2017. <https://ecfsapi.fcc.gov/file/10308361407065/5%20G%20Wireless%20Future-SCCMA%20Bulletin_FEb%202017_pdf.pdf>.
25. Referências para "A 5G Wireless Future" por Dr. Cindy Russell (PDF). <http://www.sccma-mcms.org/Portals/19/assets/docs/References5garticle.pdf?ver=2017-03-10-112153-967>.
26. Prost M., Olchowik G., Hautz W. e Gaweda R. "Experimental Studies on the Influence of Millimeter Radiation on Light Transmission through the Lens". *Klin Oczna*. Vol. 96, no. 8-9 (Agosto–Setembro de 1994): 257–9. <https://www.ncbi.nlm.nih.gov/pubmed/7897988>.

27. Kojima M., Hanazawa M., Yamashiro Y., Sasaki H., Watanabe S., Taki M., Suzuki Y., Hirata A., Kamimura Y. e Sasaki K. "Acute Ocular Injuries Caused by 60-Ghz Millimeter-Wave Exposure". *Health Physics*. Vol. 97, nº 3. (Setembro de 2009): 212–8. doi: 10.1097/HP.0b013e3181abaa57.

28. Wang K.J., Yao K., Lu D.Q., Jiang H., Tan J. e Xu W. "Effect of Low-Intensity Microwave Radiation on Proliferation of Cultured Epithelial Cells of Rabbit Lens". *Zhonghua Lao Dong Wei Sheng Zhi Ye Bing Za Zhi (Chinese Journal of Industrial Hygiene and Occupational Diseases)*. Vol. 21, nº 5. (Outubro de 2003): 346–9.

29. Potekhina I.L., Akoev G.N., Enin L.D. e Oleiner VD. "The Effect of Low-Intensity Millimeter-Range Electromagnetic Radiation on the Cardiovascular System of the White Rat". (em russo). *Fiziol Zh SSSR Im I M Sechenova (Sechenov Physiological Journal of the USSR)*. Vol. 78, nº 1. (Janeiro de 1992): 35–41.

30. Dr. Cindy Russell. "A 5G Wireless Future: Will It Give Us a Smart Nation or Contribute to an Unhealthy One?" *The Bulletin*. Janeiro–Fevereiro de 2017. <https:// ecfsapi.fcc.gov/file/10308361407065/5%20G%20Wireless%20Future-SCCMA%20 Bulletin_FEb%20 2017_pdf.pdf>.

31. Referências para "A 5G Wireless Future" por Dr. Cindy Russell (PDF). <http:// www.sccma-mcms.org/Portals/19/assets/docs/References5garticle. pdf?ver=2017-03-10-112153-967>.

32. Dr. Cindy Russell. "A 5G Wireless Future: Will It Give Us a Smart Nation or Contribute to an Unhealthy One?" *The Bulletin*. Janeiro–Fevereiro de 2017. <https:// ecfsapi.fcc.gov/file/10308361407065/5%20G%20Wireless%20Future-SCCMA%20 Bulletin_FEb%20 2017_pdf.pdf>.

33. Referências para "A 5G Wireless Future" por Dr. Cindy Russell (PDF). <http:// www.sccma-mcms.org/Portals/19/assets/docs/References5garticle. pdf?ver=2017-03-10-112153-967>.

34. Ramundo-Orlando A. "Effects of Millimeter Waves Radiation on Cell Membrane — A Brief Review". *Journal of Infrared, Millimeter, and Terahertz Waves*. Vol. 31, nº 12. (Dezembro de 2010): 1400–11.

35. Kolomytseva M.P., Gapeey A.B., Sadovniko V.B. e Chemeris N.K. "Suppression of Nonspecific Resistance of the Body under the Effect of Extremely High Frequency Electromagnetic Radiation of Low Intensity". *Biofizika (Biophysics)*. Vol. 47, nº 1. (Janeiro–Fevereiro de 2002): 71–7.

36. Soghomonyan D., Trchounian K. e Trchounian A. "Millimeter Waves or Extremely High Frequency Electromagnetic Fields in the Environment: What Are Their Effects on Bacteria?" *Applied Microbiology and Biotechnology*. Vol. 100, nº 11. (Junho de 2016): 4761–4771. doi: 10.1007/s00253-016-7538-0.

37. Martin L. Pall, Ph.D. "5G: Great Risk for EU, U.S. and International Health! Compelling Evidence for Eight Distinct Types of Great Harm Caused by Electromagnetic Field (EMF) Exposures and the Mechanism That Causes Them". 17 de maio de 2018. Página 81. <https://peaceinspace.blogs.com/files/5g-emf-hazards--drmartin-l.-pall--eu-emf2018-6-11us3.pdf>.

38. Burrell L. "5G Radiation Dangers: 11 Reasons to Be Concerned". ElectricSense. Alterado pela última vez em 24 de abril de 2019. <https://www.electricsense.com/5g-radiation-dangers/>.

39. Dr. Cindy Russell. "A 5G Wireless Future: Will It Give Us a Smart Nation or Contribute to an Unhealthy One?" *The Bulletin*. Janeiro–Fevereiro de 2017. <https:// ecfsapi.fcc.gov/file/10308361407065/5%20G%20Wireless%20Future-SCCMA%20 Bulletin_FEb%202017_pdf.pdf>.

40. Referências para "A 5G Wireless Future" por Dr. Cindy Russell (PDF). <http:// www.sccma-mcms.org/Portals/19/assets/docs/References5garticle. pdf?ver=2017-03-10-112153-967>.

41. Environmental Health Trust. "Letter to the FCC from Dr. Yael Stein MD in Opposition to 5G Spectrum Frontiers". 9 de julho de 2016. <https://ehtrust.org/letter-fccdr-yael-stein-md-opposition-5g-spectrum-frontiers/>.

42. Grassroots Environmental Education. "5th Generation (5G) Wireless Communications Fact Sheet". Acessado em 14 de abril de 2019. <https://www. telecompowergrab.org/uploads/3/8/5/9/38599771/5g_fact_sheet_v9.pdf>.

43. Environmental Health Trust. "Letter to the FCC from Dr. Yael Stein MD in Opposition to 5G Spectrum Frontiers". 9 de julho de 2016. <https://ehtrust.org/letter-fccdr-yael-stein-md-opposition-5g-spectrum-frontiers/>.

44. Shafirstein G. e Moros E.G. "Modelling Millimetre Wave Propagation and Absorption in a High Resolution Skin Model: the Effect of Sweat Glands". *Physics in Medicine & Biology*. Vol. 56, nº 5. (2011): 1329–39. doi: 10.1088/00319155/56/5/007.

45. Environmental Health Trust. "Letter to the FCC from Dr. Yael Stein MD in Opposition to 5G Spectrum Frontiers." 9 de julho de 2016. <https://ehtrust.org/letter-fccdr-yael-stein-md-opposition-5g-spectrum-frontiers/>.

46. Joint Non-Lethal Weapons Program. "Active Denial Technology Fact Sheet". U.S. Department of Defense. Maio de 2016. <https://jnlwp.defense.gov/Portals/50/ Documents/Press_Room/Fact_Sheets/ADT_Fact_Sheet_May_2016.pdf>.

47. Environmental Health Trust. "Top Facts on 5G: What You Need to Know about 5G Wireless and 'Small' Cells". Acessado em 15 de abril de 2019. <https://ehtrust.org/keyissues/cell-phoneswireless/5g-internet-everything/20-quick-facts-what-you-needto-know-about-5g-wireless-and-small-cells/>.

48. Nerkararyan A.V., Shahinyan M.A., Mikaelyan M.S. e Vardevanyan P.O. "Effect of Millimeter Waves with Low Intensity on Peroxidase Total Activity and Isoenzyme Composition in Cells of Wheat Seedling Shoots". *International Journal of Scientific Research in Environmental Sciences*. Vol. 1, nº 9. (2013): 217–223. doi: 10.12983/ijsres-2013-p217-223.

49. Sánchez-Bayo F., Wyckhuys C.A.G. "Worldwide Decline of the Entomofauna: A Review of Its Drivers". *Biological Conservation*. Vol. 232. (2019): 8–27. doi: 10.1016/j.biocon.2019.01.020.

50. Bond S., Wang K-K. "The Impact of Cell Phone Towers on House Prices in Residential Neighborhoods". *The Appraisal Journal*. Summer 2005. <http://electromagnetichealth.org/wp-content/uploads/2014/06/TAJSummer05p256-277.pdf>.

51. National Association of Realtors. "Cell Towers, Antennas Problematic for Buyers". *Realtor Magazine*. 25 dejulho de 2014. <https://magazine.realtor/daily-news/2014/07/25/ cell-towers-antennas-problematic-for-buyers>.

52. Ibid.

53. Office of Richard Blumenthal, United States Senator for Connecticut. "At Senate Commerce Hearing, Blumenthal Raises Concerns on 5G Wireless Technology's Potential Health Risks". 7 de fevereiro de 2019. <https://www.blumenthal.senate. gov/newsroom/press/release/at-senate-commerce-hearing-blumenthal-raisesconcerns-on-5g-wireless-technologys-potential-health-risks>.

54. "Scientists Warn of Potential Serious Health Effects of 5G". Environmental Health Trust. 13 de setembro de 2017. <https://ehtrust.org/wp-content/uploads/Scientist-5Gappeal-2017.pdf>.

55. "International Appeal: Stop 5G on Earth and in Space." 7 de junho de 2019. <https://www.5gSpaceAppeal.org>.

56. Maurizio Martucci. "'It Causes Damage to the Body!' Florence Brakes on 5G and Applies the Precautionary Principle. Motion in Defense of Health Approved (Almost) Unanimous". [Artigo em italiano]. Oasi Sana. 5 de abril de 2019. <https://oasisana.com/2019/04/05/provoca-danni-al-corpo-firenze-frena-sul-5g-e-applicail-principio-di-precauzione-approvata-con-voto-quasi-unanime-la-mozione-indifesa-della-salute-notizia-esclusiva-oasi-sana/>.

57. "Italian Court Orders Government To Launch Cell Phone Radiation Awareness Campaign". Environmental Health Trust. <https://ehtrust.org/italian-courtorders-government-to-launch-cell-phone-radiation-awareness-campaign/>.

58. Peter Winterman. "Chamber Wants Radiation Research First, Then 5G Network." [Artigo em alemão]. *AD News*. 4 de abril de 2019. <https://www.ad.nl/tech/kamer-wileerst-stralingsonderzoek-dan-pas-5g-netwerk~ab567cd6/>.

59. "Germans Petition Parliament to Stop 5G Auction on Health Grounds". Telecompaper. 8 de abril de 2019. <https://www.telecompaper.com/news/germanspetition-parliament-to-stop-5g-auction-on-health-grounds--1287962>.

60. Anouch Seydtaghia. "5G: After the Vaud Moratorium, the Storm". [Artigo em francês]. *Le Temps*. 9 de abril de 2019. <https://www.letemps.ch/suisse/5g-apresmoratoire-vaudois-tempete>.

61. "Geneva Adopts Motion for a Moratorium on 5G". [Artigo em francês]. *Le Temps*. 11 de abril de 2019. <www.letemps.ch/suisse/geneve-adopte-une-motion-un-moratoire-5g>.

62. "A Municipality of Rome Votes against 5G: What Will the Giunta Do?" [Artigo em italiano]. *Terra Nuova*. 28 de março de 2019. <http://www.terranuova.it/News/Attualita/ Un-Municipio-di-Roma-vota-contro-il-5G-cosa-fara-la-Giunta>.

63. Valery Kodachigov. "The Ministry of Defense Refused to Transmit to the Operators the Frequencies for 5G". [Artigo em russo]. *Vedemosti*. 29 de março de 2019. <https://www.vedomosti.ru/technology/articles/2019/03/28/797714minoboroni-otkazalos-peredavat-5g>.

64. "Radiation Concerns Halt Brussels 5G Development, for Now". *The Brussels Times*. 1 de abril de 2019. <https://www.brusselstimes.com/brussels/55052/radiationconcerns-halt-brussels-5g-for-now/>.

65. Bob Egelko. "Court Upholds SF's Right to Prevent Telecom Companies from Marring Scenic Views". *San Francisco Chronicle*. 4 de abril de 2019. <https:// www.sfchronicle.com/bayarea/article/Court-upholds-SF-s-right-to-preventtelecom-13742615.php>.

66. "Exhibit 1: Small Cell 5G Health Study Resolution". Hallandale Beach, Florida. 2019. <https://ehtrust.org/wp-content/uploads/Hallandale-Small-Cell-5G-HealthStudy-Resolution.pdf>.

Notas

67. "House Joint Resolution No. 13, Introduced by D. Dunn, A. Olsen". Estado de Montana. <https://leg.mt.gov/bills/2019/billpdf/HJ0013.pdf?fbclid=IwAR1SPkpwFE99JZWKTMiVJfrw_IZO4LhvO6laVo7iQKZzGN67nfK7w9o88pE>.
68. Keaton Thomas. "5G Wireless Technology Comes with Big Promises, but City of Portland Has Big Concerns". KATU News. 12 de março de 2019. <https://katu.com/ news/local/5g-wireless-technology-comes-with-big-promises-but-the-city-ofportland-has-big-concerns>.
69. "Chapter 12.18 – Wireless Telecommunications Facilities in the Public Right-of-Way". City of Racho Palos Verdes Municipal Code. 7 de maio de 2019. <https://library.municode.com/ca/rancho_palos_verdes/codes/code_of_ ordinances?nodeId=TIT12STSIPUPL_CH12.18WITEFAPURI-W>.
70. New Hampshire HB522: Estabelecendo uma Comissão para Estudar os Efeitos Ambientais e à Saúde da Evolução da Tecnologia 5G, adotada por ambos os órgãos na sessão legislativa de 2019. <https://trackbill.com/bill/new-hampshirehouse-bill-522-establishing-a-commission-to-study-the-environmentaland-health-effects-of-evolving-5g-technology/1630657/?fbclid=Iw-AR28psMtRFU7mBGMmA8SKxoS0AIkf8LzcQR7e7vO_MiifUzs0N4GfUNcLC4>.
71. "Ordinance No. 819: An Urgency Ordinance of the Town Council of the Town of Fairfax Enacting Title 20 ('Telecommunications') of the Fairfax Municipal Code to Establish New Regulations for Wireless Telecommunications Facilities". Acessado em 5 de abril de 2019. <https://storage.googleapis.com/proudcity/fairfaxca/ uploads/2018/10/Ord-819-URGENCYsmall-cell.pdf>.
72. "San Rafael City Council Agenda Report". 17 de dezembro de 2018. <https://ehtrust.org/wp-content/uploads/6.c-Small-Wireless-Facilities.pdf>.
73. "Agenda Item Summary, City Council Meeting, November 5, 2018". City of Sonoma, Califórnia. <https://sonomacity.civicweb.net/document/17797>.
74. Adrian Rodriguez. "Ross Valley Officials Work to Tighten 5G Antenna Rules". *Marin Independent Journal*. 27 de outubro de 2018. <https://www.marinij. com/2018/10/27/ross-valley-officials-work-to-tighten-5g-antenna-rules/>.
75. Adrian Rodriguez. "California Town Looks for Alternatives to Small Cell Installations". *Marin Independent Journal*. 5 de outubro de 2018. <https://www. govtech.com/network/California-Town-Looks-for-Alternatives-to-Small-CellInstallations.html>.
76. "Town of Burlington Policy, Applications for Small Cell Wireless Installations." Aprovado pelo Board of Selectmen em 22 de outubro de 2019. <http://cms2.revize. com/revize/burlingtonma/Small.Cell.Wireless.Equiptment.Policy>. Approved.10.22.2018. BURLINGTON.MA.pdf.
77. Rich Hosford. "Verizon Drops Small Cell Wireless Booster Application in Face of Fees". Burlington Cable Access Television. October 23, 2018. <http://www.bcattv. org/bnews/top-stories/verizon-drops-small-cell-wireless-booster-application-inface-of-fees/>.
78. Glenn M. Parrish. "Cell Tower Ordinance Read for First Time at Council Meeting". *Booneville Democrat*. 5 de setembro de 2018. <https://www.boonevilledemocrat.com/news/20180905/cell-tower-ordinance-read-for-first-time-at-council-meeting>.
79. "Mill Valley Staff Report". 6 de setembro de 2018. <http://cityofmillvalley.granicus.com/MetaViewer.php?view_id=2&clip_id=1290&meta_id=59943>.

80. Código Municipal de Petaluma, Ordinance 2674, aprovado em 19 de novembro de 2018. <https://www.codepublishing.com/CA/Petaluma/>.
81. "Small Cell Towers Nixed in 7-Hour Monterey Planning Commission Meeting." *Cedar Street Times*. 19 de março de 2018. <http://www.cedarstreettimes.com/18237-2/>.
82. Para ver a legislação online, acesse https://qcode.us/codes/walnut/, clique em "Title 6: Planning and Zoning", clique em "Chapter 6.88: Antennas and Communication Facilities", clique em "6.88.060: Design standards", veja o item "O."
83. Bob Fernandez. "Philly, Suburbs Brace for 'Attack of the Small Cells' Towers". *Philadelphia Inquirer*. 1º de junho de 2017. <https://www.philly.com/philly/business/comcast/philly-and-suburbs-brace-for-attack-of-the-small-cells-20170601.html?arc404=true>.
84. William Kelly. "Official: Palm Beach Exempt from 5G Wireless Law". *Palm Beach Daily News*. 3 de maio de 2017. <https://www.palmbeachdailynews.com/news/20170503/official-palm-beach-exempt-from-5g-wireless-law>.
85. "Part Eleven Zoning Ordinance". City of Mason, Ohio. Revisado em 15 de maio de 2017. <https://www.imaginemason.org/download/PDFs/building/MasonZoningCodev-05-15-2017.pdf>.
86. "Town of Warren, Section 20 – Special Permit for Telecommunications Facilities and Towers". 11 de dezembro de 2012. <https://ehtrust.org/wp-content/uploads/Warren_Zoning_Telecom_Regs_-_December_11_2012-4.pdf>.
87. C. Robert Gibson. "How a Mid-Sized Tennessee Town Took on Comcast, Revived Its Economy, and Did It With Socialism". Huffington Post. 6 de março de 2015 (atualizado em 6 de maio de 2015). <http://www.huffingtonpost.com/carl-gibson/chattanooga-socialism_b_6812368.html>.
88. Trevor Hughes. "Town Creates High-Speed Revolution, One Home at a Time." *USA Today*. 19 novembro de 2014. <https://www.usatoday.com/story/news/nation/2014/11/19/longmont-internet-service/19294335/>.
89. Katherine Tweed. "Bell Labs Sets New Record for Internet over Copper". IEEE Spectrum. 14 de julho de 2014. <http://spectrum.ieee.org/tech-talk/telecom/internet/bell-labs-sets-new-record-for-internet-over-copper>.
90. "New Method Examined to Bring Fiber Optics to Homes". *Durango Herald*. 6 de maio de 2018. <https://durangoherald.com/articles/221644>.

Capítulo 3: Os Celulares São os Cigarros do Século XXI

1. Brandt A.M. "Inventing Conflicts of Interest: A History of Tobacco Industry Tactics". *American Journal of Public Health*. Vol. 102, nº 1. (Janeiro de 2012): 63–71. doi: 10.2105/AJPH.2011.300292.
2. Glantz S.A., Slade J., Bero L.A., Hanauer P. e Barnes D.E. *The Cigarette Papers*. 1998: University of California Press. Berkeley, California. Página 188.
3. Turner C. e Spilich G.J. "Research into Smoking or Nicotine and Human Cognitive Performance: Does the Source of Funding Make a Difference?" *Addiction*. Vol. 92, nº 11. (1997): 1423–1426. <https://pdfs.semanticscholar.org/d1ba/670b367bab2df3bd9ffcf5ae33d24c9688e3.pdf>.
4. Ibid.

Notas

5. Brownell K.C. e Warner K.E. "The Perils of History: Big Tobacco Played Dirty and Millions Died. How Similar is Big Food?" *Milbank Quarterly.* Vol. 87, nº 1. (2009): 259–294. doi: 10.1111/j.1468-0009.2009.00555.x.

6. Broder J.M. "Cigarette Maker Concedes Smoking Can Cause Cancer". *New York Times.* 21 de março de 1997. <https://www.nytimes.com/1997/03/21/us/cigarettemaker-concedes-smoking-can-cause-cancer.html>.

7. Milberger S., Davis R.M., Douglas C.E., Beasley J.K., Burns D., Houston T. e Shopland D. "Tobacco Manufacturers' Defence against Plaintiffs' Claims of Cancer Causation: Throwing Mud at the Wall and Hoping Some of It Will Stick". *Tobacco Control.* Vol. 15, supl. 4. (Dezembro de 2006): iv17–iv26. doi: 10.1136/tc.2006.016956.

8. Andrew Dugan. "In U.S., Smoking Hits New Low at 16%." *Gallup.* 24 de julho de 2018. <https://news.gallup.com/poll/237908/smoking-rate-hits-new-low.aspx>.

9. Centers for Disease Control and Prevention. "Smoking Leads to Disease and Disability and Harms Nearly Every Organ of the Body". Última revisão da página em 6 de fevereiro de 2019. Acessado em 4 de março de 2019. <https://www.cdc.gov/tobacco/data_ statistics/fact_sheets/fast_facts/index.htm>.

10. Velicer, C, St Helen G, Glantz SA. "Tobacco Papers and Tobacco Industry Ties in Regulatory Toxicology and Pharmacology". *Journal of Public Health Policy.* Vol. 39, nº 1. (Fevereiro de 2018): 34-48. doi: 10.1057/s41271-017-0096-6.

11. Liu J.J., Bell C.M., Matelski J.J., Detsky A.S. e Cram P. "Payments by US Pharmaceutical and Medical Device Manufacturers to US Medical Journal Editors: Retrospective Observational Study". *BMJ.* Vol. 359, no. j4619. (26 de outubro de 2017). doi: 10.1136/ bmj.j4619.

12. Friedman L. "Financial Conflicts of Interest and Study Results in Environmental and Occupational Health Research". *Journal of Occupational and Environmental Medicine.* Vol. 58, no. 3. (Março de 2016): 238-47. doi: 10.1097/JOM.0000000000000671.

13. George Carlo. "The Latest Reassurance Ruse about Cell Phones and Cancer." *Journal of the Australasian College of Nutritional and Environmental Medicine.* Vol. 26, No. 1. (Abril de 2007).

14. "A Report on Non-Iodizing Radiation". *Microwave News.* Vol. 26, nº 4. (Julho de 2006) <https://microwavenews.com/sites/default/files/docs/mwn.7-06.RR.pdf>.

15. Huss A., Egger M., Hug K., Huwiler-Müntener K. e Röösli M. "Source of Funding and Results of Studies of Health Effects of Mobile Phone Use: Systematic Review of Experimental Studies". *Ciência & Saúde Coletiva.* Vol. 13, nº 3 (2008). doi: 10.1590/S1413-81232008000300022.

16. Marino A.A. e Carruba S. "The Effects of Mobile-Phone Electromagnetic Fields on Brain Electrical Activity: A Critical Analysis of the Literature". *Electromagnetic Biology and Medicine.* Vol. 28, nº 3. (2009): 250–274. doi: 10.3109/15368370902918912.

17. Joel M. Moskowitz, "Government Must Inform Us of Cell Phone Risk." SFGate. com. 25 de julho de 2013. <http://www.sfgate.com/cgi-bin/article.cgi?f=/c/a/2010/04/27/EDMB1D58TC.DTL#ixzz1qAghpiqI>.

18. Panagopoulos D.J. "Comparing DNA Damage Induced by Mobile Telephony and Other Types of Man-Made Electromagnetic Fields". *Mutation Research/Reviews in Mutation Research.* Vol. 781. Julho–Setembro de 2019: 53–62. doi: 10.1016/j. mrrev.2019.03.003.

19. Daroit N.B., Visioli F., Magnusson A.S., Vieira G.R. e Rados PV. "Cell Phone Radiation Effects on Cytogenetic Abnormalities of Oral Mucosal Cells". *Brazilian Oral Research*. Vol. 29. (2015): 1–8. doi: 10.1590/1807-3107BOR-2015.vol29.0114.
20. Ibid.
21. D'Silva M.H., Swer R.T., Anbalagan J. e Rajesh B. "Effect of Radiofrequency Radiation Emitted from 2G and 3G Cell Phone on Developing Liver of Chick Embryo A Comparative Study". *Journal of Clinical and Diagnostic Research for Doctors*. Vol. 11, nº 7. (2017): 5–9. doi: 10.7860/JCDR/2017/26360.10275.
22. Panagopoulos D. "Mobile Telephony Radiation Effects on Insect Ovarian Cells. The Necessity for Real Exposures Bioactivity Assessment. The Key Role of Polarization, and the 'Ion Forced-Oscillation Mechanism'". In Geddes CD (Org.), *Microwave Effects on DNA and Proteins*. Primavera de 2017.
23. Gevrek F., Aydin D., Ozsoy S., Aygun H. e Bicer C. "Inhibition by Egb761 of the Effect of Cellphone Radiation on the Male Reproductive System". *Bratislava Medical Journal*. Vol. 118, nº 11. (2017): 676–683. doi: 10.4149/BLL_2017_128.
24. Çetkin M., Demirel C., Kızılkan N., Aksoy N. e Erbağcı H. "Evaluation of the Mobile Phone Electromagnetic Radiation on Serum Iron Parameters in Rats". *African Health Sciences*. Vol. 17, nº 1. (2017): 186–189. doi: 10.4314/ahs.v17i1.23.
25. eShahin S., Singh S.P., Chaturvedi C.M. "Mobile Phone (1800 MHz) Radiation Impairs Female Reproduction in Mice, Mus Musculus, through Stress Induced Inhibition of Ovarian and Uterine Activity". *Reproductive Toxicology*. 73 (Outubro de 2017): 41–60. doi: 10.1016/j.reprotox.2017.08.001.
26. Zothansiama, Zosangzuali M., Lalramdinpuii M. e Jagetia G.C. "Impact of Radiofrequency Radiation on DNA Damage and Antioxidants in Peripheral Blood Lymphocytes of Humans Residing in the Vicinity of Mobile Phone Base Stations". *Electromagnetic Biology and Medicine*. Vol. 36, nº 3. (2017): 295–305. doi: 10.1080/15368378.2017.1350584.
27. De Oliveira F.M., Carmona A.M. e Ladeira C. "Is Mobile Phone Radiation Genotoxic? An Analysis of Micronucleus Frequency in Exfoliated Buccal Cells". *Mutation Research*. 822: (Outubro de 2017): 41–46. doi: 10.1016/j.mrgentox.2017.08.001.
28. Kalafatakis F., Bekiaridis-Moschou D., Gkioka E. e Tsolaki M. "Mobile Phone Use for 5 Minutes Can Cause Significant Memory Impairment in Humans". *Hellenic Journal of Nuclear Medicine*. Vol. 20. (Setembro de 2017): 146–154.
29. Schauer I., Mohamad Al-Ali B. "Combined Effects of Varicocele and Cell Phones on Semen and Hormonal Parameters". *Wien Klin Wochenschrift*. Vol. 130, nº 9-10. (2018): 335–340. doi: 10.1007/s00508-017-1277-9.
30. Akdag M., Dasdag S., Canturk F. e Akdag MZ. "Exposure to Non-Ionizing Electromagnetic Fields Emitted from Mobile Phones Induced DNA Damage in Human Ear Canal Hair Follicle Cells". *Electromagnetic Biology and Medicine*. Vol 37, nº 2. (2018): 66–75. doi: 10.1080/15368378.2018.1463246.
31. Fragopoulou A.F., Polyzos A., Papadopoulou M.D., Sansone A., Manta A.K., Balafas E., Kostomitsopoulos N., Skouroliakou A., Chatgilialoglu C., Georgakilas A., Stravopodis D.J., Ferreri C., Thanos D. e Margaritis LH. "Hippocampal Lipidome and Transcriptome Profile Alterations Triggered by Acute Exposure of Mice to GSM 1800 MHz Mobile Phone Radiation: An Exploratory Study". *Brain and Behavior*. Vol. 8, nº 6. (Junho de 2018). doi: 10.1002/brb3.1001.

32. Ahmadi S., Alavi S.S., Jadidi M. e Ardjmand A. "Exposure to GSM 900-MHz Mobile Radiation Impaired Inhibitory Avoidance Memory Consolidation in Rat: Involvements of Opioidergic and Nitrergic Systems". *Brain Research*. Vol. 1701. (15 de dezembro de 2018): 36–45. doi: 10.1016/j.brainres.2018.07.016.

33. Shahbazi-Gahrouei D., Hashemi-Beni B., Moradi A., Aliakbari M. e ShahbaziGahrouei S. "Exposure to Global System for Mobile Communication 900 MHz Cellular Phone Radiofrequency Alters Growth, Proliferation and Morphology of Michigan Cancer Foundation-7 Cells and Mesenchymal Stem Cells". *International Journal of Preventive Medicine*. Vol. 9. (19 de junho de 2018): 51. doi: 10.4103/ijpvm.IJPVM_75_17.

34. Bektas H., Bektas M.S. e Dasdag S. "Effects of Mobile Phone Exposure on Biochemical Parameters of Cord Blood: A Preliminary Study". *Electromagnetic Biology and Medicine*. Vol. 37, nº 4. (29 de agosto de 2018): 184–191. doi: 10.1080/15368378.2018.1499033.

35. El-Maleky N.F. e Ebrahim R.H. "Effects of Exposure to Electromagnetic Field from Mobile Phone on Serum Hepcidin and Iron Status in Male Albino Rats". *Electromagnetic Biology and Medicine*. Vol. 38, nº 1. (2019): 66–73. doi: 10.1080/15368378.2018.1531423.

36. Béres S., Németh Á., Ajtay Z., Kiss I., Németh B. e Hejjel L. "Cellular Phone Irradiation of the Head Affects Heart Rate Variability Depending on Inspiration/Expiration Ratio". *In Vivo*. Vol. 32, nº 5. (2018): 1145–1153. doi: 10.21873/invivo.11357.

37. Shahabi S., Hassanzadeh Taji I., Hoseinnezhaddarzi M., Mousavi F., Shirchi S., Nazari A., Zarei H. e Pourabdolhossein F. "Exposure to Cell Phone Radiofrequency Changes Corticotrophin Hormone Levels and Histology of the Brain and Adrenal Glands in Male Wistar Rat". *Iranian Journal of Basic Medical Sciences*. Vol. 21, nº 12. (Dezembro de 2018): 1269–1274. doi: 10.22038/ ijbms.2018.29567.7133.

38. CTIA. "Overall Safety of Cell Phones". Cellphone Health Facts. Acessado em 12 de fevereiro de 2019. <https://www.wirelesshealthfacts.com/faq/>.

39. Roberts C. "Do I Need to Worry about Radiation From WiFi and Bluetooth Devices?" *Consumer Reports*. 1 de março de 2018. <https://www.consumerreports.org/radiation/do-i-need-to-worry-about-radiation-from-wifi-and-bluetooth-devices/>.

40. National Toxicology Program. "Cell Phone Radio Frequency Radiation". Acessado em 14 de fevereiro de 2019. <https://ntp.niehs.nih.gov/results/areas/cellphones/index.html>.

41. National Institute of Environmental Health Sciences. "NTP Releases Rodent Studies on Cell Phone Radiofrequency Radiation". Environmental Factor. Junho de 2016. <https://factor.niehs.nih.gov/2016/6/science-highlights/cellphones/index.htm>.

42. Broad WJ. "Study of Cellphone Risks Finds 'Some Evidence' of Link to Cancer, at Least in Male Rats". *New York Times*. 1 de novembro de 2018. <https://www.nytimes.com/2018/11/01/health/cellphone-radiation-cancer.html>.

43. Knutson R. "Cellphone-Cancer Link Found in Government Study". *Wall Street Journal*. 28 de maio de 2016. <https://www.wsj.com/articles/cellphone-cancer-linkfound-in-government-study-1464324146?mg=id-wsj>.

44. "Telecommunications". Cornell Law School's Legal Information Institute. Acessado em 31 de março de 2019. <https://www.law.cornell.edu/uscode/text/47/332>.

45. Norm Alster. *Captured Agency: How the Communications Commission Is Dominated by the Industry It Presumably Regulates*. Edmund J. Safra Institute for Ethics, Harvard University. Cambridge, Massachusetts. 2015.

46. Christopher Ketcham. "Warning: Your Cell Phone May Be Hazardous to Your Health". *GQ*. 26 de janeiro de 2010. <https://www.gq.com/story/warning-cell-phone-radiation>.
47. Daniel Lathro. "From Government Service to Private Practice: Writers of Telecom Law Move to K Street". Center for Public Integrity. 28 de outubro de 2004. <http://www.publicintegrity.org/2004/10/28/6597/government-service-private-practice>.
48. Center for Responsive Politics. "AT&T, Inc: Summary". Open Secrets. Acessado em 4 de março de 2019. <https://www.opensecrets.org/lobby/clientsum.php?id=D000000076&year=2018>.
49. Joel Moskowitz. "Cell Phones, Cell Towers, and Wireless Safety". <https://www.youtube.com/watch?v=AgGRukb7qI4>.
50. Lai H. e Singh N.P. "Acute Low-Intensity Microwave Exposure Increases DNA Single-Strand Breaks in Rat Brain Cells". *Bioelectromagnetics*. Vol. 16, n° 3. (1995): 207–210. doi: 10.1002/bem.2250160309.
51. "Motorola, Microwaves and DNA Breaks: 'War-Gaming' the Lai-Singh Experiments". *Microwave News*. Vol. 17, n° 1. Janeiro/fevereiro de 1997: 13. https://microwavenews.com/news/backissues/j-f97issue.pdf.
52. Frey A.H., Feld S.R. e Frey B. "Neural Function and Behavior: Defining the Relationship". *Annals of the New York Academy of Sciences*. Vol. 247, n° 1. (Fevereiro de 1975): 433–439. <https://nyaspubs.onlinelibrary.wiley.com/doi/abs/10.1111/j.1749-6632.1975.tb36019.x>.
53. Christopher Ketcham. "Warning: Your Cell Phone May Be Hazardous to Your Health". *GQ*. 25 de janeiro de 2010. <https://www.gq.com/story/warning-cell-phone-radiation>.
54. Paul Brodeur. *The Zapping of America: Microwaves, Their Deadly Risk and the Cover-Up*. Norton, 1977, p. 74.
55. Norm Alster. *Captured Agency: How the Federal Communications Commission Is Dominated by the Industries It Presumably Regulates*. Edmond J. Safra Center for Ethics, Harvard University. Cambridge, Massachusetts. 2015.
56. Alex Kotch of Sludge. "Revealed: How US Senators Invest in Firms They Are Supposed to Regulate". *The Guardian* e *Sludge*, um site de notícias investigativas com foco em dinheiro na política. 19 de setembro de 2019. <https://amp.theguardian.com/us-news/2019/sep/19/us-senators-investments-conflict-of-interest?__twitter_impression=true>.
57. Philip Shabecoff. "U.S. Sees Possible Cancer Tie to Electromagnetism". 23 de maio de 1990. <https://www.nytimes.com/1990/05/23/us/us-sees-possible-cancer-tie-toelectromagnetism.html>.
58. "White House Report Argues EMFs Are Not a Public Health Issue". *Microwave News*. Vol. 12, n° 6. (Novembro/Dezembro de 1992.) <https://microwavenews.com/news/backissues/n-d92issue.pdf>.
59. Portier C.J. e Wolfe M.S., editores. "Assessment of Health Effects from Exposure to Power-Line Frequency Electric and Magnetic Fields". National Institute of Environmental Health Sciences of the National Institutes of Health. 1998. <http://niremf.ifac.cnr.it/docs/niehs98.pdf>.
60. Yoram Wurmser. "Mobile Time Spent 2018: Will Smartphones Remain Ascendant?" 18 de junho de 2018. <https://www.emarketer.com/content/mobile-timespent-2018>.

61. Hardell L., Carlberg M. e Mild K.H. "Pooled Analysis of Case-Control Studies on Malignant Brain Tumours and the Use of Mobile and Cordless Phones Including Living and Deceased Subjects". *International Journal of Oncology*. Vol. 38, n° 5. (2011): 1465–1474. doi: 10.3892/ijo.2011.947.
62. Danny Hakim. "At C.D.C., a Debate Behind Recommendations on Cellphone Risk". *New York Times*. 1 de janeiro de 2016. <https://www.nytimes.com/2016/01/02/technology/at-cdc-a-debate-behind-recommendations-on-cellphone-risk.html?_r=3>.
63. "International Appeal: Scientists Call for Protection from Non-Ionizing Electromagnetic Field Exposure". EMFScientist.org. <https://www.emfscientist. org/index.php/emf-scientist-appeal>.
64. "ACS Responds to New Study Linking Cell Phone Radiation to Cancer." American Cancer Society. 27 de maio de 2016. <http://pressroom.cancer.org/NTP2016>.
65. Proctor R.N. "Tobacco and Health: Expert Witness Report Filed on Behalf of Plaintiffs in: 'The United States of America, Plaintiff, v. Philip Morris, Inc., et al., Defendants,' Civil Action No. 99-CV-02496 (GK)." 10 de maio de 2002. <http://www. columbia.edu/itc/hs/pubhealth/p9740/readings/tobacco-proctor.pdf>.
66. Voosen P. "Hiroshima and Nagasaki Cast Long Shadows Over Radiation Science". *New York Times*. 11 de abril de 2011. <https://archive.nytimes.com/www.nytimes.com/gwire/2011/04/11/11greenwire-hiroshima-and-nagasaki-cast-long-shadowsover-99849.html?pagewanted=all>.
67. Internal Brown & Williamson memo, 21 de agosto de 1969. <https://www.industrydocumentslibrary.ucsf.edu/tobacco/docs/#id=qsdw0147>.

Capítulo 4: Como os CEMs Danificam Seu Corpo

1. Gultekin D.H. e Moeller L. "NMR Imaging of Cell Phone Radiation Absorption in Brain Tissue". *Proceedings of the National Academy of Sciences of the United States of America*. Vol. 110, n° 1. (2 de janeiro de 2013): 58–63. doi: 10.1073/ pnas.1205598109.
2. Glaser, Z.R., Ph.D. "Bibliography of Reported Biological Phenomena ('Effects') and Clinical Manifestations Attributed to Microwave and Radio-Frequency Radiation". Report n° 2, revisado. Naval Medical Research Institute. Junho de 1971.
3. Goldsmith. J.R. "Epidemiologic Evidence Relevant to Radar (Microwave) Effects." *Environmental Health Perspectives*. Vol. 105, supl. 6. (1997): 1579–1587. doi: 10.1289/ehp.97105s61579.
4. Pall M.L. "Wi-Fi Is an Important Threat to Human Health". *Environmental Research*. Vol. 164. (Julho de 2018): 405–416. doi: 10.1016/j.envres.2018.01.035.
5. Pall M.L. "How to Approach the Challenge of Minimizing Non-Thermal Health Effects of Microwave Radiation from Electrical Devices". *International Journal of Innovative Research in Engineering and Management*. Vol. 2, n° 5. (Setembro de 2015): 71–6.
6. Pall, M.L. "Electromagnetic Fields Act via Activation of Voltage-Gated Calcium Channels to Produce Beneficial or Adverse Effects". *Journal of Cellular and Molecular Medicine*. Vol. 17, n° 8. (2013): 958–965. doi: 10.1111/jcmm.12088.
7. Piste P., Sayaji D. e Avinash M. "Calcium and Its Role in Human Body". *International Journal of Research in Pharmaceutical and Biomedical Science*. Vol. 4. (2012): 2229–3701.

8. Demaurex N. e Nunes P. "The Role of STIM and ORAI Proteins in Phagocytic Immune Cells". *American Journal of Physiology. Cell Physiology*. Vol. 310, n° 7. (Abril de 2016): C496–C508. doi: 10.1152/ajpcell.00360.2015.

9. Walleczek J. "Electromagnetic Field Effects on Cells of the Immune System: The Role of Calcium Signaling". *FASEB Journal*. Vol. 6, n° 13. (1992): 3177–85. doi: 10.1096/fasebj.6.13.1397839.

10. Pall M.L. "Wi-Fi Is an Important Threat to Human Health". *Environmental Research*. Vol. 164. (Julho de 2018): 405–416. doi: 10.1016/j.envres.2018.01.035.

11. Pall ML. "Electromagnetic Fields Act via Activation of Voltage-Gated Calcium Channels to Produce Beneficial or Adverse Effects". *Journal of Cellular and Molecular Medicine*. Vol. 17, n° 8. (Agosto de 2013): 958–65. doi: 10.1111/jcmm.12088.

12. Vekaria H.J, et al. "Targeting Mitochondrial Dysfunction in CNS Injury Using Methylene Blue; Still a Magic Bullet?" *Neurochemical International*. Vol. 109. (Outubro de 2017): 117–125. doi: 10.1016/j.neuint.2017.04.004.

13. Pall M.L. "Electromagnetic Fields Act Similarly in Plants as in Animals: Probable Activation of Calcium Channels via Their Voltage Sensor". *Current Chemical Biology*. Vol. 10, n° 1 (Julho de 2016): 74–82. doi: 10.2174/2212796810666160419160433.

14. Santhosh Kumar S. "Colony Collapse Disorder (CCD) in Honey Bees Caused by EMF Radiation". *Bioinformation*. Vol. 14, n° 9. (21 de dezembro de 2018): 521–524. doi: 10.6026/97320630014521.

15. Dariusz Leszczy. "Henry Lai: Cautionary Words on 'Calcium Hypothesis' in the Science of EMF". *Between a Rock and a Hard Place* (blog). 12 de junho de 2019. <https://betweenrockandhardplace.wordpress.com/2019/06/12/henry-lai-cautionarywords-on-calcium-hypothesis-in-the-science-of-emf/>.

16. Cheeseman K.H e Slater T.F. "An Introduction to Free Radical Biochemistry." *British Medical Bulletin*. Vol. 49, n° 3. (Julho de 1993): 481–93. doi: 10.1093/oxfordjournals.bmb.a072625.

17. Sakihama Y., Maeda M., Hashimoto M., Tahara S. e Hashidoko Y. "Beetroot Betalain Inhibits Peroxynitrite-Mediated Tyrosine Nitration and DNA Strand Damage". *Free Radical Research*. Vol. 46, n° 1. (2012): 93–9. doi: 10.3109/10715762.2011.641157.

18. Azizova O.A., Panasenko O.M., Vol'nova T.V. e Vladimirov Y.A. "Free Radical Lipid Oxidation Affects Cholesterol Transfer Between Lipoproteins and Erythrocytes". *Free Radical Biology & Medicine*. Vol. 7, n° 3. (1989): 251–7. doi: 10.1016/08915849(89)90132-9.

19. Lyras L., Perry R.H., Perry E.K., Ince P.G., Jenner A., Jenner P. e Halliwell B. "Oxidative Damage to Proteins, Lipids, and DNA in Cortical Brain Regions from Patients with Dementia with Lewy Bodies." *Journal of Neurochemistry*. Vol. 71, n° 1. (Julho de 1998): 302–12. doi: 10.1046/j.1471-4159.1998.71010302.x.

20. Borys J., Maciejczyk M., Antonowicz B., Krętowski A., Sidun J., Domel E., Dąbrowski J.R., Ładny J.R., Morawska K. e Zalewska A. "Glutathione Metabolism, Mitochondria Activity, and Nitrosative Stress in Patients Treated for Mandible Fractures". *Journal of Clinical Medicine*. Vol. 8, n° 1. (21 de janeiro de 2019): E127. doi: 10.3390/jcm8010127.

21. Tan D.Q. e Suda T. "Reactive Oxygen Species and Mitochondrial Homeostasis as Regulators of Stem Cell Fate and Function". *Antioxidants & Redox Signaling*. Vol. 29, n° 2. (10 de julho de 2018): 149–168. doi: 10.1089/ars.2017.7273.

22. Cadet J., Douki T. e Ravanat J.L. "Oxidatively Generated Base Damage to Cellular DNA". *Free Radical Biology & Medicine*. Vol. 49, nº 1. (1 de julho de 2010): 9–21. doi: 10.1016/j.freeradbiomed.2010.03.025.

23. Pacher P., Beckman J.S. e Liaudet L. "Nitric Oxide and Peroxynitrite in Health and Disease." *Physiological Reviews*. Vol. 87, nº 1. (Janeiro de 2007): 315–424. doi: 10.1152/physrev.00029.2006.

24. Reczek C.R. e Chandel NS. "ROS-Dependent Signal Transduction". *Current Opinion in Cell Biology*. Vol. 33. (Abril de 2015): 8–13. doi: 10.1016/j.ceb.2014.09.010.

25. *Fat for Fuel*. Dr. Joseph Mercola. Hay House. Carlsbad, California. 2017.

26. Sohal RS, Weindruch R. "Oxidative Stress, Caloric Restriction, and Aging." *Science*. Vol. 273, nº 5271. (5 de julho de 1996): 59–63. doi: 10.1126/science.273.5271.59.

27. Salminena A., Kauppinenc A., Hiltunena M. e Kaarnirantac K. "Krebs Cycle Intermediates Regulate DNA and Histone Methylation: Epigenetic Impact on the Aging Process". *Ageing Research Reviews*. Vol. 16. (Julho de 2014): 45–65. doi: 10.1016/j.arr.2014.05.004.

28. Consales C., Merla C., Marino C. e Benassi B. "Electromagnetic Fields, Oxidative Stress, and Neurodegeneration". *International Journal of Cell Biology*. Vol. 2012. (2012): 683897. doi: 10.1155/2012/683897.

29. Sawyer D.T. e Valentine J. "How Super Is Superoxide?" *Accounts of Chemical Research*. Vol. 14, nº 12. (1 de dezembro de 1981): 393–400.

30. Huie R.E. e Padmaja S. "The Reaction Rate of Nitric Oxide with Superoxide". *Free Radical Research Communications*. Vol. 18. (1993): 195–199.

31. Yetik-Anacak G. e Catravas J.D. "Nitric Oxide and the Endothelium: History and Impact on Cardiovascular Disease". *Vascular Pharmacology*. Vol. 45, nº 5. (Novembro de 2006): 268–276. doi: 10.1016/j.vph.2006.08.002.

32. Griffith T.M., Edwards D.H., Davies R.L., Harrison T.J. e Evans K.T. "EDRF Co-ordinates the Behaviour of Vascular Resistance Vessels". *Nature*. Vol. 329. (1987): 442–445. <https://www.nature.com/articles/329442a0>.

33. Hibbs J.B. Jr. "Synthesis of Nitric Oxide from L-arginine: A Recently Discovered Pathway Induced by Cytokines with Antitumour and Antimicrobial Activities. .*Research in Immunology*. Vol. 142, nº 7. (1991): 565–569. doi: 10.1016/09232494(91)90103-P.

34. Förstermann U. "Nitric Oxide and Oxidative Stress in Vascular Disease". *Pflügers Archiv: European Journal of Physiology*. Vol. 459, no. 6. (May 2010): 923-39. doi: 10.1007/s00424-010-0808-2.

35. Ziche M, Morbidelli L. "Nitric Oxide and Angiogenesis." Journal of Neuro-oncology. Vol. 50, nº 1-2. (Outubro–Novembro de 2000):13-48. doi: 10.1023/a:1006431309841.

36. Fode M., Jensen C.F.S. e Østergren P.B. "Sildenafil in Postprostatectomy Erectile Dysfunction (Perspective)". *International Journal of Impotence Research*. Vol. 31, nº 2. (Março de 2019): 61–64. doi: 10.1038/s41443-018-0102-y.

37. Pacher P. e Szabo C. "Role of the Peroxynitrite-Poly(ADP-Ribose) Polymerase Pathway in Human Disease". *American Journal of Pathology*. Vol. 173, nº 1. (Julho de 2008): 2–13. doi: 10.2353/ajpath.2008.080019.

38. Radi R. "Peroxynitrite, a Stealthy Biological Oxidant". *Journal of Biological Chemistry*. Vol. 288, no. 37. (13 de setembro de 2013): 26464–26472. doi: 10.1074/ jbc.R113.472936.

39. Beckman J.S., Beckman T.W., Chen J., Marshall P.A. e Freeman B.A. "Apparent Hydroxyl Radical Production by Peroxynitrite: Implications for Endothelial Injury from Nitric Oxide and Superoxide". *Proceedings of the National Academy of Sciences of the United States of America*. Vol. 87, nº 4. (Fevereiro de 1990): 1620–4. doi: 10.1073/pnas.87.4.1620.

40. Pacher P., Beckman J.S. e Liaudet L. "Nitric Oxide and Peroxynitrite in Health and Disease". *Physiological Reviews*. Vol. 87, nº 1. (Janeiro de 2007); 315-424. doi: 10.1152/physrev.00029.2006.

41. Schwarz C., Kratochvil E., Pilger A., Kuster N., Adlkofer F. e Rüdiger H.W. "Radiofrequency Electromagnetic Fields (UMTS, 1,950 MHz) Induce Genotoxic Effects in Vitro in Human Fibroblasts but not in Lymphocytes" .*International Archives of Occupational and Environmental Health*. Vol. 81, nº 6. (Maio de 2008): 755–767. doi: 10.1007/s00420-008-0305-5.

42. Pall M.P. "5G: Great Risk for EU, U.S. and International Health! Compelling Evidence for Eight Distinct Types of Great Harm Caused by Electromagnetic Field (EMF) Exposures and the Mechanism that Causes Them". EMF:data. 17 de maio de 2018. <https://www.emfdata.org/en/documentations/detail&id=243>.

43. Lutz J. e Adlkofer F. "Objections Against Current Limits for Microwave Radiation". Proceedings of the WFMN07, Chemnitz, Germany. (2007): 119–123. <http://bemri.org/publications/icnirp/112-objections-against-the-current-limits-formicrowave-radiation.html>.

44. Sivani S e Sudarsanam D. "Impacts of Radio-frequency Electromagnetic Field (RFEMF) from Cell Phone Towers and Wireless Devices on Biosystem and Ecosystem — A Review". *Biology and Medicine*. Vol. 4, nº 4. (2012): 202–16. <http://www.biolmedonline.com/Articles/Vol4_4_2012/Vol4_4_202-216_BM-8.pdf>.

45. Cucurachi C., Tamis W.L., Vijver M.G., Peijnenburg W.J., Bolte J.F. e de Snoo G.R. "A Review of the Ecological Effects of Radiofrequency Electromagnetic Fields (RF-EMF)". *Environment International*. Vol. 51. (2013): 116–40. doi: 10.1038/ nature13290.

46. "Busy as a Bee: Pollinators Put Food on the Table". National Resources Defense Council. Junho de 2015. <https://www.nrdc.org/sites/default/files/bee-deaths-FS.pdf>.

47. Ellis J. "The Honey Bee Crisis". *Outlooks on Pest Management*. Vol. 23, nº 1. (Fevereiro de 2012): 34-40(6). doi: 10.1564/22feb10.

48. "Everything You Should Know About Colony Collapse Disorder and 'Disappearing' Bee Populations". ZME Science. 3 de abril de 2019. <https://geneticliteracyproject.org/2019/04/03/everything-you-should-know-aboutcolony-collapse-disorder-and-disappearing-bee-populations/>.

49. Odemer R. e Odemer F. "Effects of Radiofrequency Electromagnetic Radiation (RF-EMF) on Honey Bee Queen Development and Mating Success." *Science of the Total Environment*. Vol. 661. (15 de abril de 2019): 553-562. doi: 10.1016/j. scitotenv.2019.01.154.

50. Figueroa L.L. e Bergey E.A. "Bumble Bees (Hymenoptera: Apidae) of Oklahoma: Past and Present Biodiversity". *Journal of the Kansas Entomological Society*. Vol. 88, nº 4. (1º de outubro de 2015): 418-429. doi: 10.2317/0022-8567-88.4.418.

51. Favre D "Mobile Phone Induced Honeybee Worker Piping". *Apidologie*. Vol. 42. (2011): 270-9. <https://link.springer.com/article/10.1007/s13592-011-0016-x>.

52. Sharma V.P. e Kumar N.K. "Changes in Honeybee Behaviour and Biology Under the Influence of Cellphone Radiations". *Current Science.* Vol. 98, n° 10. (2010): 1376-8. <https://www.researchgate.net/publication/225187745_Changes_in_honey_bee_behaviour_and_biology_under_the_influence_of_cell_phone_radiations>.

53. Kimmel S., Kuhn J., Harst W. e Stever H. "Electromagnetic Radiation: Influences on Honeybees (Apis mellifera)". *IIAS-InterSymp Conference.* 2007. <https:// www.researchgate.net/publication/228510851_Electromagnetic_Radiation_ Influences_on_Honeybees_Apis_mellifera>.

54. Harst W., Harst J.K. e Stever H. "Can Electromagnetic Exposure Cause a Change in Behaviour? Studying Possible Non-thermal Influences on Honey Bees – An Approach Within the Framework of Educational Informatics". *Acta Systemica-IIAS International Journal.* Vol 6, n° 1. (2006): 1-6. <http://www.next-up.org/pdf/ ICRW_Kuhn_Landau_study.pdf>.

55. Margaritis L.H., Manta A.K., Kokkaliaris K.D., Schiza D., Alimisis K., Barkas G., Georgiou E., Giannakopoulou O., Kollia I., Kontogianna G., Kourouzidou A., Myari A., Roumelioti F., Skouroliakou A., Sykioti V., Varda G., Xenos K., Ziomas K. "Drosophila Oogenesis as a Biomarker Responding to EMF Sources". *Electromagnetic Biology and Medicine*, vol. 33, n° 3, 2014, p. 165-89. doi: 10.3109/15368378.2013.800102.

56. Sánchez-Bayo F. e Wyckhuys KAG. "Worldwide Decline of the Entomofauna: A Review of its Drivers". *Biological Conservation.* Vol. 232. (2019): 8-27. doi: 10.1016/j.biocon.2019.01.020.

57. Damian Carrington. "Plummeting Insect Numbers 'Threaten Collapse of Nature". *The Guardian.* 10 de fevereiro de 2019. <https://www.theguardian.com/environment/2019/feb/10/plummeting-insect-numbers-threaten-collapse-ofnature>.

58. Pall M. "Electromagnetic Fields Act Similarly in Plants as in Animals: Probable Activation of Calcium Channels via Their Voltage Sensor". *Current Chemical Biology.* Vol. 10, n° 1. (2016). doi: 10.2174/2212796810666160419160433.

59. Soran, ML, Stan M, Niinemets Ü, Copolovici L. "Influence of Microwave Frequency Electromagnetic Radiation on Terpene Emission and Content in Aromatic Plants". *Journal of Plant Physiology.* Vol. 171, n° 15. (2014): 1436-43. doi: 0.1016/j.jplph.2014.06.013.

60. Beaubois E., Girard S., Lallechere S., Davies E., Paladian F., Bonnet P., Ledoigt G. e Vian A. "Intercellular Communication in Plants: Evidence for Two Rapidly Transmitted Signals Generated in rRsponse to Electromagnetic Field Stimulation in Tomato". *Plant, Cell & Environment.* Vol. 30. (2007): 840-4. doi: 10.1111/j.1365-3040.2007.01669.x

61. Waldmann-Selsam C., Balmori-de la Puente A., Breunig H. e Balmori A. "Radiofrequency Radiation Injures Trees Around Mobile Phone Base Stations". *Science of the Total Environment.* Vol. 572. (2016): 554-69. doi: 10.1016/j. scitotenv.2016.08.045.

62. Haggerty K. "Adverse Influence of Radio Frequency Background on Trembling Aspen Seedlings". *International Journal of Forestry Research.* Vol. 2010, n° 836278. (2010). doi: 10.1155/2010/836278.

63. Halgamuge MN. "Weak Radiofrequency Radiation Exposure from Mobile Phone Radiation on Plants". *Electromagnetic Biology and Medicine.* Vol. 36, n° 2. (2017): 213-235. doi: 10.1080/15368378.2016.1220389.

64. Grimaldi S., Pasquali R., Barbatano L., Lisi A., Santoro N., Serafino A. e Pozzi D. "Exposure to a 50Hz Electromagnetic Field Induces Activation of the EpsteinBarr Virus Genome in Latently Infected Human Lyphoid Cells". *Journal of Environmental Pathology, Toxicology, and Oncology*. Vol. 16, nº 2-3. (1997): 205-7.

65. Dietrich Klinghardt. "Electromagnetic Fields: Their Effect on Your Biology and the Development of an Autistic Child". <https://www.youtube.com/watch?v=qMAVpZMlZs>.

66. Voĭchuk S.I., Podgorskiĭ V.S. e Gromozova E.N. "Effect of Radio-frequency Electromagnetic Radiation on Physiological Features of Saccharomyces Cerevisiae Strain UCM Y-517". *Microbiology Journal*. Vol. 66, nº 3. (Maio-Junho de 2004): 51-57.

67. Hadjiloucas S., Chahal M.S. e Bowen J.W. "Preliminary Results on the Non-thermal Effects of 200-350 GHz Radiation on the Growth Rate of S. cerevisiae cells in Microcolonies". *Physics in Medicine and Biology*. Vol. 47, nº 21. (7 de novembro de 2002): 3831-9. doi: 10.1088/0031-9155/47/21/322.

68. Taheri M., Mortazavi S.M., Moradi M., Mansouri S., Hatam G.R. e Nouri F. "Evaluation of the Effect of Radiofrequency Radiation Emitted From Wi-Fi Router and Mobile Phone Simulator on the Antibacterial Susceptibility of Pathogenic Bacteria *Listeria monocytogenes* and *Escherichia coli*. *Dose Response*". Vol. 15, nº 1. (2017): 1559325816688527. doi: 10.1177/1559325816688527.

69. Hiscock H.G., Mouritsen H., Manolopoulos D.E. e Hore P.J. "Disruption of Magnetic Compass Orientation in Migratory Birds by Radiofrequency Electromagnetic Fields". *Biophysical Journal*. Vol. 113, nº 7. (2017): 1475–1484. doi:10.1016/j.bpj.2017.07.031.

70. Malkemper E.P., Eder S.H.K., Phillips J.B., Winklhofer M., Hart V. e Burda H. "Magnetoreception in the Wood Mouse (*Apodemus sylvaticus*): Influence of Weak Frequency-modulated Radio Frequency Fields". *Scientific Reports*. Vol. 4, nº 9917. (2015). <https://www.nature.com/articles/srep09917>.

71. Ernst D.A. e Lohmann, K.J. "Effect of Magnetic Pulses on Caribbean Spiny Lobsters: Implications for Magnetoreception". *Journal of Experimental Biology*. Vol. 219, nº 12. (2016): 1827-32. 2016. doi: 10.1242/jeb.136036.

72. Balmori, A. "Mobile Phone Mast Effects on Common Frog (Rana temporaria) Tadpoles". *Electromagnetic Biology and Medicine*. Vol. 29, nº 1-2. (2010): 31-5. doi: 0.3109/15368371003685363.

73. Hillman D., Goeke C.L. e Moser R. "Electric and Magnetic Fields (EMF) Affect Milk Production and Behavior of Cows; Results Using Shielded Neutral Isolation Transformer". EE 12 International Conference on Production Diseases in Farm Animals, Michigan State University. Publicado por: Shocking News, 750 Berkshire Lane, East Lansing, Michigan. Julho de 2004. <http://www.electricalpollution.com/documents/Hillman/ShockingNewsv3-072004.pdf>.

74. Nicholls B. e Racey P.A. "Bats Avoid Radar Installations: Could Electro-magnetic Fields Deter Bats from Colliding with Wind Turbines?" *PLOS One*. Vol. 3, nº e297. (2007). doi: 10.1371/journal.pone.0000297.

75. Morgan L.L., Kesari S. e Davis D.L. "Why Children Absorb More Microwave Radiation Than Adults: The Consequences". *Journal of Microscopy and Ultrastructure*. Vol. 2, nº 4. (Dezembro de 2014): 197–204. doi: 10.1016/j.jmau.2014.06.005.

76. Ibid.

Notas

77. Bioelectric Shield. "The Risks of Cellphone Radiation for Children—and How to Protect Them". *Epoch Times*. 27 de fevereiro de 2017. <https://www.theepochtimes.com/the-risks-of-cellphone-radiation-for-children-and-how-to-protect-them-2_2223846.html>.
78. Melody Gutierrez, "State Kept Secret Guidelines on Safe Cell Phone Use". SFGate. 3 de março de 2017. <https://www.sfgate.com/news/article/Judge-may-order-release-ofstate-health-report-on-10973430.php>.
79. Gandhi O.P., Lazzi G. e Furse C.M. "Electromagnetic Absorption in the Human Head and Neck for Mobile Telephones at 835 and 1900 MHz". *IEEE Transactions on Microwave Theory and Techniques*. Vol. 44, nº 10. (1996): 1884–1897. doi: 10.1109/22.539947.
80. Gandhi O.P., Morgan L.L., Augusto de Salles A., Han Y., Herberman R.B. e Davis D.L. "Exposure Limits: The Underestimation of Absorbed Cell Phone Radiation, Especially in Children". *Electromagnetic Biology and Medicine*. (2012): 1–18. doi: 10.3109/15368378.2011.622827.
81. Agência Internacional de Pesquisa em Câncer. "Non-Ionizing Radiation, Part 2: Radiofrequency Electromagnetic Fields". Vol. 102. (2013): 44. <https://monographs.iarc.fr/iarc-monographs-on-the-evaluation-of-carcinogenic-risks-to-humans-14/>.
82. Divan H.A., Kheifets L., Obel C. e Olsen J. "Prenatal and Postnatal Exposure to Cell Phone Use and Behavioral Problems in Children". *Epidemiology*. Vol. 19, nº 4. (Julho de 2008): 523–9. doi: 10.1097/EDE.0b013e318175dd47.
83. Ibid.
84. Divan H.A., Kheifets L., Obel C. e Olsen J. "Cell Phone Use and Behavioural Problems in Young Children". *Journal of Epidemiology and Community Health*. Vol. 66, nº 6. (Junho de 2012): 524–529. doi: 10.1136/jech.2010.115402.
85. Li D., Ferber J.R., Odouli R. e Quesenberry, Jr C.P. "A Prospective Study of In-Utero Exposure to Magnetic Fields and the Risk of Childhood Obesity". *Scientific Reports*. Vol. 2, nº 540. (2012). <https://www.nature.com/articles/srep00540>.
86. Li D., Chen H. e Odouli R. "Maternal Exposure to Magnetic Fields During Pregnancy in Relation to the Risk of Asthma in Offspring". *Archives of Pediatric and Adolescent Medicine*. Vol. 165, nº 10. (Outubro de 2011): 945–950. doi: 10.1001/archpediatrics.2011.135.
87. Birks L., Guxens M., Papadopoulou E., Alexander J., Ballester F., Estarlich M., Gallastegi M., Ha M., Haugen M., Huss A., Kheifets L., Lim H., Olsen J., SantaMarina L., Sudan M., Vermeulen R., Vrijkotte T., Cardis E. e Vrijheid M. "Maternal Cell Phone Use During Pregnancy and Child Behavioral Problems in Five Birth Cohorts". *Environment International*. Vol. 104. (Julho de 2017): 122–131. doi: 10.1016/j.envint.2017.03.024.
88. Li D.K., Chen H., Ferber J.R., Odouli R. e Quesenberry C. "Exposure to Magnetic Field Non-Ionizing Radiation and the Risk of Miscarriage: A Prospective Cohort Study". *Scientific Reports*. Vol. 7, nº 1. (13 de dezembro de 2017): 17541. doi: 10.1038/s41598-017-16623-8.
89. Li D.K., Chen H. e Odouli R. "Maternal Exposure to Magnetic Fields During Pregnancy in Relation to the Risk of Asthma in Offspring". *Archives of Pediatrics and Adolescent Medicines*. Vol. 165, nº 10. (Outubro de 2011): 945–50. doi: 10.1001/ archpediatrics.2011.135.
90. Li D.K., Ferber J.R., Odouli R. e Quesenberry C.P. Jr. "A Prospective Study of In-Utero Exposure to Magnetic Fields and the Risk of Childhood Obesity". *Scientific Reports*. Vol. 2. (27 de julho de 2012): 540. doi: 10.1038/srep00540.

91. Li D.K. "Adverse Fetal and Childhood Health Effect of In-Utero Exposure to Magnetic Fields Non-ionizing Radiation". Division of Research, Kaiser Foundation Research Institute, Kaiser Permanente. Acessado em 15 de agosto de 2019. <https://www.healthandenvironment.org/docs/De-KunLiSlidesv3.2018-5-9.pdf>.

92. Thomas S., Heinrich S., von Kries R. e Radon K. "Exposure to Radio-Frequency Electromagnetic Fields and Behavioural Problems in Bavarian Children and Adolescents". *European Journal of Epidemiology*. Vol. 25, nº 2. (Fevereiro de 2010): 135–141. doi: 10.1007/s10654-009-9408-x.

93. Li D.K. "Adverse Fetal and Childhood Health Effect of In-Utero Exposure to Magnetic Fields Non-ionizing Radiation". Division of Research, Kaiser Foundation Research Institute, Kaiser Permanente. Acessado em 15 de agosto de 2019. <https://www.healthandenvironment.org/docs/De-KunLiSlidesv3.2018-5-9.pdf>.

94. Sage C. e Burgio E. "Electromagnetic Fields, Pulsed Radiofrequency Radiation, and Epigenetics: How Wireless Technologies May Affect Childhood Development". *Child Development*. Vol. 89. (2018): 129–136. doi: 10.1111/cdev.12824.

95. Martin Pall. "The Autism Epidemic Is Caused by EMFs, Acting via Calcium Channels and Chemicals Acting via NMDA-Rs". AutismOne Media. 10 de junho de 2015. <https://www.youtube.com/watch?v=yydZZanRJ50>.

96. Breitenkamp A.F., Matthes J. e Herzig S. "Voltage-Gated Calcium Channels and Autism Spectrum Disorders". *Current Molecular Pharmacology*. Vol. 8, nº 2. (2015): 123. doi: 10.2174/1874467208666150507105235.

97. Golomb, B.A. "Diplomats' Mystery Illness and Pulsed Radiofrequency/Microwave Radiation." *Neural Computation*. (5 de setembro de 2018): 1–104. doi: 10.1162/neco_a_01133.

98. De Luca C., Chung Sheun Thai J., Raskovic D., Cesareo E., Caccamo D., Trukhanov A. e Korkina L. "Metabolic and Genetic Screening of Electromagnetic Hypersensitive Subjects as a Feasible Tool for Diagnostics and Intervention". *Mediators of Inflammation*. Vol. 2014. (9 de abril de 2014). doi: 10.1155/2014/924184.

99. Lee S.S., Kim H.R., Kim M.S., Park S.H. e Kim D.W. "Influence of Smart Phone Wi-Fi Signals on Adipose-Derived Stem Cells". *Journal of Craniofacial Surgery*. Vol. 25, nº 5. (Setembro de 2014): 1902–1907. doi: 10.1097/SCS.0000000000000939.

100. Belyaev I.Y., Markovà E., Hillert L., Malmgren L.O. e Persson B.R. "Microwaves from UMTS/GSM Mobile Phones Induce Long-Lasting Inhibition of 53BP1/gammaH2AX DNA Repair Foci in Human Lymphocytes". *Bioelectromagnetics*. Vol. 30, nº 2. (Fevereiro de 2009): 129–141. doi: 10.1002/bem.20445.

101. Markovà E., Malmgren L.O. e Belyaev I.Y. "Microwaves from Mobile Phones Inhibit 53BP1 Focus Formation in Human Stem Cells More Strongly Than in Differentiated Cells: Possible Mechanistic Link to Cancer Risk". *Environmental Health Perspectives*. Vol. 118, nº 3. (1 de março de 2010): 394–399. doi: 10.1289/ ehp.0900781.

102. Czyz J., Guan K., Zeng Q., Nikolova T., Meister A., Schönborn F., Schuderer J., Kuster N. e Wobus A.M. "High Frequency Electromagnetic Fields (GSM Signals) Affect Gene Expression Levels in Tumor Suppressor p53-Deficient Embryonic Stem Cells". *Bioelectromagnetics*. Vol. 25, nº 4. (Maio de 2004): 296–307. doi: 10.1002/bem.10199.

103. Xu F., Bai Q., Zhou K., Ma L., Duan J., Zhuang F., Xie C., Li W., Zou P. e Zhu C. "AgeDependent Acute Interference with Stem and Progenitor Cell Proliferation in the Hippocampus after Exposure to 1800 MHz Electromagnetic Radiation". *Electromagnetic Biology and Medicine*. Vol. 36, n° 2. (2017): 213–35. doi: 10.1080/15368378.2016.

104. H. Bhargav, T.M. Srinivasan, S. Varambally, B.N. Gangadhar e P. Koka. "Effect of Mobile Phone-Induced Electromagnetic Field on Brain Hemodynamics and Human Stem Cell Functioning: Possible Mechanistic Link to Cancer Risk and Early Diagnostic Value of Electronphotonic Imaging". *Journal of Stem Cells*. Vol. 10, n° 4. (2015): 287–294. doi: jsc.2015.10.4.287.

105. Odaci E, Bas O, Kaplan S. "Effects of Prenatal Exposure to a 900 MHz Electromagnetic Field on the Dentate Gyrus of Rats: a Stereological and Histopathological Study". *Brain Research*. Vol. 1238 (31 de outubro de 2008): 224–229. doi: 10.1016/j.brainres.2008.08.013.

106. Uchugonova A., Isemann A., Gorjup E., Tempea G., Bückle R., Watanabe W. e König K. "Optical Knock Out of Stem Cells with Extremely Ultrashort Femtosecond Laser Pulses". *Journal of Biophotonics*. Vol. 1, n° 6. (2008): 463–469. doi: 10.1002/jbio.200810047.

107. Wang C., Wang X., Zhou H., Dong G., Guan X., Wang L., Xu X., Wang S., Chen P., Peng R. e Hu X. "Effects of Microwave Exposure on BM-MSCs Isolated from C57BL/6 Mice". *PLoS One*. Vol. 10, n° 2. (2015): e0117550, doi: 10.1371/journal.pone.0117550.

108. Teven C.M., Greives M., Natale R.B., Su Y., Luo Q., He B.C., Shenaq D., He T.C. e Reid R.R. "Differentiation of Osteoprogenitor Cells Is Induced by High-Frequency Pulsed Electromagnetic Fields". *Journal of Craniofacial Surgery*. Vol. 23, n° 2. (Março de 2012): 586–593. doi: 10.1097/SCS.0b013e31824cd6de.

109. Xu F., Bai Q., Zhou K., Ma L., Duan J., Zhuang F., Xie C., Li W., Zou P. e Zhu C. "AgeDependent Acute Interference with Stem and Progenitor Cell Proliferation in the Hippocampus After Exposure to 1800 MHz Electromagnetic Radiation". *Electromagnetic Biology and Medicine*. Vol. 36, n° 2. (2017): 213–35. doi: 10.1080/15368378.2016.

110. Bhargav H., Srinivasan T.M., Varambally S., Gangadhar B.N. e Koka P. "Effect of Mobile Phone-Induced Electromagnetic Field on Brain Hemodynamics and Human Stem Cell Functioning: Possible Mechanistic Link to Cancer Risk and Early Diagnostic Value of Electronphotonic Imaging". *Journal of Stem Cells*. Vol. 10, n° 4. (2015): 287–294. doi: jsc.2015.10.4.287.

111. Herbert M.R. e Sage C. "Autism and EMF? Plausibility of a Pathophysiological Link – Part I". *Pathophysiology*. Vol. 20, n° 3. (2013): 191–209. doi: 10.1016/j. pathophys.2013.08.001.

112. Mariea T.J. e Carlo G.L. "Wireless Radiation in the Etiology and Treatment of Autism: Clinical Observations and Mechanisms". *Journal of Australasian College of Nutrition and Environmental Medicine*. Vol. 26, n° 2. (2007): 3–7.

113. Thornton I. "Out of Time: A Possible Link Between Mirror Neurons, Autism and Electromagnetic Radiation". *Medical Hypotheses*. Vol. 67, n° 2. (2006): 378–382. doi: 10.1016/j.mehy.2006.01.032.

114. Currenti SA. "Understanding and Determining the Etiology of Autism". *Cellular Molecular Neurobiology*. Vol. 30, n° 2. (Março de 2010): 161–171. doi: 10.1007/ s10571-009-9453-8.

115. Pino-Lopez M. e Romero-Ayuso D.M. "Parental Occupational Exposures and Autism Spectrum Disorder in Children". *Revista Española de Salud Pública*. Vol. 87. (2013): 73–85. doi: 10.4321/S1135-57272013000100008.

116. Kane R.C. "A Possible Association Between Fetal/Neonatal Exposure to Radiofrequency Electromagnetic Radiation and the Increased Frequency of Autism Spectrum Disorders (ASD)". *Medical Hypotheses.* Vol. 62, n° 2. (2004): 195–197. doi: 10.1016/S0306-9877(03)00309-8.

117. Lathe R. "Electromagnetic Radiation and Autism". *E-Journal of Applied Psychology.* Vol. 5. (2009): 11–30. doi: 10.7790/ejap.v5i1.144.

118. Goldworthy A. "How Electromagnetically-induced Cell Leakage May Cause Autism". (2011). http://electromagnetichealth.org/wp-content/uploads/2011/05/ Autism_2011_ b.pdf.

119. Herbert M.R. e Sage C. "Autism and EMF? Plausibility of a Pathophysiological Link – Part I". *Pathophysiology.* Vol. 20, n° 3. (2013): 191–209. doi: 10.1016/j. pathophys.2013.08.001.

120. Herbert M.R. e Sage C. "Autism and EMF? Plausibility of a Pathophysiological LinkPart II." *Pathophysiology.* Vol. 20, n° 3. (Junho de 2013): 211–234. doi: 10.1016/j. pathophys.2013.08.002.

121. Sullivan P. "Understanding Autism". 2013. <https://www.youtube.com/watch?v=muMVAK19GTM>.

122. "Data & Statistics on Autism Spectrum Disorder". Centers for Disease Control and Prevention. Acessado em 30 de maio de 2019. <https://www.cdc.gov/ncbddd/autism/data.html>.

123. Kogan M.D., Vladutiu C.J., Schieve L.A., Ghandour R.M., Blumberg S.J., Zablotsky B., Perrin J.M., Shattuck P., Kuhlthau K.A., Harwood R.L. e Lu M.C. "The Prevalence of Parent-Reported Autism Spectrum Disorder among US Children". *Pediatrics.* Vol. 142, n° 6. (Dezembro de 2018): e20174161. doi: 10.1542/peds.2017-4161.

124. Katie Singer. "Calming Behavior in Children with Autism and ADHD." The Weston A. Price Foundation. August 22, 2016. <https://www.westonaprice.org/health-topics/childrens-health/calming-behavior-children-autism-adhd/>. Peter Sullivan. "Wireless and EMF Reduction for Autism". Clear Light Ventures. 31 de julho de 2014. <http://www.clearlightventures.com/blog/2014/07/emf-reductionfor-autism.html>.

125. "Autism May Be Linked to Electromagnetic Radiation Levels In Mother's Bedroom During Pregnancy". Electromagnetichealth.org. Acessado em 30 de maio de 2019. <http://electromagnetichealth.org/media-stories/#Autism>.

126. Adam Popescu. "Keep Your Head Up: How Smartphone Addiction Kills Manners and Moods". *New York Times.* 25 de janeiro de 2018. <https://www.nytimes.com/2018/01/25/smarter-living/bad-text-posture-neckpain-mood.html>.

127. "The New Normal: Parents, Teens, and Devices around the World." Common Sense Media. Acessado em 30 de maio de 2019. <https://www.commonsensemedia.org/ research/The-New-Normal-Parents-Teens-and-Devices-Around-the-World>.

128. Vernon L., Modecki K.L. e Barber B.L. "Mobile Phones in the Bedroom: Trajectories of Sleep Habits and Subsequent Adolescent Psychosocial Development". *Child Development.* Vol. 89, n° 1. (Janeiro–Fevereiro de 2018): 66–77. doi: 10.1111/ cdev.12836.

129. Twenge J.M., Joiner T.E., Rogers M.L. e Martin GN. (2018). "Increases in Depressive Symptoms, Suicide-Related Outcomes, and Suicide Rates among U.S. Adolescents after 2010 and Links to Increased New Media Screen Time". *Clinical Psychological Science*, Vol. 6, n° 1. (2018): 3–17. doi: 10.1177/2167702617723376.

130. Hedegaard H., Curtin S.C. e Warner M. "Suicide Rates in the United States Continue to Increase". National Center of Health Statistics. NCHS Data Brief. No. 309. Junho de 2018. <https://www.cdc.gov/nchs/products/databriefs/db309.htm>.

131. Anthony Cuthbertson. "iPhones Pose Suicide Risk to Teenagers, Apple Investors Warn." *Newsweek*. 18 de janeiro de 2018. <http://www.newsweek.com/iphones-posesuicide-risk-teenagers-apple-investors-warn-773819>. Lumb, David. "Kids Are Overusing iPhones, Warn Apple Investors". Engadget. 8 de janeiro de 2018. <https://www.engadget.com/2018/01/08/kids-are-overusingiphones-warn-two-apple-investors/>.

132. Juli Clover. "How to Use Screen Time in iOS 12". MacRumors. 19 de setembro de 2018. <https://www.macrumors.com/how-to/how-to-use-screen-time-in-ios-12/>.

133. Alissa J. Rubin e Elian Peltier. "France Bans Smartphones in Schools through 9th Grade. Will It Help Students?" *New York Times*. 20 de setembro de 2018. <https://www.nytimes.com/2018/09/20/world/europe/france-smartphones-schools.html>.

134. Mikko Ahonen, "Why Are Some Countries Removing Wi-Fi in Schools and Others Not?" Wireless Education. Acessado em 28 de maio de 2019. <https://www.wirelesseducation.org/1073-2>.

135. "Worldwide Precautionary Action". Parents for Safe Technology. Acessado em 28 de maio de 2019. <http://www.parentsforsafetechnology.org/worldwide-countries-takingaction.html>.

136. "Mobile Kids: The Parent, the Child and the Smartphone". Nielsen. 28 de fevereiro de 2017. <https://www.nielsen.com/us/en/insights/news/2017/mobile-kids--theparent-the-child-and-the-smartphone.html>. "The Common Sense Census: Media Use by Kids Age Zero to Eight 2017". Common Sense Media. Acessado em 28 de maio de 2019. <https://www.commonsensemedia.org/research/the-common-sense-census-media-use-by-kidsage-zero-to-eight-2017>.

137. Jacqueline Howard. "When Kids Get Their First Cellphones around the World." CNN Health. 11 de dezembro de 2017. <https://www.cnn.com/2017/12/11/health/cellphones-for-kids-parenting-without-borders-explainer-intl/>.

138. "Quarter of Children Under Six Have a Smartphone, Study Finds." *The Independent*. 8 de abril de 2018.

139. Monica Anderson eJingjing Jiang. "Teens, Social Media & Technology 2018". Pew Research Center. 31 de maio de 2018. <https://www.pewinternet.org/2018/05/31/teens-social-media-technology-2018/>.

Capítulo 5: CEMs e Doenças

1. Landgrebe M., Frick U., Hauser S., Hajak G e Langguth B. "Association of Tinnitus and Electromagnetic Hypersensitivity: Hints for a Shared Pathophysiology?" *PLoS One*. Vol. 4, nº 3. (2009): e5026. doi: 10.1371/journal.pone.0005026.

2. Mayo Clinic. "Tinnitus." Mayo Clinic. Acessado em 19 de março de 2019. <https://www.mayoclinic.org/diseases-conditions/tinnitus/symptoms-causes/syc-20350156>.

3. Dobie R.A. "A Review of Randomized Clinical Trials in Tinnitus". *Laryngoscope*. Vol. 109, nº 8. (Agosto de 1999): 1202–11. doi: 10.1097/00005537-199908000-00004.

4. Nittby H., Grafström G., Tian D.P., Malmgren L., Brun A., Persson B.R., Salford L.G. e Eberhardt J. "Cognitive Impairment in Rats after Long-Term Exposure to GSM900 Mobile Phone Radiation". *Bioelectromagnetics*. Vol. 29, nº 3. (Abril de 2008): 219–232. doi: 10.1002/bem.20386.

5. Krause C.M., Pesonen M., Haarala B.C. e Hamalainen H. "Effects of Pulsed and Continuous Wave 902 MHz Mobile Phone Exposure on Brain Oscillatory Activity during Cognitive Processing". *Bioelectromagnetics*. Vol. 28, n° 4. (Maio de 2007): 296–308. doi: 10.1002/bem.20300.

6. Papageorgiou C.C., Nanou E.D., Tsiafakis V.G., Kapareliotis E., Kontoangelos K.A., Capsalis C.N., Rabavilas A.D. e Soldatos C.R. "Acute Mobile Phone Effects on PreAttentive Operation". *Neuroscience Letters*. Vol. 397, n° 1–2. (Abril de 2006): 99– 103. doi: 10.1016/j.neulet.2005.12.001.

7. Maier R., Greter S.E. e Maier N. "Effects of Pulsed Electromagnetic Fields on Cognitive Processes a Pilot Study on Pulsed Field Interference with Cognitive Regeneration". *Acta Neurologica Scandinavica*. Vol. 110, n° 1. (Julho de 2004): 46–52. doi: 10.1111/j.1600-0404.2004.00260.x.

8. Hutter H.P., Moshammer H., Wallner P., Cartellieri M., Denk-Linnert D.M., Katzinger M., Ehrenberger K. e Kundi M. "Tinnitus and Mobile Phone Use". *Occupational and Environmental Medicine*. Vol. 67, n° 12. (Dezembro de 2010): 804–808. doi: 10.1136/oem.2009.048116.

9. Holgers K-M. "Tinnitus in 7-Year-Old Children". *European Journal of Pediatrics*. Vol. 162, n° 4. (Abril de 2003): 276–78. doi: 10.1007/s00431-003-1183-1.

10. Holgers K-M e Juul J. "The Suffering of Tinnitus in Childhood and Adolescence". *International Journal of Audiology*. Vol. 45, n° 5. (Maio de 2006): 267–72. doi: 10.1080/14992020500485668.

11. Bormusov E., Andle U., Sharon N., Schächter L., Lahav A. e Dovrat A. "Non-Thermal Electromagnetic Radiation Damage to Lens Epithelium". *Open Ophthalmology Journal*. Vol. 2. (21 de maio de 2008): 102–106. doi: 10.2174/1874364100802010102.

12. Yu Y. e Yao K. "Non-Thermal Cellular Effects of Low-Power Microwave Radiation on the Lens and Lens Epithelial Cells". *Journal of International Medical Research*. Vol. 38, n° 3. (Junho de 2010): 729–736. doi: 10.1177/147323001003800301.

13. Parathath S.R., Parathath S. e Tsirka S.E. "Nitric Oxide Mediates Neurodegeneration and Breakdown of the Blood-Brain Barrier in tPA-Dependent Excitotoxic Injury in Mice". *Journal of Cell Science*. Vol. 119. (15 de janeiro de 2006): 339–349. doi: 10.1242/jcs.02734.

14. Salford L.G., Brun A., Sturesson K., Eberhardt J.L. e Persson B.R. "Permeability of the Blood-Brain Barrier Induced by 915 MHz Electromagnetic Radiation, Continuous Wave and Modulated at 8, 16, 50, and 200 Hz". *Microscopy Research and Technique*. Vol. 27, n° 6. (15 de abril de 1994): 535–42. doi: 10.1002/jemt.1070270608.

15. Nittby H., Brun A., Eberhardt J., Malmgren L., Persson B.R e Salford L.G. "Increased Blood-Brain Barrier Permeability in Mammalian Brain 7 Days After Exposure to the Radiation from a GSM-900 Mobile Phone". *Pathophysiology*. Vol. 16, n° 2–3. (Agosto de 2009): 103–12. doi: 10.1016/j.pathophys.2009.01.001.

16. Tang J., Zhang Y., Yang L., Chen Q., Tan L., Zuo S., Feng H., Chen Z. e Zhu G. "Exposure to 900 MHz Electromagnetic Fields Activates the mkp-1/ERK Pathway and Causes Blood-Brain Barrier Damage and Cognitive Impairment in Rats". *Brain Research*. Vol. 1601. (19 de março de 2015): 92–101. doi: 10.1016/j.brainres.2015.01.019.

17. Salford L.G., Nittby H. e Persson B.R.R. "Effects of Electromagnetic Fields from Wireless Communication upon the Blood-Brain Barrier". Preparafo para o BioInitiative Working Group. Setembro de 2012. <https://bioinitiative.org/wpcontent/uploads/pdfs/sec10_2012_Effects_Electromagnetic_Fields_Wireless_Communication.pdf>.

18. Bagheri Hosseinabadi M., Khanjani N., Ebrahimi M.H., Haji B., Abdolahfard M. "The Effect of Chronic Exposure to Extremely Low-Frequency Electromagnetic Fields on Sleep Quality, Stress, Depression and Anxiety". *Electromagnetic Biology and Medicine*. Vol. 38, n° 1. (2019): 96–101. doi: 10.1080/15368378.2018.1545665.

19. Thomée S. "Mobile Phone Use and Mental Health. A Review of the Research That Takes a Psychological Perspective on Exposure". *International Journal of Environmental Research and Public Health*. Vol. 15, n° 12. (29 de novembro de 2018): E2692. doi: 10.3390/ijerph15122692.

20. Ibrahim N.K., Baharoon B.S., Banjar W.F., Jar A.A., Ashor R.M., Aman A.A. e Al-Ahmadi J.R. "Mobile Phone Addiction and Its Relationship to Sleep Quality and Academic Achievement of Medical Students at King Abdulaziz University, Jeddah, Saudi Arabia". *Journal of Research in Health Science*. Vol. 18, n° 3. (4 de agosto 2018): e00420.

21. Zhang J., Sumich A. e Wang G. "Acute Effects of Radiofrequency Electromagnetic Field Emitted by Mobile Phone on Brain Function". *Bioelectromagnetics*. Vol. 38, n° 5. (Julho de 2017): 329–338. doi: 10.1002/bem.22052.

22. Matthew Walker. *Why We Sleep: Unlocking the Power of Sleep and Dreams*. Scribner's. New York City. 2018.

23. Griefahn B., Kunemund C., Blaszkewicz M., Lerchl A. e Degen G.H. "Effects of Electromagnetic Radiation (Bright Light, Extremely Low-Frequency Magnetic Fields, Infrared Radiation) on the Circadian Rhythm of Melatonin Synthesis, Rectal Temperature, and Heart Rate". *Industrial Health*. Vol. 40, n° 4. (Outubro de 2002): 320–7. doi: 10.2486/indhealth.40.320. Reiter RJ. "Electromagnetic Fields and Melatonin Production." *Biomedicine & Pharmacotherapy*. Vol. 47, n° 10. (1993): 439–44. Weydahl A., Sothern R.B., Cornélissen G. e Wetterberg L. "Geomagnetic Activity Influences the Melatonin Secretion at Latitude 70° N". *Biomedicine & Pharmacotherapy*. Vol. 55, supl. 1. (11 de novembro de 2000): s57–s62. doi: 10.1016/S0753-3322(01)90006-X. Burch J.B., Reif J.S. e Yost MG. "Geomagnetic Disturbances Are Associated with Reduced Nocturnal Excretion of a Melatonin Metabolite in Humans". *Neuroscience Letters*. Vol. 266, n° 3. (14 de maio de 1999): 209–12. doi: 10.1016/s0304-3940(99)00308-0. Reiter RJ. "Melatonin Suppression by Static and Extremely Low Frequency Electromagnetic Fields: Relationship to the Reported Increased Incidence of Cancer". *Review of Environmental Health*. Vol. 10, n° 3–4. (1994): 171–86.

24. Neil Cherry. "EMF/EMR Reduces Melatonin in Animals and People." 2 de setembro de 2002. https://hdl.handle.net/10182/3906.

25. Aynali G., Nazıroğlu M., Çelik Ö., Doğan M., Yarıktaş M. e Yasan H. "Modulation of Wireless (2.45 GHz)-Induced Oxidative Toxicity in Laryngotracheal Mucosa of Rat by Melatonin". *European Archives of Oto-Rhino-Laryngology*. Vol. 270, n° 5. (Maio de 2013): 1695–1700. doi: 10.1007/s00405-013-2425-0.

26. Mortazavi S.M., Daiee E., Yazdi A., Khiabani K., Kavousi A., Vazirinejad R., Behnejad B., Ghasemi M. e Mood M.B. "Mercury Release from Dental Amalgam Restorations after Magnetic Resonance Imaging and Following Mobile Phone Use". *Pakistan Journal of Biological Sciences*. Vol. 11, nº 8. (15 de abril de 2008): 1142–6. doi: 10.3923/pjbs.2008.1142.1146; Paknahad M., Mortazavi S.M., Shahidi S., Mortazavi G. e Haghani M. "Effect of Radiofrequency Radiation from Wi-Fi Devices on Mercury Release fromAmalgam Restorations". *Journal of Environmental Health Science & Engineering*. Vol. 14, nº 12. (Dezembro de 2016). doi: 10.1186/s40201-016-0253-z.

27. Mortazavi G, Mortazavi S.A.R. e Mehdizadeh A.R. "'Triple M' Effect: A Proposed Mechanism to Explain Increased Dental Amalgam Microleakage after Exposure to Radiofrequency Electromagnetic Radiation". *Journal of Biomedical Physics and Engineering*. Vol. 8, nº 1. (1 de março de 2018): 141–146.

28. Hardell L., Carlberg M., Söderqvist F. e Mild K.H. "Case-Control Study of the Association between Malignant Brain Tumours Diagnosed between 2007 and 2009 and Mobile and Cordless Phone Use". *International Journal of Oncology*. Vol. 43, nº 6. (Dezembro de 2013): 1833–45. doi: 10.3892/ijo.2013.2111.

29. Hardell L., Carlberg M., Söderqvist F. e Mild K.H. "Pooled Analysis of Case-Control Studies on Acoustic Neuroma Diagnosed 1997–2003 and 2007–2009 and Use of Mobile and Cordless Phones". *International Journal of Oncology*. Vol. 43, nº 4. (Outubro de 2013): 1036–44. doi: 10.3892/ijo.2013.2025.

30. Wang Y. e Guo X. "Meta-Analysis of Association between Mobile Phone Use and Glioma Risk". *Journal of Cancer Research Therapies*. Vol. 12 supl. (2016): C298–C300. doi: 10.4103/0973-1482.200759.

31. Carlberg M. e Hardell L. "Evaluation of Mobile Phone and Cordless Phone Use and Glioma Risk Using the Bradford Hill Viewpoints from 1965 on Association or Causation". *BioMed Research International*. (2017): 9218486. doi: 10.1155/2017/9218486.

32. Hardell L. "Effects of Mobile Phones on Children's and Adolescents' Health: A Commentary". *Child Development*. Vol. 89, nº 1. (Janeiro de 2018): 137–140. doi: 10.1111/cdev.12831.

33. Momoli F., Siemiatycki J., McBride M.L., Parent M.E., Richardson L., Bedard D., Platt R., Vrijheld M., Cardis E. e Krewski D. "Probabilistic Multiple-Bias Modelling Applied to the Canadian Data From the INTERPHONE Study of Mobile Phone Use and Risk of Glioma, Meningioma, Acoustic Neuroma, and Parotid Gland Tumors". *American Journal of Epidemiology*. Vol. 186, nº 7. (2017): 885–893.

34. Hardell L, eCarlberg M. "Use of Wireless Phones and Evidence for Increased Risk of Brain Tumors". Prepared for the BioInitiative Working Group. Novembro de 2017. https://bioinitiative.org/wp-content/uploads/2017/11/Hardell-2017-Sec11Update-Use_of_Wireless_Phones.pdf. Hardell L., Carlberg M. e Kundi M. "Evidence for Brain Tumors and Acoustic Neuromas". Preparado para o BioInitiative Working Group. Julho de 2007. https://bioinitiative.org/wpcontent/uploads/pdfs/sec11_2007_Evidence_%20Effects_Brain_Tumors.pdf. Hardell L., Carlberg M. e Mild K.H. "Use of Wireless Phones and Evidence for Increased Risk of Brain Tumors". Preparado para o BioInitiative Working Group. Novembro de 2012. https://bioinitiative.org/wp-content/uploads/pdfs/sec11_2012_ Use_of_Wireless_Phones.pdf. Kundi M. "Evidence for Brain Tumors (Epidemiological)". Preparado para o BioInitiative Working Group. Setembro de 2012. https://bioinitiative.org/wpcontent/uploads/pdfs/sec11_2012_Evidence_%20Brain_Tumors.pdf.

35. Nadler D.L. e Zurbenko I.G. "Estimating Cancer Latency Times Using a Weibull Model". *Advances in Epidemiology*. (2014): 746769. doi: 10.1155/2014/746769.
36. American Cancer Society. *Cancer Facts & Figures 2019*. Atlanta. 2019. <https://www.cancer.org/content/dam/cancer-org/research/cancer-facts-and-statistics/ annual-cancer-facts-and-figures/2019/cancer-facts-and-figures-2019.pdf>.
37. James V. Grimaldi. "Verizon and AT&T Provided Cell Towers for McCain Ranch." *Washington Post*. 16 de outubro de 2008.
38. Morgan L.L., Miller A.B., Sasco A. e Davis D.L. "Mobile Phone Radiation Causes Brain Tumors and Should Be Classified as a Probable Human Carcinogen (2A) (Review)". *International Journal of Oncology*. Vol. 46, n° 5. (Maio de 2015): 1865– 1871. doi: 10.3892/ijo.2015.2908. Bortkiewicz A., Gadzicka E. e Szymczak W. "Mobile Phone Use and Risk for Intracranial Tumors and Salivary Gland Tumors – A Meta-Analysis". *International Journal of Occupational Medicine and Environmental Health*. Vol. 30, n° 1. (21 de fevereiro de 2017): 27–43. doi: 10.13075/ijomeh.1896.00802. Myung S.K., Woong J., McDonnell D., Lee Y.J., Kazinets G., Cheng C-T, Moskowitz J.M. "Mobile Phone Use and Risk of Tumors: A Meta-Analysis". *Journal of Clinical Oncology*. Vol. 27, n° 33. (20 de novembro de 2009): 5565–5572. doi: 10.1200/ JCO.2008.21.6366. Prasad M., Kathuria P., Nair P., Kumar A. e Prasad K. "Mobile Phone Use and Risk of Brain Tumours: A Systematic Review of Association Between Study Quality, Source of Funding, and Research Outcomes". *Neurological Sciences*. Vol. 38, n° 5. (Maio de 2017): 797. doi: 10.1007/s10072-017-2850-8. Coureau G., Bouvier G., Lebailly P., Fabbro-Peray P., Gruber A., Leffondre K., Guillamo J.S., Loiseau H., Mathoulin-Pélissier S., Salamon R. e Baldi I. "Mobile Phone Use and Brain Tumours in the CERENAT Case-Control Study". *Occupational and Environmental Medicine*. Vol. 71, n° 7. (Jullho de 2014): 514–522. doi: 10.1136/oemed-2013-101754.
39. Michael Wyde. "NTP Toxicology and Carcinogenicity Studies of Cell Phone Radiofrequency Radiation". National Toxicology Program, National Institute of Environmental Health Sciences. 8 de junho de 2016. <https://ntp.niehs.nih.gov/ntp/ research/areas/cellphone/slides_bioem_wyde.pdf>.
40. Yang M., Guo W., Yang C., Tang J., Huang Q., Feng S., Jiang A., Xu X. e Jiang G. "Mobile Phone Use and Glioma Risk: A Systematic Review and Meta-Analysis". *PLoS One*. Vol. 12, n° 5. (4 de maio de 2017): e0175136. doi: 10.1371/journal.pone.0175136.
41. Carlberg M. e Hardell L. "Pooled Analysis of Swedish Case-Control Studies during 1997–2003 and 2007–2009 on Meningioma Risk Associated with the Use of Mobile and Cordless Phones". *Oncology Reports*. Vol. 33, n° 6. (Junho de 2015): 3093–3098. doi: 10.3892/or.2015.3930.
42. Hardell L. e Carlberg M. "Mobile Phones, Cordless Phones and the Risk for Brain Tumours". *International Journal of Oncology*. Vol. 35, n° 1. (Julho de 2009): 5–17. doi: 10.3892/ijo_00000307.
43. Hardell L., Carlberg M. e Hansson Mild K. "Use of Mobile Phones and Cordless Phones Is Associated with Increased Risk for Glioma and Acoustic Neuroma". *Pathophysiology*. Vol. 20, n° 2. (Abril de 2013): 85–110. doi: 10.1016/j. pathophys.2012.11.001.
44. Hardell L. e Carlberg M. "Mobile Phone and Cordless Phone Use and the Risk for Glioma – Analysis of Pooled Case-Control Studies in Sweden, 1997–2003 and 2007–2009". *Pathophysiology*. Vol. 22, n° 1. (Março de 2015): 1–13.

45. Philips A., Henshaw D.L., Lamburn G. e O'Carroll M.J. "Brain Tumours: Rise in Glioblastoma Multiforme Incidence in England 1995–2015 Suggests an Adverse Environmental or Lifestyle Factor". *Journal of Environmental and Public Health*. Vol. 2018: 1–10. doi: 10.1155/2018/7910754. "Incidence of Deadly Brain Tumours in England Doubled between 1995 and 2015". Powerwatch. 7 de setembro de 2018. <https://www.powerwatch.org.uk/ news/20180709-glioma-increase-paper.pdf>.

46. Sage C.L., "Evidence for Breast Cancer Promotion (Melatonin Studies in Cells and Animals)". Relatório para o BioInitiative Working Group. Julho de 2007. <https://bioinitiative.org/wp-content/uploads/pdfs/sec14_2007_Evidence_For_Breast_ Cancer_Promotion.pdf>.

47. West J.G., Kapoor N.S., Liao S.Y., Chen J.W., Bailey L. e Nagourney R.A. "Multifocal Breast Cancer in Young Women with Prolonged Contact between Their Breasts and Their Cellular Phones". *Case Reports in Medicine*. Vol. 2013. (2013): 354682. doi: 10.1155/2013/354682.

48. Balekouzou A., Yin P., Afewerky H.K., Bekolo C., Pamatika C.M., Nambei S.W., Djeintote M., Doui Doumgba A., Mossoro-Kpinde C.D., Shu C., Yin M., Fu Z., Qing T., Yan M., Zhang J., Chen S., Li H., Xu Z. e Koffi B. "Behavioral Risk Factors of Breast Cancer in Bangui of Central African Republic: A Retrospective Case-Control Study". *PLoS One*. Vol. 12, n° 2. (8 de fevereiro de 2017): e0171154. doi: 10.1371/journal.pone.0171154.

49. Çığ B. e Nazıroğlu M. "Investigation of the Effects of Distance from Sources on Apoptosis, Oxidative Stress and Cytosolic Calcium Accumulation via TRPV1 Channels Induced by Mobile Phones and Wi-Fi in Breast Cancer Cells". *Biochimica et Biophysica Acta (BBA)—Biomembranes*. Vol. 1848, no. 10, Part B. (Outubro de 2015): 2756–65. doi: 10.1016/j.bbamem.2015.02.013.

50. Esmekaya M.A., Seyhan N., Kayhan H., Tuysuz M.Z., Kurşun A.C. e Yağcı M. "Investigation of the Effects of 2.1 GHz Microwave Radiation on Mitochondrial Membrane Potential ($\Delta\Psi$ m), Apoptotic Activity and Cell Viability in Human Breast Fibroblast Cells". *Cell Biochemistry and Biophysics*. Vol. 67, n° 3. (Dezembro de 2013): 1371–8. doi: 10.1007/s12013-013-9669-6.

51. Coogan P.F., Clapp R.W., Newcomb P.A., Wenzl T.B., Bogdan G., Mittendorf R., Baron J.A. e Longnecker M.P. "Occupational Exposure to 60-Hertz Magnetic Fields and Risk of Breast Cancer in Women". *Epidemiology*. Vol. 7, n° 5. (1 de setembro de 1996): 459–464. doi: 10.1097/00001648-199609000-00001. McElroy J.A., Egan K.M., Titus-Ernstoff L., Anderson H.A., Trentham-Dietz A., Hampton J.M. e Newcomb P.A. "Occupational Exposure to Electromagnetic Field and Breast Cancer Risk in a Large, Population-Based, Case-Control Study in the United States". *Journal of Occupational and Environmental Medicine*. Vol. 49, n° 3. (Março de 2007): 266–274. doi: 10.1097/JOM.0b013e318032259b. Dosemeci M. e Blair A. "Occupational Cancer Mortality Among Women Employed in the Telephone Industry". *Journal of Occupational Medicine*. Vol. 36, n° 11. (1994): 1204–1209. doi: 10.1097/00043764-199411000-00006. Kliukiene J., Tynes T. e Andersen A. "Follow-Up of Radio and Telegraph Operators with Exposure to Electromagnetic Fields and Risk of Breast Cancer". *European Journal of Cancer Prevention*. Vol. 12, n° 4. (2003): 301–307. doi: 10.1097/00008469-200308000-00010.

52. Zhang Y., Lai J., Ruan G., Chen C. e Wang DW. "Meta-Analysis of Extremely Low Frequency Electromagnetic Fields and Cancer Risk: a Pooled Analysis of Epidemiologic Studies". *Environment International*. Vol. 88. (Março de 2016): 36–43. doi: 10.1016/j.envint.2015.12.012.

Notas

53. Wertheimer N. e Leeper R. "Electrical Wiring Configurations and Childhood Cancer". *American Journal of Epidemiology*. Vol. 109, n° 3. (Março de 1979): 273–284. doi: 10.1093/oxfordjournals.aje.a112681.

54. Savitz D.A., Wachtel H., Barnes F.A., John E.M. e Tvrdik J.G. "Case-Control Study of Childhood Cancer and Exposure to 60-Hz Magnetic Fields". *American Journal of Epidemiology*. Vol. 128, n° 1. (Julho de 1988): 21–38. doi: 10.1093/oxfordjournals.aje.a114943.

55. Kundi M. "Evidence for Childhood Cancers (Leukemia)". Preparado para o BioInitiative Working Group. Setembro de 2012. <https://bioinitiative.org/wpcontent/uploads/pdfs/sec12_2012_Evidence_%20Childhood_Cancers.pdf>.

56. World Health Organization. "Extremely Low Frequency Fields". *Environmental Health Criteria No. 238*. (Atualizado em 4 de agosto de 2016): 9. <https://www.who.int/peh-emf/publications/elf_ehc/en/>.

57. Yang Y., Jin X., Yan C., Tian Y., Tang J. e Shen X. "Case-Only Study of Interactions between DNA Repair Genes (*hMLH1*, *APEX1*, *MGMT*, *XRCC1* and *XPD*) and Low-Frequency Electromagnetic Fields in Childhood Acute Leukemia". *Leukemia & Lymphoma*. Vol. 49, n° 12. (2008): 2344–2350. doi: 10.1080/10428190802441347.

58. "Faulty DNA Repair May Explain EMF Role in Childhood Leukemia". *Microwave News*. 15 de dezembro de 2008. <https://microwavenews.com/XRCC1.html>.

59. Mejía-Aranguré J.M., Bonilla M., Lorenzana R., Juárez-Ocaña S., de Reyes G., PérezSaldivar M.L., González-Miranda G., Bernáledez-Ríos R., Ortiz-Fernández A., Ortega-Alvarez M., del Carmen Martínez-García M., Fajardo-Gutiérrez. "Incidence of Leukemias in Children from El Salvador and Mexico City between 1996 and 2000: Population-Based Data". *BMC Cancer*. Vol. 5. (2005): 33. doi: 10.1186/1471-2407-5-33.

60. Mejia-Arangure J., Fajardo-Gutierrez A., Perez-Saldivar M., Gorodezky C., MartinezAvalos A., Romero-Guzman L., Campo-Martinez M., Flores-Lujano J., SalamancaGomez F., Velasquez-Perez L. "Magnetic Fields and Acute Leukemia in Children with Down Syndrome". *Epidemiology*. Vol. 18, n° 1. (Janeiro de 2007): 158–161. doi: 10.1097/01.ede.0000248186.31452.be.

61. Centers for Disease Control and Prevention. "XRCC1 Allele and Genotyle Frequencies." Public Health Genomics. Acessado em 7 de março de 2019. <https://www.cdc.gov/genomics/population/genvar/frequencies/XRCC1.htm#race>.

62. Dixon R.E., Cheng E.P., Mercado J.L. e Santana LF. "L-Type Ca2+ Channel Function During Timothy Syndrome". *Trends in Cardiovascular Medicine*. Vol. 22, n° 3. (Abril de 2012): 72–76. doi: 10.1016/j.tcm.2012.06.015. Hsiao P.Y., Tien H.C., Lo C.P., Juang J.M., Wang Y.H. e Sung R.J. "Gene Mutations in Cardiac Arrhythmias: A Review of Recent Evidence in Ion Channelopathies". *Applications in Clinical Genetics*. Vol. 6. (18 de janeiro de 2013): 1–13. doi: 10.2147/ TACG.S29676. Tynes T., Hannevik M., Andersen A., Vistnes A.I. e Haldorsen T. "Incidence of Breast Cancer in Norwegian Female Radio and Telegraph Operators". *Cancer Causes & Control*. Vol. 7, n° 2. (Março de 1996): 197–204. Kliukiene J., Tynes T. e Andersen A. "Follow-Up of Radio and Telegraph Operators with Exposure to Electromagnetic Fields and Risk of Breast Cancer". *European Journal of Cancer Prevention*. Vol. 12, n° 4. (Agosto de 2003): 301–7. doi: 10.1097/01. cej.0000082602.47188.da.

63. Pall M,L. "Microwave Electromagnetic Fields Act by Activating Voltage-Gated Calcium Channels: Why the Current International Safety Standards Do Not Predict Biological Hazard". *Journal of Cellular and Molecular Medicine*. Vol. 17, n° 8. (Agosto de 2013): 958–965. doi: 10.1111/jcmm.12088.

64. Braune S., Wrocklage C., Raczek J., Gailus T. e Lücking C.H. "Resting Blood Pressure Increase During Exposure to a Radio-Frequency Electromagnetic Field". *Research Letters*. Vol. 351, n° 9119. (20 de junho de 1998): 1857–1858. doi: 10.1016/s01406736(98)24025-6.

65. John Schieszer. "Researcher: Turn off Cell Phones at BP Visits". *Renal & Urology News*. 16 de maio de 2013. <https://www.renalandurologynews.com/home/conferencehighlights/american-society-of-hypertension/researcher-turn-off-cell-phones-atbp-visits/>.

66. Pedersen S.A., Gaist D., Schmidt S.A.J., Hömlich L.R., Friis S. e Pottegård A. "Hydrochlorothiazise Use and Risk of Nonmelanoma Skin Cancer: A Nationwide Case-Control Study from Denmark". *Journal of the American Academy of Dermatology*. Vol. 78, n° 4. (Abril de 2018): 673–681. doi: 10.1016/j. jaad.2017.11.042.

67. "Facts & Statistics". Anxiety and Depression Association of America. Acessado em 7 de março de 2019. <https://adaa.org/about-adaa/press-room/facts-statistics>.

68. Ruscio A.M., Hallion L.S., Lim C.C.W., Aguilar-Gaxiola S., Al-Hamzawi A., Alonso J., Andrade L.H., Borges G., Bromet E.J., Bunting B., Caldas de Almeida J.M., Demyttenaere K., Florescu S., de Girolamo G., Gureje O., Haro J.M., He Y., Hinkov H., Hu C., de Jonge P, Karam E.G., Lee S., Lepine J.P., Levinson D., Mneimneh Z., Navarro-Mateu F, Posada-Villa J., Slade T, Stein D.J., Torres Y., Uda H., Wojtyniak B., Kessler R.C., Chatterji S. e Scott K.M. "Cross-Sectional Comparison of the Epidemiology of DSM-5 Generalized Anxiety Disorder across the Globe". *JAMA Psychiatry*. Vol. 74, n° 5. (1° de maio de 2017): 465–475. doi: 10.1001/jamapsychiatry.2017.0056.

69. "Majority of Americans Say They Are Anxious about Health; Millennials Are More Anxious than Baby Boomers". American Psychiatric Association. 22 de maio de 2017. <https://www.psychiatry.org/newsroom/news-releases/majority-of-americans-say-they-are-anxious-about-health-millennials-are-more-anxious-than-babyboomers>.

70. "Americans Say They Are More Anxious Than a Year Ago; Baby Boomers Report Greatest Increase in Anxiety". American Psychiatric Association. 7 de maio de 2018. <https://www.psychiatry.org/newsroom/news-releases/americans-say-they-aremore-anxious-than-a-year-ago-baby-boomers-report-greatest-increase-in-anxiety>.

71. "Major Depression". National Institute of Mental Health. Atualizado em fevereiro de 2019. <https://www.nimh.nih.gov/health/statistics/major-depression.shtml>.

72. Söderqvist F., Carlberg M. e Hardell L. "Use of Wireless Telephones and SelfReported Health Symptoms: A Population-Based Study among Swedish Adolescents Aged 15–19 Years". *Environmental Health*. Vol. 7. (Maio de 2008): 18. doi: 10.1186/1476-069X-7-18.

73. Hyman I.E. Jr, Sarb B.A. e Wise-Swanson B.M. "Failure to See Money on a Tree: Inattentional Blindness for Objects That Guided Behavior". *Frontiers in Psychology*. Vol. 5. (23 de abril de 2014): 356. doi: 10.3389/fpsyg.2014.00356.

74. Ward A.F., Duke K., Gneezy A. e Bos M.W. "Brain Drain: The Mere Presence of One's Own Smartphone Reduces Available Cognitive Capacity". *Journal of the Association for Consumer Research*. Vol. 2, n° 2. (Abril de 2017).

75. Kolodynski AA, Kolodynska V.V. "Motor and Psychological Functions of School Children Living in the Area of the Skrunda Radio Location Station in Latvia." *Science of the Total Environment*. Vol. 180, nº 1. (February 2, 1996): 87–93.

76. Pall M.L. "Microwave Frequency Electromagnetic Fields (EMFs) Produce Widespread Neuropsychiatric Effects Including Depression". *Journal of Chemical Neuroanatomy*. Vol. 75, Part B. (Setembro de 2016): 43–51. doi: 10.1016/j. jchemneu.2015.08.001.

77. As pesquisas as quais Pall baseou esta declaração incluem: Berridge M.J. "Neuronal Calcium Signaling". *Neuron*. Vol. 21, nº 1. (Julho de 1998): 13–26. doi: 10.1016/s0896-6273(00)80510-3. Dunlap K., Luebke J.L. e Turner T.J. "Exocytic Ca Cannels in the Mammalian Central Nervous System". *Neuroscience*. Vol. 18, no 2. (Fevereiro de 1995): 89–98. Wheeler D.B., Randall A. e Tsien R.W. "Roles of N-type and Q-type Channels in Supporting Hippocampal Synaptic Transmission". *Science*. Vol. 264, nº 5155. (1º de abril de 1994): 107–111. <https://science.sciencemag.org/content/264/5155/107>.

78. Sundberg I., Ramklint M., Stridsberg M., Papadopoulos F.C., Ekselius L. e Cunningham J.L. "Salivary Melatonin in Relation to Depressive Symptom Severity in Young Adults". *PLoS One*. Vol. 11, nº 4. (2016): e0152814. doi: 10.1371/journal. pone.0152814.

79. Oto R., Akdag Z., Dasdag S. e Celik Y. "Evaluation of Psychologic Parameters in People Occupationally Exposed to Radiofrequencies and Microwaves". *Biotechnology & Biotechnology Equipment*. Vol. 8, nº 4. (1994): 71–74. doi: 10.1080/13102818.1994.10818812.

80. Thomée S., Hårenstam A. e Hagberg M. "Mobile Phone Use and Stress, Sleep Disturbances, and Symptoms of Depression Among Young Adults – a Prospective Cohort Study". *BMC Public Health*. Vol. 11. (31 de janeiro de 2011): 66. doi: 10.1186/1471-2458-11-66.

81. Glaser, Z.R., Ph.D. "Bibliography of Reported Biological Phenomena ('Effects') and Clinical Manifestations Attributed to Microwave and Radio-Frequency Radiation". Report nº 2, revisado. Naval Medical Research Institute. Junho de 1971.

82. Raines J.K. "Electromagnetic Field Interactions with the Human Body: Observed Effects and Theories". National Aeronautics and Space Administration. Greenbelt, Maryland. 9 de abril de 1981. <https://ntrs.nasa.gov/search. jsp?R=19810017132>.

83. Bolen S.M. "Radiofrequency/Microwave Radiation Biological Effects and Safety Standards: A Review". U.S. Air Force Material Command, Griffiss Air Force Base. New York. 1994. <https://apps.dtic.mil/dtic/tr/fulltext/u2/a282886.pdf>.

84. Pall M.L. "Microwave Frequency Electromagnetic Fields (EMFs) Produce Widespread Neuropsychiatric Effects Including Depression". *Journal of Chemical Neuroanatomy*. Vol. 75, Part B. (Setembro de 2016): 43–51. doi: 10.1016/j. jchemneu.2015.08.001.

85. Tolgskaya M.S. e Gordon Z.V. (Haigh B., Translator). *Pathological Effects of Radio Waves*. Consultants Bureau. New York/London. 1973.

86. Pall, M. "Microwave Frequency Electromagnetic Fields (EMFs) Produce Widespread Neuropsychiatric Effects Including Depression". *Journal of Chemical Neuroanatomy*. Vol. 75, part B. (Setembro de 2016): 43–51. doi: 10.1016/j. jchemneu.2015.08.001.

87. Sobel E., Davanipour Z., Sulkava R., Erkinjuntti T., Wikstrom J., Henderson V.W., Buckwalter G., Bowman J.D. e Lee P.J. "Occupations with Exposure to Electromagnetic Fields: A Possible Risk Factor for Alzheimer's Disease". *American Journal of Epidemiology*. Vol. 142, nº 5. (1º de setembro de 1995): 515–24. doi: 10.1093/oxfordjournals.aje.a117669. Sobel E., Dunn M., Davanipour Z., Qian Z. e Chui H.C. "Elevated Risk of Alzheimer's Disease among Workers with Likely Electromagnetic Field Exposure". *Neurology*. Vol. 47,

nº 6. (Dezembro de 1996): 1477-81. doi: 10.1212/wnl.47.6.1477. Savitz D.A, Loomis D.P. e Tse CK. "Electrical Occupations and Neurodegenerative Disease: Analysis of U.S. Mortality Data". *Archives of Environmental Health*. Vol. 53, no. 1. (Janeiro–Fevereiro 1998): 71–4. doi: 10.1080/00039899809605691. Håkansson N., Gustavsson P., Johansen C. e Floderus B. "Neurodegenerative Diseases in Welders and Other Workers Exposed to High Levels of Magnetic Fields". *Epidemiology*. Vol. 14, nº 4. (Julho de 2003): 420–6; discussion 427–8. Harmanci H., Emre M., Gurvit H., Bilgic B., Hanagasi H., Gurol E., Sahin H. e Tinaz S. "Risk Factors for Alzheimer Disease: A Population-Based Case-Control Study in Istanbul, Turkey". *Alzheimer Disease & Associated Disorders*. Vol. 17, nº 3. (Julho– Setembro de 2003): 139–45. Feychting M., Jonsson F., Pedersen N.L. e Ahlbom A. "Occupational Magnetic Field Exposure and Neurodegenerative Disease". *Epidemiology*. Vol. 14, nº 4. (Jullho de 2003): 413–9; discussion 427–8. doi: 10.1097/01.EDE.0000071409.23291.7b. Röösli M., Lörtscher M., Egger M., Pfluger D., Schreier N., Lörtscher E., Locher P., Spoerri A. e Minder C. "Mortality from Neurodegenerative Disease and Exposure to Extremely Low-Frequency Magnetic Fields: 31 Years of Observations on Swiss Railway Employees". *Neuroepidemiology*. Vol. 28, nº 4. (11 de setembro de 2007): 197–206. doi: 10.1159/000108111. Davanipour Z., Tseng C.C., Lee P.J. e Sobel E. "A Case-Control Study of Occupational Magnetic Field Exposure and Alzheimer's Disease: Results from the California Alzheimer's Disease Diagnosis and Treatment Centers". *BMC Neurology*. Vol. 7. (Junho de 2007): 13. doi: 10.1186/1471-2377-7-13. Park R.M., Schulte P.A., Bowman J.D., Walker J.T., Bondy S.C., Yost M.G., Touchstone J.A. e Dosemeci M. "Potential Occupational Risks for Neurodegenerative Diseases". *American Journal of Independent Medicine*. Vol. 48, nº 1. (Julho de 2005): 63–77.

88. Huss A., Spoerri A., Egger M. e Röösli M. "Residence Near Power Lines and Mortality from Neurodegenerative Diseases: Longitudinal Study of the Swiss Population". *American Journal of Epidemiology*. (5 de novembro de 2008) [Epub lançado antes da impressão]. doi: 10.1093/aje/kwn297.

89. Salford L.G., Brun A.E., Eberhardt J.L., Malmgren L. e Persson B.R. "Nerve Cell Damage in Mammalian Brain after Exposure to Microwaves from GSM Mobile Phones". *Environmental Health Perspectives*. Vol. 111, nº 7. (2003): 881–A408. doi: 10.1289/ehp.6039.

90. Jiang D.P., Li J., Zhang J., Xu S.L., Kuang F., Lang H.Y., Wang Y.F., An G.Z., Li J.H. e Guo G.Z. "Electromagnetic Pulse Exposure Induces Overexpression of Beta Amyloid Protein in Rats". *Archives of Medical Research*. Vol. 44, nº 3. (Abril de 2013): 178– 184. doi: 10.1016/j.arcmed.2013.03.005.

91. Soto-Gamez A., Quax W.J. e Demaria M. "Regulation of Survival Networks in Senescent Cells: From Mechanisms to Interventions". *Journal of Molecular Biology*. Vol. 431, nº 15. (31 de maio de 2019): 2629-2643. doi: 10.1016/j.jmb.2019.05.036.

92. Pereira B.I., Devine O.P., Vukmanovic-Stejic M., Chambers E.S., Subramanian P., Patel N., Virasami A., Sebire N.J., Kinsler V., Valdovinos A., LeSaux C.J., Passos J.F., Antoniou A., Rustin M.H.A., Campisi J. e Akbar A.N. "Senescent Cells Evade Immune Clearance via HLA-E-Mediated NK and CD8+ T Cell Inhibition". *Nature Communications*. Vol. 10, nº 1. (2019): 2387. doi: 10.1038/s41467-019-10335-5.

93. Bevington M. "The Prevalence of People with Restricted Access to Work in ManMade Electromagnetic Environments". *Journal of Environment and Health Science*. Vol. 5. (18 de janeiro de 2019.) doi: 10.15436/2378-6841.19.2402.

94. Irigaray P., Caccamo D. e Belpomme D. "Oxidative Stress in Electrohypersensitivity SelfReporting Patients: Results of a Prospective in Vivo Investigation with Comprehensive Molecular Analysis". *International Journal of Molecular Medicine*. Vol. 42, n° 4. (Outubro de 2018): 1885–1898. doi: 10.3892/ijmm.2018.3774.

95. EHS & MCS Research and Treatment European Group. "Hypothesis of Common Patho-Physiological Mechanisms Accounting for the Co-Occurrence of EHS and MCS". Acessado em 4 de abril de 2019. <http://www.ehs-mcs.org/en/patho-physiologicalmechanisms_178.html>.

96. De Luca C., Chung Sheun Thai J., Raskovic D., Cesareo E., Caccamo D., Trukhanov A. e Korkina L. "Metabolic and Genetic Screening of Electromagnetic Hypersensitive Subjects as a Feasible Tool for Diagnostics and Intervention". *Mediators of Inflammation*. Vol. 2014, n° 2. (9 de abril de 2014). doi: 10.1155/2014/924184.

97. Golomb, B.A. "Diplomats' Mystery Illness and Pulsed Radiofrequency/Microwave Radiation". *Neural Computation*. (5 de setembro de 2018): 1–104. doi: 10.1162/neco_a_01133.

98. Omura Y., Losco M., Omura A.K., Yamamoto S., Ishikawa H., Takeshige C., Shimotsuura Y. e Muteki T. "Chronic or Intractable Medical Problems Associated with Prolonged Exposure to Unsuspected Harmful Environmental Electric, Magnetic or Electro-Magnetic Fields Radiating in the Bedroom or Workplace and Their Exacerbation by Intake of Harmful Light and Heavy Metals from Common Sources". *Acupuncture & Electro-Therapeutics Research*. Vol. 16, n° 3–4. (1991): 143–77.

99. Landgrebe M., Frick U., Hauser S., Hajak G. e Langguth B. "Association of Tinnitus and Electromagnetic Hypersensitivity: Hints for a Shared Pathophysiology?" *PLoS One*. Vol. 4, n° 3. (27 de março de 2009): e5026. doi: 10.1371/journal. pone.0005026.

100. Administrative Appeals Tribunal of Australia. "McDonald and Comcare". Última atualização em 28 de fevereiro de 2013. <http://www7.austlii.edu.au/cgi-bin/viewdoc/au/cases/cth/aat/2013/105.html>.

101. "Gadget 'Allergy': French Woman Wins Disability Grant". BBC News. 27 d agosto de 2015. <https://www.bbc.com/news/technology-34075146>.

102. Scott O'Connell. "Judge Rules in Favor of Southboro School in Wifi Sickness Case". *Worcester Telegram & Gazette*. <https://www.telegram.com/news/20180611/judge-rules-in-favor-of-southboro-school-in-wifi-sickness-case>.

103. Mascarenhas M.N., Flaxman S.R., Boerma T., Vanderpoel S. e Stevens G.A. "National, Regional, and Global Trends in Infertility Prevalence since 1990: A Systematic Analysis of 277 Health Surveys". *PLoS Medicine*. Vol. 9, n° 12. (Dezembro de 2012): e1001356. doi: 10.1371/journal.pmed.1001356.

104. Brugh V.M. e Lipshultz L.I. "Male Factor Infertility: Evaluation and Management." *Medical Clinics of North America*. Vol. 88. n° 2. (Março de 2004): 367–85. doi: 10.1016/S0025-7125(03)00150-0. Hirsh A. "Male Subfertility". *BMJ*. Vol. 327. (2003): 669. doi: 10.1136/bmj.327.7416.669.

105. Philips A. e Philips J. "The Adverse Effects of Electromagnetic Fields on Reproduction". EMFFields.org. (2013). <http://www.powerwatch.org.uk/library/ downloads/emf-reproduction-2014-03.pdf>.

106. Wertheimer N. e Leeper E. "Possible Effects of Electric Blankets and Heated Waterbeds on Fetal Development". *Bioelectromagnetics*. Vol. 7, nº 1. (1986): 13–22. doi: 10.1002/bem.2250070103.

107. Mascarenhas M.N., Flaxman S.R., Boerma T., Vanderpoel S. e Stevens G.A. "National, Regional, and Global Trends in Infertility Prevalence Since 1990: A Systematic Analysis of 277 Health Surveys". *PLoS Medicine*. Vol 9, nº 12. (Dezembro de 2012): e1001356. doi: 10.1371/journal.pmed.1001356.

108. Carlsen E., Giwercman A., Keiding N. e Skakkebæk N.E. "Evidence for Decreasing Quality of Semen During Past 50 years." *BMJ*. Vol. 305, nº 6854. (12 de setembro de 1992): 609–613. doi: 10.1136/bmj.305.6854.609.

109. Gorpinchenko I., Nikitin O., Banyra O. e Shulyak A. "The Influence of Direct Mobile Phone Radiation on Sperm Quality". *Central European Journal of Urology*. Vol. 67, nº 1. (2014): 65–71. doi: 10.5173/ceju.2014.01.art14.

110. Agarwal A., Deepinder F., Sharma R.K., Ranga G. e Li J. "Effect of Cell Phone Usage on Semen Analysis in Men Attending Infertility Clinic: An Observational Study". *Fertility and Sterility*. Vol. 89. (2008): 124–128. doi: 10.1016/j. fertnstert.2007.01.166.

111. Agarwal A., Desai N.R., Makker K., Varghese A., Mouradi R., Sabanegh E. e Sharma R. "Effects of Radiofrequency Electromagnetic Waves (RF-EMW) from Cellular Phones on Human Ejaculated Semen: An in Vitro Pilot Study". *Fertility and Sterility*. Vol. 92, nº 4. (Outubro de 2009): 1318–1325. doi: 10.1016/j. fertnstert.2008.08.022.

112. Li D.K., Yan B., Li Z., Gao E., Miiao M., Gong D., Weng X., Ferber J.R. e Yuan W. "Exposure to Magnetic Fields and the Risk of Poor Sperm Quality". *Reproductive Toxicology*. Vol. 29, nº 1. (Janeiro de 2010): 86–92. doi: 10.1016/j. reprotox.2009.09.004.

113. Kesari K.K., Agarwal A e Henkel R. "Radiations and Male Fertility." *Reproductive Biology and Endocrinology*. Vol. 16, nº 1. (9 de dezembro de 2018): 118. doi: 10.1186/ s12958-018-0431-1.

114. Adams J.A., Galloway T.S., Mondal D., Esteves S.C. e Mathews M. "Effect of Mobile Telephones on Sperm Quality: A Systematic Review and Meta-Analysis". *Environment International*. Vol. 70. (Setembro de 2014): 106-112. doi: 10.1016/j. envint.2014.04.015. La Vignera S., Condorelli R.A., Vicari E., D'Agata R. e Calogero A.E. "Effects of the Exposure to Mobile Phones on Male Reproduction: A Review of the Literature". *Journal of Andrology*. Vol. 33, nº 3. (Maio–Junho de 2012): 350–6. doi: 10.2164/ jandrol.111.014373. Desai N.R., Kesari K.K. e Agarwal A. "Pathophysiology of Cell Phone Radiation: Oxidative Stress and Carcinogenesis with Focus on Male Reproductive System". *Reproductive Biology and Endocrinology*. Vol. 7. (22 de outubro de 2009): 114. doi: 10.1186/1477-7827-7-114. Dama M.S. e Bhat M.N. "Mobile Phones Affect Multiple Sperm Quality Traits: A Meta-Analysis." *F1000 Research*. Vol. 2. (12 de fevereiro de 2013): 40. doi: 10.12688/ f1000research.2-40.v1. Liu K., Li Y., Zhang G., Liu J., Cao J., Ao L. e Zhang S. "Association between Mobile Phone Use and Semen Quality: A Systemic Review and Meta-Analysis". *Andrology*. Vol. 2. (2014): 491–501. doi: 10.1111/j.2047-2927.2014.00205.x.Houston B., Nixon B., King B., De Iuliis G. e Aitken R. "The Effects of Radiofrequency Electromagnetic Radiation on Sperm Function". *Reproduction*. Vol. 152, nº 6. (2016): R263-R276. doi: 10.1530/REP-16-0126. La Vignera S., Condorelli R.A., Vicari E., D'Agata R. e Calogero A.E. "Effects of the Exposure to Mobile Phones on Male Reproduction: A Review of the Literature". *Journal of Andrology*. Vol. 33, nº 3. (Maio–Junho de 2012): 350–6. doi: 10.2164/ jandrol.111.014373.

Notas

115. Santini S.J., Cordone V., Falone S., Mijit M., Tatone C., Amicarelli F. e Di Emidio G. "Role of Mitochondria in the Oxidative Stress Induced by Electromagnetic Fields: Focus on Reproductive Systems". *Oxidative Medicine and Cellular Longevity*. Vol. 2018, nº 3. (Novembro de 2018): article ID 5076271. doi: 10.1155/2018/5076271.
116. Kesari K.K. e Behari J. "Evidence for Mobile Phone Radiation Exposure Effects on Reproductive Pattern of Male Rats: Role of ROS". *Electromagnetic Biology and Medicine*. Vol. 31, nº 3. (Setembro de 2012): 213–22. doi: 10.3109/15368378.2012.700292.
117. Meena R., Kumari K., Kumar J., Rajamani P,. Verma H.N. e Kesari K.K. "Therapeutic Approaches of Melatonin in Microwave Radiations-Induced Oxidative StressMediated Toxicity on Male Fertility Pattern of Wistar Rats". *Electromagnetic Biology and Medicine*. Vol. 33, nº 2. (Junho de 2014): 81–91.
118. Simon Khalaf e Lali Kesiraju. "U.S. Consumers Time-Spent on Mobile Crosses 5 Hours a Day". *Flurry Analytics Blog*. 2 de março de 2017. <https://www.flurry.com/blog/post/157921590345/us-consumers-time-spent-on-mobile-crosses-5>.
119. Xu Y.Q., Li B.H. e Cheng H.M. "High-Frequency Electromagnetic Field Exposure on Reproductive and Endocrine Functions of Female Workers". [Artigo em chinês]. *Zhonghua Lao Dong Wei Sheng Zhi Ye Bing Za Zhi (Chinese Journal of Industrial Hygiene and Occupational Diseases)*. Vol. 26, nº 6. (2008): 332–5.
120. Wojsiat J., Korczyński J., Borowiecka M. e Żbikowska H.M. "The Role of Oxidative Stress in Female Infertility and in Vitro Fertilization". [Artigo em polonês]. *Postepy Higieny i Medycyny Doswiadczalnej*. Vol. 71. (9 de maio de 2017): 359–366.
121. Gul A., Çelebi H. e Uğraş S. "The Effects of Microwave Emitted by Cellular Phones on Ovarian Follicles in Rats". *Archives of Gynecology and Obstetrics*. Vol. 280. (Novembro de 2009): 729–33. doi: 10.1007/s00404-009-0972-9.
122. Augner C. e Hacker G.W. "Are People Living Next to Mobile Phone Base Stations More Strained? Relationship of Health Concerns, Self-Estimated Distance to Base Station, and Psychological Parameters". *Indian Journal of Occupational and Environmental Medicine*. Vol. 13, nº 3. (2009): 141–5. doi: 10.4103/0019-5278.58918. Augner C., Hacker G.W., Oberfeld G., Florian M., Hitzl W., Hutter J. e Pauser G. "Effects of Exposure to GSM Mobile Phone Base Station Signals on Salivary Cortisol, Alpha-Amylase, and Immunoglobulin A". *Biomedical and Environmental Sciences*. Vol. 23, nº 3. (Junho de 2010): 199–207. doi: 10.1016/S0895-3988(10)60053-0.
123. Mary Brophy Marcus. "Stress May Diminish a Woman's Fertility, Study Suggests". HealthDay. 24 de março de 2014. Lynch C.D., Sundaram R., Maisog J.M., Sweeney A.M. e Buck Louis G.M. "Preconception Stress Increases the Risk of Infertility: Results from a CoupleBased Prospective Cohort Study — the LIFE Study". *Human Reproductive*. Vol. 29, nº 5. (Maio de 2014): 1067–75. doi: 10.1093/humrep/deu032.
124. Li D-K., Chen H., Ferber J.R., Odouli R. e Quesenberry C. "Exposure to Magnetic Field Non-Ionizing Radiation and the Risk of Miscarriage: A Prospective Cohort Study". *Scientific Reports*. Vol. 7, nº 1. (2017): 17541. doi: 10.1038/s41598-01716623-8.

125. Li D-K, Odouli R., Wi S., Janevic T., Golditch I., Bracken T.D., Senior R., Rankin R. e Iriye R. "A Population-Based Prospective Cohort Study of Personal Exposure to Magnetic Fields During Pregnancy and the Risk of Miscarriage". *Epidemiology*. Vol. 13, n° 1. (Janeiro de 2002): 9–20. Lee G.M., Neutra R.R., Hristova L., Yost M. e Hiatt R.A. "A Nested Case-Control Study of Residential and Personal Magnetic Field Measures and Miscarriages" *Epidemiology*. Vol. 13, n° 1. (Janeiro de 2002): 21–31

126. Chen H., Qu Z. e Liu W. "Effects of Simulated Mobile Phone Electromagnetic Radiation on Fertilization and Embryo Development". *Fetal and Pediatric Pathology*. Vol. 36, n° 2. (Abril de 2017): 123–9. doi: 10.1080/15513815.2016.1261974.

Capítulo 6: Como Reparar o Dano Causado Pelos CEMs?

1. Hopp A.K., Grüter P. e Hottiger M.O. "Regulation of Glucose Metabolism by NAD+ and ADP-Ribosylation". *Cells*. Vol. 8, n° 8. (Agosto de 2019): 890. doi: 10.3390/ cells8080890.

2. Virág L. e Szabo C. "The Therapeutic Potential of Poly(ADP-ribose) Polymerase Inhibitors". *Pharmacological Reviews*. Vol. 54, n°3. (Setembro de 2002): 375–429.

3. Shall S. e de Murcia G. "Poly(ADP-ribose) Polymerase-1: What Have We Learned from the Deficient Mouse Model?" *Mutation Research*. Vol. 460, n° 1. (30 de junho de 2000): 1–15.

4. Alemasova E.E. e Lavrik O.I. "Poly(ADP-ribosyl)ation by PARP1: Reaction Mechanism and Regulatory Proteins". *Nucleic Acids Research*. Vol. 47, n° 8. (25 de fevereiro de 2019): 3811–3827. doi: 10.1093/nar/gkz120.

5. Schraufstatter I.U., Hinshaw D.B., Hyslop P.A., Spragg R.G. e Cochrane C.G. "Oxidant Injury of Cells. DNA Strand-Breaks Activate Polyadenosine Diphosphate-Ribose Polymerase and Lead to Depletion of Nicotinamide Adenine Dinucleotide". *Journal of Clinical Investigation*. Vol. 77, n° 4. (1 de abril de 1986): 1312–1320. doi: 10.1172/JCI112436.

6. Bai P. "PARP-1 Inhibition Increases Mitochondrial Metabolism through SIRT1 Activation". *Cell Metabolism*. Vol. 13, n° 4. (6 de abril de 2011): 461–46.

7. Pirinen E., Cantó C., Jo Y.S., Morato L., Zhang H., Menzies K.J., Williams E.G., Mouchiroud L., Moullan N., Hagberg C., Li W., Timmers S., Imhof R., Verbeek J., Pujol A., van Loon B., Viscomi C., Zeviani M., Schrauwen P., Sauve A.A., Schoonjans K. e Auwerx J. "Pharmacological Inhibition of Poly(ADP-Ribose) Polymerases Improves Fitness and Mitochondrial Function in Skeletal Muscle Cell Metabolism". Vol. 19, n° 6. (3 de junho de 2014): 1034–41. doi: 10.1016/j. cmet.2014.04.002.

8. Massudi H., Grant R., Braidy N., Guest J., Farnsworth B. e Guillemin G.J. "AgeAssociated Changes in Oxidative Stress and NAD+ Metabolism in Human Tissue". *PLoS One*. Vol. 7, n° 7. (2012): e42357.

9. Braidy N., Guillemin G.J., Mansour H., Chan-Ling T., Poljak A. e Grant R. "Age Related Changes in NAD+ Metabolism, Oxidative Stress, and Sirt1 Activity in Wistar Rats". *PLoS One*. Vol. 6, n° 4. (26 de abril de 2011): e19194.

10. Makvandi M., Sellmyer M.A. e Mach R.H. "Inflammation and DNA Damage: Probing Pathways to Cancer and Neurodegeneration". *Drug Discovery Today: Technologies*. Vol. 25. (Novembro de 2017): 37–43. doi: 10.1016/j.ddtec.2017.11.001.

11. Berger, F. "The New Life of a Centenarian: Signalling Functions of NAD(P)". *Trends in Biochemical Sciences*. Vol. 29, n° 3. (2004): 111–118. doi: 10.1016/j. tibs.2004.01.007.

12. Warburg O. e Pyridine CW. "Pyridine, the Hydrogen Transfusing Component of Fermentative Enzymes". *Helvetica Chimica Acta*. Vol. 19. (1936): 79–88.

Notas

13. Sinclair D.A. e Guarente L. "Unlocking the Secrets of Longevity Genes". *Scientific American*. Vol. 294, no. 3. (Março de 2006): 48–51, 54–7.

14. Romani M. "Niacin: An Old Lipid Drug in a New NAD+ Dress". *Journal of Lipid Research*. Vol. 60, nº 4. (Abril de 2019): 741–746. doi: 10.1194/jlr.S092007.

15. Braidy N., Berg J., Clement J., Khorshidi F., Poliak A., Javasena T., Grant R. e Sachdev P. "Role of NAD+ and Related Precursors as Therapeutic Targets for Age-Related Degenerative Diseases: Rationale, Biochemistry, Pharmacokinetics, and Outcomes". *Antioxidants & Redox Signal*. Vol. 30, nº 2. (10 de janeiro de 2019): 251– 294. doi: 10.1089/ars.2017.7269.

16. Ansari H.R. e Raghava G.P. "Identification of NAD Interacting Residues in Proteins". *BMC Bioinformatics*. Vol. 11. (30 de março de 2010): 160.

17. Placzek S., Schomburg I., Chang A., Jeske L., Ulbrich M., Tillack J e Schomburg D. "BRENDA in 2017: New Perspectives and New Tools in BRENDA." *Nucleic Acids Research*. Vol. 45. (4 de janeiro de 2017): D380–D388.

18. Conze D., Brenner C. e Kruger C.L. "Safety and Metabolism of Long-Term Administration of NIAGEN (Nicotinamide Riboside Chloride) in a Randomized, Double-Blind, Placebo-Controlled Clinical Trial of Healthy Overweight Adults". *Scientific Reports*. Vol. 9, nº 1. (5 de julho de 2019): 9772. doi: 10.1038/s41598-01946120-z.

19. Canto C., Menzies K.J. e Auwerx J. "NAD(+) Metabolism and the Control of Energy Homeostasis: A Balancing Act Between Mitochondria and the Nucleus". *Cellular Metabolism*. Vol. 22. (2015): 31–53.

20. Won S.J., Choi B.Y., Yoo B.H., Sohn M., Ying W., Swanson R. e Suh S.W. "Prevention of Traumatic Brain Injury Induced Neuron Death by Intranasal Delivery of NAD+". *Journal of Neurotrauma*. Vol. 29, nº 7. (1 de maio de 2012): 1401–1409.

21. Zhang M. e Ying W. "NAD Deficiency Is a Common Central Pathological Factor of a Number of Diseases and Aging: Mechanisms and Therapeutic Implications". *Antioxidants & Redox Signaling*. (7 de fevereiro de 2018.)

22. Hosseini L., Vafaee M.S., Mahmoudi J. e Badalzadeh R. "Nicotinamide Adenine Dinucleotide Emerges as a Therapeutic Target in Aging and Ischemic Conditions". *Biogerontology*. (5 de março de 2019). doi: 10.1007/s10522-019-09805.

23. Csiszar A., Tarantini S., Yabluchanskiy A., Balasubramanian P., Kiss T., Farkas E., Baur J.A. e Ungvari Z.I. "Role of Endothelial NAD+ Deficiency in Age-Related Vascular Dysfunction". *American Journal of Physiology-Heart and Circulatory Physiology*. (2019). doi: 10.1152/ajpheart.00039.2019.

24. Poulos L.H. e Poulos T.L. "Structure-Function Studies on Nitric Oxide Synthases." *Journal of Inorganic Biochemistry*. Vol. 99, nº 1. (Janeiro de 2005): 293–305.

25. Bradshaw P. "Cytoplasmic and Mitochondrial NADPH-Coupled Redox Systems in the Regulation of Aging". *Nutrients*. Vol. 11, nº 3. (27 de fevereiro de 2019): 504. doi: 10.3390/nu11030504.

26. Placzek S., Schomburg I., Chang A., Jeske .L, Ulbrich M, Tillack J. e Schomburg D. "BRENDA in 2017: New Perspectives and New Tools in BRENDA". *Nucleic Acids Research*. Vol. 45. (4 de janeiro de 2017): D380–D388.

27. Curtis W., Kemper M.L., Miller A.L., Pawlosky R., King M.T. e Veech R.L. "Mitigation of Damage from Reactive Oxygen Species and Ionizing Radiation by Ketone Body Esters". In *Ketogenic Diet and Metabolic Therapies: Expanded Roles in Health and Disease*. (Masino SA, ed.). Oxford University Press, Oxford. 2017. Páginas 254–270.
28. Harman D. "Free Radical Theory of Aging: An Update: Increasing the Functional Life Span". *Annals of the New York Academy of Sciences*. Vol. 1067. (Maio de 2006): 10–21.
29. LaBaron T.W., Laher I., Kura B. e Slezak J. "Hydrogen Gas: From Clinical Medicine to an Emerging Ergogenic Molecule for Sports Athletes". *Canadian Journal of Physiology and Pharmacology*. (10 de abril de 2019.) doi: 10.1139/cjpp-2019-0067.
30. Selman C., McLaren J.S., Meyer C., Duncan J.S., Redman P., Collins A.R., Duthie G.G. e Speakman J.R. "Life-Long Vitamin C Supplementation in Combination with Cold Exposure Does Not Affect Oxidative Damage or Lifespan in Mice, but Decreases Expression of Antioxidant Protection Genes". *Mechanisms of Ageing and Development*. Vol. 127, n° 12. (Dezembro de 2006): 897–904.
31. Ernst I.M., Pallauf K., Bendall J.K., Paulsen L., Nikolai S., Huebbe P., Roeder T. e Rimbach G. "Vitamin E Supplementation and Lifespan in Model Organisms". *Ageing Research Reviews*. Vol. 12, n° 1. (Janeiro de 2013): 365–375. doi: 10.1016/j.arr.2012.10.002.
32. Bradshaw P. "Cytoplasmic and Mitochondrial NADPH-Coupled Redox Systems in the Regulation of Aging". *Nutrients*. Vol. 11, n° 3. (27 de fevereiro de 2019): 504. doi: 10.3390/nu11030504.
33. Zhu X.H., Lu M., Lee B.Y., Ugurbil K. e Chen W. "In Vivo NAD Assay Reveals the Intracellular NAD Contents and Redox State in Healthy Human Brain and Their Age Dependences". *Proceedings of the National Academy of Sciences of the United States of America*. Vol. 112, n° 9. (3 de março de 2015): 2876–2881.
34. Pollak N., Dolle C. e Ziegler M. "The Power to Reduce: Pyridine Nucleotides — Small Molecules with a Multitude of Functions". *Biochemistry Journal*. Vol. 402. (1° de março de 2007): 205–218. doi: 10.1042/BJ20061638.
35. Panday A., Sahoo M.K., Osorio D. e Batra S. "NADPH Oxidases: An Overview from Structure to Innate Immunity-Associated Pathologies". *Cellular & Molecular Immunology*. Vol. 12, n° 1. (12 de janeiro de 2015): 5–23. doi: 10.1038/cmi.2014.89.
36. Brandes R.P. e Kreuzer J. "Vascular NADPH Oxidases: Molecular Mechanisms of Activation". *Cardiovascular Research*. Vol. 65, n° 1. (1° de janeiro de 2005): 16–27.
37. Bradshaw P. "Cytoplasmic and Mitochondrial NADPH-Coupled Redox Systems in the Regulation of Aging". *Nutrients*. Vol. 11, n° 3. (27 de fevereiro de 2019): 504. doi: 10.3390/nu11030504.
38. Pacher P., Beckman J.S. e Liaudet L. "Nitric Oxide and Peroxynitrite in Health and Disease", *Physiological Reviews*. Vol. 87, n° 1. (Janeiro de 2007): 315–424.
39. Slezák J., Kura B., Frimmel K., Zálešák M., Ravingerová T., Viczenczová C, Okruhlicová L'. e Tribulová N. "Preventive and Therapeutic Application of Molecular Hydrogen in Situations with Excessive Production of Free Radicals". *Physiological Research*. Vol. 65, n° 1. (19 de setembro de 2016): S11-S28.
40. Ohta S. "Molecular Hydrogen as a Novel Antioxidant: Overview of the Advantages of Hydrogen for Medical Applications". *Methods in Enzymology*. Vol. 555. (2015): 289–317. doi: 10.1016/bs.mie.2014.11.038.

41. Zhai X., Chen X., Ohta S. e Sun X. "Review and Prospect of the Biomedical Effects of Hydrogen". *Medical Gas Research*. Vol. 4, nº 1. (2014): 19. doi: 10.1186/ s13618-014-0019-6.

42. Gao Q., Song H., Wang X.T., Liang Y., Xi Y.J., Gao Y., Guo Q.J., LeBaron T., Luo Y.X., Li S.C., Yin X., Shi H.S. e Ma Y.X. "Molecular Hydrogen Increases Resilience to Stress in Mice". *Scientific Reports*. Vol. 7, nº 1. (2017): 9625. doi: 10.1038/s41598-01710362-6.

43. Sato Y., Kajiyama S., Amano A., Kondo Y., Sasaki T., Handa S., Takahashi R., Fukui M., Hasegawa G., Nakamura N., Fujinawa H., Mori T., Ohta M., Obayashi H. Maruyama N. e Ishigami A. "Hydrogen-Rich Pure Water Prevents Superoxide Formation in Brain Slices of Vitamin C-Depleted SMP30/GNL Knockout Mice". *Biochemical and Biophysical Research and Communications*. Vol. 375, nº 3. (24 de outubro de 2008): 346–350. doi: 10.1016/j.bbrc.2008.08.020.

44. LeBaron T.W., Laher I., Kura B. e Slezak J. "Hydrogen Gas: From Clinical Medicine to an Emerging Ergogenic Molecule for Sports Athletes". *Canadian Journal of Physiology and Pharmacology*. Vol. 97, nº 9. (Setembro de 2019): 797–807. doi: 10.1139/cjpp-2019-0067.

45. Kang K.M., Kang Y.N., Choi I.B., Gu Y., Kawamura T., Toyoda Y. e Nakao A. "Effects of Drinking Hydrogen-Rich Water on the Quality of Life of Patients Treated with Radiotherapy for Liver Tumors". *Medical Gas Research*. 7 de junho de 2011; 1 (1): 11. doi: 10.1186/2045-9912-1-11.

46. Yang Q., Ji G., Pan R., Zhao Y. e Yan P. "Protective Effect of Hydrogen-Rich Water on Liver Function of Colorectal Cancer Patients Treated with mFOLFOX6 Chemotherapy". *Molecular and Clinical Oncology*. Vol. 7, nº 5. (Novembro de 2017): 891–896. doi: 10.3892/mco.2017.1409.

47. Batra V. e Kislay B. "Mitigation of Gamma-Radiation Induced Abasic Sites in Genomic DNA by Dietary Nicotinamide Supplementation: Metabolic UpRegulation of NAD+ Biosynthesis". *Mutation Research/Fundamental and Molecular Mechanisms of Mutagenesis*. Vol. 749, nº 1–2. (2013): 28–38. Braidy N., Guillemin G.J., Mansour H., Chan-Ling T., Poljak A e Grant R. "Age Related Changes in NAD+ Metabolism Oxidative Stress and Sirt1 Activity in Wistar Rats". *PLoS One*. Vol. 6, nº 4. (26 abril de 2011): e19194.

48. Sheng C., Chen H., Wang B., Liu T., Hong Y., Shao J., He X., Ma Y., Nie H., Liu N., Xia W. e Ying W. "NAD+ Administration Significantly Attenuates Synchrotron Radiation X-Ray-Induced DNA Damage and Structural Alterations of Rodent Testes". *International Journal of Physiology, Pathophysiology and Pharmacology*. Vol. 4, nº 1. (2012): 1–9.

49. Ma Y., Nie H., Sheng C., Chen H., Wang B., Liu T., Shao J., He X., Zhang T., Zheng C., Xia W. e Ying W. "Roles of Oxidative Stress in Synchrotron Radiation X-RayInduced Testicular Damage of Rodents". *International Journal of Physiology Pathophysiology and Pharmacology*. Vol. 4, nº 2. (2012): 108–114.

50. Fessel J.P. e Oldham W. "Pyridine Dinucleotides from Molecules to Man." *Antioxidants & Redox Signaling*. Vol. 28, nº 3. (20 de janeiro de 2018): 180–212.

51. Rajman L., Chwalek K. e Sinclair D.A. "Therapeutic Potential of NAD-Boosting Molecules: The in Vivo Evidence". *Cellular Metabolism*. Vol. 27, nº 3. (6 de março de 2018): 529–547.

52. Erdelyi K., Bakondi E., Gergely P., Szabó C. e Virág L. "Pathophysiologic Role of Oxidative Stress-Induced Poly(ADP-ribose) Polymerase-1 Activation: Focus on Cell Death and Transcriptional Regulation". *Cellular and Molecular Life Sciences*. Vol. 62, nº 7–8. (Abril de 2005): 751–759.

53. Clement J, Wong M., Poljak A., Sachdev P. e Braidy N. "The Plasma NAD+ Metabolome Is Dysregulated in 'Normal' Aging". *Rejuvenation Research*. Vol. 22, nº 2. (Abril de 2019): 121–130. doi: 10.1089/rej.2018.2077.

54. Laliotis G.P., BizelisI e Rogdakis R. "Comparative Approach of the de novo Fatty Acid Synthesis (Lipogenesis) between Ruminant and Non Ruminant Mammalian Species: From Biochemical Level to the Main Regulatory Lipogenic Genes". *Current Genomics*. Vol. 11, nº 3. (Maio de 2010): 168–183. doi: 10.2174/138920210791110960.

55. Fang E.F., Lautrup S., Hou Y., Demarest T.G,. Croteau D.L., Mattson M.P. e Bohr V.A. "NAD(+) in Aging: Molecular Mechanisms and Translational Implications". *Trends in Molecular Medicine*. Vol. 23, nº 10. (Outubro de 2017): 899–916. doi: 10.1016/j.molmed.2017.08.001.

56. Katsyuba E. e Auwerx J. "Modulating NAD(+) Metabolism, from Bench to Bedside." *EMBO Journal*. Vol. 36, nº 18. (15 de setembro de 2017): 2670–2683. doi: 10.15252/embj.201797135.

57. Rajman L., Chwalek K. e Sinclair DA. "Therapeutic Potential of NAD-Boosting Molecules: The in vivo Evidence". *Cellular Metabolism*. Vol. 27, nº 3. (6 de março de 2018): 529–547.

58. Yoshino J., Baur J.A. e Ima S.I. "NAD(+) Intermediates: The Biology and Therapeutic Potential of NMN and NR". *Cellular Metabolism*. Vol. 27, nº 3. (6 de março de 2018): 513–528.

59. Grant R.S. e Kapoor V. "Murine Glial Cells Regenerate NAD, After Peroxide-Induced Depletion, Using Either Nicotinic Acid, Nicotinamide, or Quinolinic Acid as Substrates". *Journal of Neurochemistry*. Vol. 70, nº 4. (Abril de 1998): 1759–1763.

60. Elvehjem C.A., Madden R.J., Strong F.M. e Woolley D.W. "The Isolation and Identification of the Anti-Black Tongue Factor". *Nutrition Reviews*. Vol. 32, nº 2. (Fevereiro de 1974): 48–50.

61. Mannar V, Hurrell R. (Orgs.). Food Fortification in a Globalized World. London: Academic Press/Elsevier, 2017.

62. Kirkland J.B.. "Niacin Status and Treatment-Related Leukemogenesis". *Molecular Cancer Therapeutics*. Vol. 8, nº 4. (Abril de 2009): 725–732.

63. Kirkland J.B. "Niacin Status Impacts Chromatin Structure". *Journal of Nutrition*. Vol. 139, nº 12. (Dezembro de 2009): 2397–2401.

64. Kirkland J.B. "Niacin Status and Genomic Instability in Bone Marrow Cells; Mechanisms Favoring the Progression of Leukemogenesis". *Subcellular Biochemistry*. Vol. 56. (2012): 21–3.

65. Kirkland J.B. "Niacin Requirements for Genomic Stability". *Mutation Research*. Vol. 733, nº 1–2. (1 de maio de 2012): 14–20.

66. Menon R.M., Gonzalez M.A., Adams M.H., Tolbert D.S., Leu J.H. e Cefali E.A. "Effect of the Rate of Niacin Administration on the Plasma and Urine Pharmacokinetics of Niacin and Its Metabolites". *Journal of Clinical Pharmacology*. Vol. 47, nº 6. (Junho de 2007): 681–68.

67. Peled T. "Nicotinamide, a SIRT1 Inhibitor, Inhibits Differentiation and Facilitates Expansion of Hematopoietic Progenitor Cells with Enhanced Bone Marrow Homing and Engraftment". *Experimental Hematology*. Vol. 40, nº 4. (Abril de 2012): 342–55.

68. Gaikwad A., Long D.J. 2nd, Stringer J.L. e Jaiswal A.K. "In Vivo Role of NAD(P) H:Quinone Oxidoreductase 1 (NQO1) in the Regulation of Intracellular Redox State and Accumulation of Abdominal Adipose Tissue". *Journal of Biological Chemistry.* Vol. 276, n° 25. (22 de junho de 2001); 22559–64.
69. Yaku K., Okabe K. e Nakagawa T. "NAD Metabolism: Implications in Aging and Longevity". *Ageing Research Reviews.* Vol. 47. (Novembro de 2018): 11–7. doi: 10.1016/j.arr.2018.05.006.
70. Müller F. "Flavin Radicals: Chemistry and Biochemistry". *Free Radical Biology and Medicine.* Vol. 3, n° 3. (1987): 215–30.
71. Garber K. "Biochemistry: A Radical Treatment". *Nature.* Vol. 489. (2012) S4–6.
72. Mathew S.T., Bergström P. e Hammarsten O. "Repeated Nrf2 Stimulation Using Sulforaphane Protects Fibroblasts from Ionizing Radiation". *Toxicology and Applied Pharmacology.* Vol. 276, n° 3. (Maio de 2014): 188–194.
73. Reisman S.A., Lee C.Y., Meyer C.J., Proksch J.W., Sonis S.T. e Ward KW. "Topical Application of the Synthetic Triterpenoid RTA 408 Protects Mice from RadiationInduced Dermatitis". *Radiation Research.* Vol. 181, n° 5. (Maio de 2014): 512–520.
74. Iranshahy M., Iranshahi M., Abtahi S.R. e Karimi G. "The Role of Nuclear Factor Erythroid 2-Related Factor 2 in Hepatoprotective Activity of Natural Products: A Review". *Food and Chemical Toxicology.* Vol. 120. (Outubro de 2018): 261–276. doi: 10.1016/j.fct.2018.07.024.
75. O'Connell M.A. e Hayes J.D. "The Keap1/Nrf2 Pathway in Health and Disease: From the Bench to the Clinic". *Biochemical Society Transactions.* Vol. 43. (2015): 687–689.
76. Marik P.E., Khangoora V., Rivera R., Hooper M.H. e Catravas J. "Hydrocortisone, Vitamin C, and Thiamine for the Treatment of Severe Sepsis and Septic Shock: A Retrospective Before-After Study". *Chest.* Vol. 151, n° 6. (Junho de 2017): 1229–1238. doi: 10.1016/j.chest.2016.11.036.
77. Hershey T.B. e Kahn J.M. "State Sepsis Mandates — A New Era for Regulation of Hospital Quality." *New England Journal of Medicine.* Vol. 376, n° 24. (15 de junho de 2017): 2311–2313. doi: 10.1056/NEJMp1611928.
78. Shin T.G., Kim Y.J., Ryoo S.M., Hwang S.Y., Jo I.J., Chung S.P., Choi S.H., Suh G.J. e Kim W.Y. "Early Vitamin C and Thiamine Administration to Patients with Septic Shock in Emergency Departments: Propensity Score-Based Analysis of a Before-and-After Cohort Study". *Journal of Clinical Medicine.* Vol. 8, n° 1. (16 de janeiro de 2019): E102. doi: 10.3390/jcm8010102.
79. Balakrishnan M., Gandhi H., Shah K., Pandya H., Patel R., Keshwani S. e Yadav N. "Hydrocortisone, Vitamin C and Thiamine for the Treatment of Sepsis and Septic Shock Following Cardiac Surgery". *Indian Journal of Anaesthesia.* Vol. 62, n° 12. (Dezembro de 2018): 934-939. doi: 10.4103/ija.IJA_361_18.
80. Marik P.E. "Hydrocortisone, Ascorbic Acid and Thiamine (HAT Therapy) for the Treatment of Sepsis. Focus on Ascorbic Acid". *Nutrients.* Vol. 10, n° 11. (14 de novembro de 2018): E1762. doi: 10.3390/nu10111762.
81. Moskowitz A., Andersen L.W., Huang D.T., Berg K.M., Grossestreuer A.V., Marik P.E., Sherwin R.L., Hou P.C., Becker L.B., Cocchi M.N., Doshi P., Gong J., Sen A. e Donnino M.W. "Ascorbic Acid, Corticosteroids, and Thiamine in Sepsis: A Review of the Biologic Rationale and the Present State of Clinical Evaluation". *Critical Care.* Vol. 22, n° 1. (29 de outubro de 2018): 283. doi: 10.1186/s13054-018-2217-4.

82. Surh Y.J., Kundu J.K. e Na HK. "Nrf2 as a Master Redox Switch in Turning on the Cellular Signaling Involved in the Induction of Cytoprotective Genes by Some Chemopreventive Phytochemicals". *Planta Medica*. Vol. 74, nº 13. (Outubro de 2008): 1526–39.

83. Nakagawa F., Morino K., Ugi S., Ishikado A., Kondo K., Sato D., Konno S., Nemoto K., Kusunoki C., Sekine O., Sunagawa A., Kawamura M., Inoue N., Nishio Y. e Maegawa H. "4-Hydroxy Hexenal Derived from Dietary n-3 Polyunsaturated Fatty Acids Induces Anti-Oxidative Enzyme Heme Oxygenase-1 in Multiple Organs". *Biochemical and Biophysical Research Communications*. Vol. 443, nº 3. (2014): 991–996.

84. Kumar H., Kim I.S., More S.V., Kim B.W. e Choi D.K. "Natural Product-Derived Pharmacological Modulators of Nrf2/ARE Pathway for Chronic Diseases". *Natural Products Reports*. Vol. 31, no. 1. (Janeiro de 2014): 109–139.

85. Lewis K.N., Mele J., Hayes J.D. e Buffenstein R. "Nrf2, a Guardian of Healthspan and Gatekeeper of Species Longevity". *Integrative and Comparative Biology*. Vol. 50, nº 5. (Novembro de 2010): 829–843.

86. Kapeta S., Chondrogianni N. e Gonos ES. "Nuclear Erythroid Factor 2-Mediated Proteasome Activation Delays Senescence in Human Fibroblasts". *Journal of Biological Chemistry*. Vol. 285, nº 11. (12 de março de 2010): 8171–8184.

87. Jódar L., Mercken E.M., Ariza J., Younts C., González-Reyes J.A., Alcaín F.J., Burón I., de Cabo R. e Villalba J.M. "Genetic Deletion of Nrf2 Promotes Immortalization and Decreases Life Span of Murine Embryonic Fibroblasts". *Journals of Gerontology. Series A: Biological Sciences and Medical Sciences*. Vol. 66A, nº 3. (Março de 2011): 247–256.

88. Takahashi A., Ohtani N., Yamakoshi K., Iida S., Tahara H., Nakayama K., Nakayama K.I., Ide T., Saya H. e Hara E. "Mitogenic Signalling and the p16INK4a-Rb Pathway Cooperate to Enforce Irreversible Cellular Senescence". *Nature Cell Biology*. Vol. 8, nº 11. (2006): 1291–1297.

89. Gounder S.S., Kannan S., Devadoss D., Miller C.J., Whitehead K.J., Odelberg S.J. Firpo M.A, Paine R. 3rd, Hoidal J.R., Abel E.D. e Rajasekaran NS. "Impaired Transcriptional Activity of Nrf2 in Age-Related Myocardial Oxidative Stress Is Reversible by Moderate Exercise Training". *PLoS One*. Vol. 7, nº 9. (2012): e45697.

90. Pall M.L., Levine S. "Nrf2, a Master Regulator of Detoxification and also Antioxidant, Anti-Inflammatory and Other Cytoprotective Mechanisms, Is Raised by Health Promoting Factors". *Sheng Li Xue Bao (Acta Physiologica Sinica)*. Vol. 67, nº 1. (25 de fevereiro de 2015): 1–18.

91. Pearson K.J., Lewis K.N., Price N.L., Chang J.W., Perez E., Cascajo M.V., Tamashiro K.L., Poosala S., Csiszar A., Ungvari Z., Kensler T.W., Yamamoto M., Egan J.M., Longo D.L., Ingram D.K., Navas P., de Cabo R. "Nrf2 Mediates Cancer Protection but Not Prolongevity Induced by Caloric Restriction". Proceedings of the National Academy of Sciences of the United States of America. Vol. 105, nº 7. (2008): 2325–2330.

92. Bishop N.A., Guarente L. "Two Neurons Mediate Diet-Restriction-Induced Longevity in C. Elegans". *Nature*. Vol. 447, nº 7144. (2007): 545–549.

93. Sykiotis G.P., Habeos I.G., Samuelson A.V. e Bohmann D. "The Role of the Antioxidant and Longevity-Promoting Nrf2 Pathway in Metabolic Regulation". *Current Opinions in Clinical Nutrition and Metabolic Care*. Vol. 14, nº 1. (Janeiro de 2011): 41–48.

94. Martín-Montalvo A., Villalba J.M., Navas P. e de Cabo R. "NRF2, Cancer and Calorie Restriction". *Oncogene*. Vol. 30, nº 5. (3 de fevereiro de 2011): 505–520.

Notas

95. Ungvari Z., Parrado-Fernandez C., Csiszar A., de Cabo R. "Mechanisms Underlying Caloric Restriction and Lifespan Regulation: Implications for Vascular Aging". *Circulation Research*. Vol. 102, n° 5. (14 de março de 2008): 519–528.

96. Lei P., Tian S., Teng C., Huang L., Liu X., Wang J., Zhang Y., Li B. e Shan Y. "Sulforaphane Improves Lipid Metabolism by Enhancing Mitochondrial Function and Biogenesis in Vivo and In Vitro". *Molecular Nutrition & Food Research*. Vol. 63, n° 4. (Fevereiro de 2019): e1800795. doi: 10.1002/ mnfr.201800795.

97. Huang D.D., et al. "Nrf2 Deficiency Exacerbates Frailty and Sarcopenia by Impairing Skeletal Muscle Mitochondrial Biogenesis and Dynamics in an Age-Dependent Manner". *Experimental Gerontology*. Vol. 119. (25 de janeiro de 2019): 617–3. doi: 10.1016/j.exger.2019.01.022.

98. Piechota-Polanczyk A., Kopacz A., Kloska D., Zgrapan B., Neumayer C., GrochotPrzeczek A., Huk I., Brostjan C., Dulak J. e Jozkowicz A."Simvastatin Treatment Upregulates HO-1 in Patients with Abdominal Aortic Aneurysm but Independently of Nrf2". *Oxidative Medicine and Cellular Longevity*. Vol. 2018, n° 28. (Março de 2018.) doi: 10.1155/2018/2028936.

99. Smith R.E., Tran K., Smith C.C., McDonald M., Shejwalkar P. e Hara K. "The Role of the Nrf2/ARE Antioxidant System in Preventing Cardiovascular Diseases". *Oxidative Medicine and Cellular Longevity*. Vol. 4, n° 4. (Dezembro de 2016): 34.

100. Jang H.J., Hong E.M., Kim M., Kim J.H., Jang J., Park S.W., Byun H.W., Koh D.H., Choi M.H., Kae S.H. e Lee J. "Simvastatin Induces Heme Oxygenase-1 via NF-E2-Related Factor 2 (Nrf2) Activation through ERK and PI3K/Akt Pathway in Colon Cancer". *Oncotarget*. Vol. 7, n° 29. (19 de julho de 2016): 46219-46229. doi: 10.18632/oncotarget.10078.

101. Leonardo C.C. e Doré S. "Dietary Flavonoids Are Neuroprotective through Nrf2-Coordinated Induction of Endogenous Cytoprotective Proteins". *Nutritional Neuroscience*. Vol. 14, n° 5. (Setembro de 2011): 226–236. doi: 10.1179/1476830511Y.0000000013.

102. Kumar H., Kim I.S., More S.V., Kim B.W. e Choi D.K. "Natural Product-Derived Pharmacological Modulators of Nrf2/ARE Pathway for Chronic Disease". *Natural Products Reports*. Vol. 31, n° 1. (Janeiro de 2014): 109–139.

103. Baird L. e Dinkova-Kostova AT. "The Cytoprotective Role of the Keap1-Nrf2 Pathway." *Archives of Toxicology*. Vol. 85, n° 4. (Abril de 2011): 241–272.

104. Gao B., Doan A. e Hybertson B.M. "The Clinical Potential of Nrf2 Signaling in Degenerative and Immunological Disorders". *Journal of Clinical Pharmacology*. Vol. 6. (2014): 19–34.

105. Sandberg M., Patil J., D'Angelo B., Weber S.G. e Mallard C. "NRF2-Regulation in Brain Health and Disease: Implication of Cerebral Inflammation". *Neuropharmacology*. Vol. 79. (2014): 298–306. doi: 10.1016/j. neuropharm.2013.11.004.

106. Seo H.A. e Lee I.K. "The Role of Nrf2: Adipocyte Differentiation, Obesity, and Insulin Resistance". *Oxidative Medicine and Cellular Longevity*. Vol. 2013. (2013): 184598.

107. Pedruzzi L.M., Stockler-Pinto M.B., Leite M. Jr. e Mafra D. "Nrf2-keap1 System Versus NF-κB: The Good and the Evil in Chronic Kidney Disease?" *Biochimie*. Vol. 94, n° 12. (Dezembro de 2012): 2461–2466. doi: 10.1016/j.biochi.2012.07.015.

108. Smolarek A.K., So J.Y., Thomas P.E., Lee H.J., Paul S., Dombrowski A., Wang C.X., Saw C.L., Khor T.O., Kong A.N., Reuhl K., Lee M.J., Yang C.S. e SUh N. "Dietary Tocopherols Inhibit Cell Proliferation, Regulate Expression of ERα, PPARγ, and Nrf2, and Decrease Serum Inflammatory Markers During the Development of Mammary Hyperplasia". *Molecular Carcinogenesis*. Vol. 52. (2013): 514–525. doi: 10.1002/ mc.21886.

109. Chen L., Yang R., Qiao W., Zhang W., Chen J., Mao L., Goltzman D. e Miao D. "1,25-Dihydroxyvitamin D Exerts an Antiaging Role by Activation of Nrf2-Antioxidant Signaling and Inactivation of p16/p53-Senescence Signaling". *Aging Cell*. Vol. 18. (24 de março de 2019): e 12951. doi: 10.1111/acel.12951.

110. Chen H., Xie K., Han H., Li Y., Liu L., Yang T. e Yu Y. "Molecular Hydrogen Protects Mice Against Polymicrobial Sepsis by Ameliorating Endothelial Dysfunction via an Nrf2/HO-1 Signaling Pathway". *International Immunopharmacology*. Vol. 28, n° 1. (Setembro de 2015): 643-54.

111. Yu J., Zhang W., Zhang R., Jiang G., Tang H., Ruan X., Ren P. e Lu B. "Molecular Hydrogen Attenuates Hypoxia/Reoxygenation Injury of Intrahepatic Cholangiocytes by Activating Nrf2 Expression". *Toxicology Letters*. Vol. 238, n° 3. (4 de novembro de 2015): 11-9. doi: 10.1016/j.toxlet.2015.08.010.

112. Kawamura T., Wakabayashi N., Shigemura N., Huang C.S., Masutani K., Tanaka Y., Noda K., Peng X., Takahashi T., Billiar T.R., Okumura M., Toyoda Y., Kensler T.W. e Nakao A. "Hydrogen Gas Reduces Hyperoxic Lung Injury via the Nrf2 Pathway in Vivo". *American Journal of Physiology-Lung Cellular and Molecular Physiology*. Vol. 304, n° 10. (15 de maio de 2013): L646-L656. doi: 10.1152/ajplung.00164.2012.

113. Huang C., Wu J., Chen D., Jin J., Wu Y. e Chen Z. "Effects of Sulforaphane in the Central Nervous System." *European Journal of Pharmacology*. Vol. 853. (15 de junho de 2019): 153-168. doi: 10.1016/j.ejphar.2019.03.010.

114. Singh S., Dubey V., Meena A., Siddiqui L., Maruya A.K. e Luqman S. "Rutin Restricts Hydrogen Peroxide-Induced Alterations by Up-Regulating the Redox-System: An in Vitro, in Vivo and in Silico Study". *European Journal of Pharmacology*. Vol. 835. (31 de julho de 2018): 115-125. doi: 10.1016/j.ejphar.2018.07.055.

115. Tian R. "Rutin Ameliorates Diabetic Neuropathy by Lowering Plasma Glucose and Decreasing Oxidative Stress via Nrf2 Signaling Pathway in Rats". *European Journal of Pharmacology*. Vol. 771. (15 de janeiro de 2016): 84-92. doi: 10.1016/j.ejphar.2015.12.021.

116. Chaiprasongsuk A., Onkoksoong T., Pluemsamran T., Limsaengurai S. e Panich U. "Photoprotection by Dietary Phenolics against Melanogenesis through Nrf2Dependent Antioxidant Responses". *Redox Biology*. Vol. 8. (Agosto de 2016): 79-90. doi: 10.1016/j.redox.2015.12.006.

117. Lee Y.J., Lee D.M. e Lee S.H. "Nrf2 Expression and Apoptosis in Quercetin-Treated Malignant Mesothelioma Cells". *Molecules and Cells*. Vol. 38, n° 5. (31 de maio de 2015): 416-425. doi: 10.14348/molcells.2015.2268.

118. Sun G.Y., Chen Z., Jasmer K.J., Chuang D.Y, Gu Z., Hannink M. e Simonyi A. "Quercetin Attenuates Inflammatory Responses in BV-2 Microglial Cells: Role of MAPKs on the Nrf2 Pathway and Induction of Heme Oxygenase-1". *PLoS One*. Vol. 10, n° 10. (27 de outubro de 2015): e0141509. doi: 10.1371/journal.pone.0141509.

119. Jin Y., Huang Z.L., Li L., Yang Y., Wang C.H., Wang Z.T. e Ji LL. "Quercetin Attenuates Toosendanin-Induced Hepatotoxicity through Inducing the Nrf2/GCL/GSH Antioxidant Signaling Pathway". *Acta Pharmacologica Sinica*. Vol. 40, n° 1. (Janeiro de 2019): 75-85. doi: 10.1038/s41401-018-0024-8.

120. Miltonprabu S., Tomczyk M., Skalicka-Wózniak K., Rastrelli L., Daglia M., Nabavi S.F., Alavian S.M. e Nabavi SM. "Hepatoprotective Effect of Quercetin: From Chemistry to Medicine". *Food and Chemical Toxicology*. Vol. 108, Part B. (Outubro de 2017): 365–374. doi: 10.1016/j.fct.2016.08.034.

121. Iranshahy M., Iranshsahi M., Abtahi S.R. e Karimi G. "The Role of Nuclear Factor Erythroid 2-Related Factor 2 in Hepatoprotective Activity of Natural Products: A Review". *Food and Chemical Toxicology*. Vol. 120. (Outubro de 2018): 261–276. doi: 10.1016/j.fct.2018.07.024.

122. Lu C., Zhang F., Xu W., Wu X., Lian N., Jin H., Chen Q., Chen L., Shao J., Wu L., Lu Y. e Zheng S. "Curcumin Attenuates Ethanol-Induced Hepatic Steatosis through Modulating Nrf2/FXR Signaling in Hepatocytes". *IUBMB Life*. Vol. 67, nº 8. (Agosto de 2015): 645–58. doi: 10.1002/iub.1409.

123. Chen B., Zhang Y., Wang Y., Rao J., Jiang X. e Xu Z. "Curcumin Inhibits Proliferation of Breast Cancer Cells through Nrf2-Mediated Down-Regulation of Fen1 Expression". *Journal of Steroid Biochemistry and Molecular Biology*. Vol. 143. (Setembro de 2014): 11–8. doi: 10.1016/j.jsbmb.2014.01.009.

124. Zhang H., Zheng W., Feng X., Yang F., Qin H., Wu S., Hou D.X. e Chen J. "Nrf2–ARE Signaling Acts as Master Pathway for the Cellular Antioxidant Activity of Fisetin". *Molecules*. Vol. 24, nº 4. (2018): 708. doi: 10.3390/molecules24040708.

125. Elshaer M., Chen Y., Wang X.J. e Tang X. "Resveratrol: An Overview of Its AntiCancer Mechanisms". *Life Sciences*. Vol. 207. (15 de agosto de 2018): 340–349. doi: 10.1016/j.lfs.2018.06.028.

126. Cheng L., Jin Z., Zhao R., Ren K., Deng C. e Yu S. "Resveratrol Attenuates Inflammation and Oxidative Stress Induced by Myocardial Ischemia-Reperfusion Injury: Role of Nrf2/ARE Pathway". *International Journal of Clinical and Experimental Medicine*. Vol. 8, nº 7. (2015): 10420–10428.

127. Singh B., Shoulson R., Chatterjee A., Ronghe A., Bhat N.K., Dim D.C. e Bhat HK. "Resveratrol Inhibits Estrogen-Induced Breast Carcinogenesis through Induction of NRF2-Mediated Protective Pathways." *Carcinogenesis*. Vol. 35, nº 8 (Agosto de 2014): 1872– 1880. doi: 10.1093/carcin/bgu120.

128. Kanzaki H., Shinohara F., Itohiya-Kasuya K., Ishikawa M. e Nakamura Y. "Nrf2 Activation Attenuates Both Orthodontic Tooth Movement and Relapse". *Journal of Dental Research*. Vol. 94, nº 6. (Junho de 2015): 787–94. doi: 10.1177/0022034515577814. Kanlaya R., Khamchun S., Kapincharanon C. e Thongboonkerd V. "Protective Epigallocatechin-3-Gallate (EGCG) via Nrf2 Pathway against Oxalate-Induced Epithelial Mesenchymal Transition (EMT) of Renal Tubular Cells". *Scientific Reports*. Vol. 6. (2016): 30233. doi: 10.1038/srep30233.

129. Wang D., Wang Y., Wan X., Yang C.S. e Zhang J. "Green Tea Polyphenol(-)-Epigallocatechin-3-Gallate Triggered Hepatotoxicity in Mice: Responses of Major Antioxidant Enzymes and the Nrf2 Rescue Pathway". *Toxicology and Applied Pharmacology*. Vol. 283, nº 1. (15 de fevereiro de 2015): 65–74. doi: 10.1016/j.taap.2014.12.018.

130. Ibid.

131. Massini L., Rico D., Martin-Diana A.e Barry-Ryan C. "Valorisation of Apple Peels". *European Journal of Food Research & Review*. Vol. 3, nº 1. (2013): 1–15. doi: 10.21427/D7R32T.

132. Shoji T., Akazome Y., Kanda T. e Ikeda M. "The Toxicology and Safety of Apple Polyphenol Extract". *Food and Chemical Toxicology*. Vol. 42, nº 6. (2004): 959– 967.

133. Li Y., Guo C., Yang J., Wei J., Xu J. e Cheng S. "Evaluation of Antioxidant Properties of Pomegranate Peel Extract in Comparison with Pomegranate Pulp Extract". *Food Chemistry*. Vol. 96, nº 2. (2006): 254–260. doi: 10.1016/j. foodchem.2005.02.033.

134. Zhai X. Zhu C., Zhang Y., Sun J., Alim A. e Yang X. "Chemical Characteristics, Antioxidant Capacities and Hepatoprotection of Polysaccharides from Pomegranate Peel". *Carbohydrate Polymers*. Vol. 202. (15 de dezembro de 2018): 461– 469. doi: 10.1016/j.carbpol.2018.09.013.

135. Imperatori F., Barlozzari G., Scardigli A., Romani A., Macri G., Polinori N., Bernin R e Santi L. "Leishmanicidal Activity of Green Tea Leaves and Pomegranate Peel Extracts on *L. infantum*". *Natural Products Research*. (4 de junho de 2018): 1–7. doi: 10.1080/14786419.2018.1481841.

136. Ho C.Y., Cheng Y.T., Chau C.F. e Yen G.C. "Effect of Diallyl Sulfide on in Vitro and in Vivo Nrf2-Mediated Pulmonic Antioxidant Enzyme Expression via Activation ERK/p38 Signaling Pathway". *Journal of Agricultural and Food Chemistry*. Vol. 60. (2012): 100–107. doi: 10.1021/jf203800d.

137. Colín-González A.L., Santana R.A., Silva-Islas C.A., Chánez-Cárdenas M.E., Santamaría A. e Maldonado P.D. "The Antioxidant Mechanisms Underlying the Aged Garlic Extract and S-Allylcysteine-Induced Protection". *Oxidative Medicine and Cellular Longevity*. Vol. 2012, nº 3. (Maio de 2012): 907162. doi: 10.1155/2012/907162.

138. Hsieh T.C., Elangovan S. e Wu J.M. "Differential Suppression of Proliferation in MCF-7 and MDA-MB-231 Breast Cancer Cells Exposed to Alpha-, Gammaand Delta-Tocotrienols Is Accompanied by Altered Expression of Oxidative Stress Modulatory Enzymes". *Anticancer Research*. Vol. 30. (2010): 4169–4176.

139. Sontag T.J. e Parker R.S. "Influence of Major Structural Features of Tocopherols and Tocotrienols on Their Omega-Oxidation by Tocopherol-Omega-Hydroxylase". *Journal of Lipid Research*. Vol. 48, nº 5. (Maio de 2007): 1090–1098.

140. Esatbeyoglu T., Rodriguez-Werner M., Schlösser A., Winterhalter P. e Rimbach G. "Fractionation, Enzyme Inhibitory and Cellular Antioxidant Activity of Bioactives from Purple Sweet Potato (Ipomoea Batatas)". *Food Chemistry*. Vol. 221. (15 de abril de 2017): 447–456. doi: 10.1016/j.foodchem.2016.10.077.

141. Hwang Y.P., Choi J.H., Choi J.M., Chung Y.C. e Jeong H.G. "Protective Mechanisms of Anthocyanins from Purple Sweet Potato Against Tert-Butyl HydroperoxideInduced Hepatotoxicity". *Food and Chemical Toxicology*. Vol. 49, nº 9. (Setembro de 2011): 2081–9. doi: 10.1016/j.fct.2011.05.021.

142. Hwang Y.P., Choi J.H., Yun H.J., Han E.H., Kim H.G., Kim J.Y., Park B.H., Khanal T., Choi J.M., Chung Y.C. e Jeong H.G. "Anthocyanins from Purple Sweet Potato Attenuate Dimethylnitrosamine-Induced Liver Injury in Rats by Inducing Nrf2-Mediated Antioxidant Enzymes and Reducing COX-2 and iNOS Expression". *Food and Chemical Toxicology*. Vol. 49, nº 1. (Janeiro de 2011): 93–9. doi: 10.1016/j. fct.2010.10.002.

143. Wu Q., Wang H.D., Zhang X., Yu Q., Li W., Zhou M.L. e Wang XL."Astaxanthin Activates Nuclear Factor Erythroid-Related Factor 2 and the Antioxidant Responsive Element (Nrf2-ARE) Pathway in the Brain after Subarachnoid Hemorrhage in Rats and Attenuates Early Brain Injury". *Marine Drugs*. Vol. 12, nº 12. (Dezembro de 2014): 6125–6141. doi: 10.3390/md12126125.

144. Saw C.L., Yang A.Y., Guo Y. e Kong A.N. "Astaxanthin and Omega-3 Fatty Acids Individually and in Combination Protect Against Oxidative Stress via the Nrf2ARE Pathway". *Food and Chemical Toxicology*. Vol. 62. (Dezembro de 2013): 869–75. doi: 10.1016/j.fct.2013.10.023.

145. Feng Y., Chu A., Luo Q., Wu M., Shi X. e Chen Y. "The Protective Effect of Astaxanthin on Cognitive Function via Inhibition of Oxidative Stress and Inflammation in the Brains of Chronic T2DM Rats". *Frontiers in Pharmacology*. Vol. 9. (Julho de 2018): 748. doi: 10.3389/fphar.2018.00748.

146. Saito H. "Toxico-Pharmacological Perspective of the Nrf2Keap1 Defense System against Oxidative Stress in Kidney Diseases". *Biochemical Pharmacology*. Vol. 85, n° 7. (Abril de 2013): 865–872. doi: 10.1016/j.bcp.2013.01.006.

147. Pedruzzi L.M., Stockler-Pinto M.B., Leite M. Jr e Mafra D. "Nrf2-keap1 System Versus NF-κB: The Good and the Evil in Chronic Kidney Disease?" *Biochimie*. Vol. 94, n° 12. (Dezembro de 2012): 2461–2466. doi: 10.1016/j.biochi.2012.07.015.

148. Loboda A., Rojczyk-Golebiewska E., Bednarczyk-Cwynar B., Lucjusz Z., Jozkowicz A. e Dulak J. "Targeting nrf2-Mediated Gene Transcription by Triterpenoids and Their Derivatives". *Biomolecules & Therapeutics (Seoul)*. Vol. 20. (2012): 499–505. doi: 10.4062/biomolther.2012.20.6.499.

149. Vomhof-Dekrey E.E. e Picklo M.J. Sr. "The Nrf2-Antioxidant Response Element Pathway: A Target for Regulating Energy Metabolism". *Journal of Nutritional Biochemistry*. Vol. 23, n° 10. (Outubro de 2012): 1201–1206. doi: 10.1016/j.jnutbio.2012.03.005.

150. Liby K.T. e Sporn M.B. "Synthetic Oleanane Triterpenoids: Multifunctional Drugs with a Broad Range of Applications for Prevention and Treatment of Chronic Disease". *Pharmacological Reviews*. Vol. 64, n° 4. (Outubro de 2012): 972–1003. doi: 10.1124/pr.111.004846.

151. Jiang X.Y., Zhu X.S., Xu H.Y., Zhao Z.X., Li S.Y., Li S.Z., Cai J.H. e Cao J.M. "Diallyl Trisulfide Suppresses Tumor Growth through the Attenuation of Nrf2/Akt and Activation of p38/JNK and Potentiates Cisplatin Efficacy in Gastric Cancer Treatment". *Acta Pharmacologica Sinica*. Vol. 38, n° 7. (Julho de 2017): 1048-1058. doi: 10.1038/aps.2016.176.

152. Yang C.M., Huang S.M., Liu C.L. e Hu ML. "Apo-8'-Lycopenal Induces Expression of HO-1 and NQO-1 via the ERK/p38Nrf2-ARE Pathway in Human HepG2 Cells". *Journal of Agricultural and Food Chemistry*. Vol. 60, n° 6. (Fevereiro de 2012): 1576– 1585. doi: 10.1021/jf204451n.

153. Linnewiel K., Ernst H., Caris-Veyrat C., Ben-Dor A., Kampf A., Salman H., Danilenko M., Levy J. e Sharoni Y. "Structure Activity Relationship of Carotenoid Derivatives in Activation of the Electrophile/Antioxidant Response Element Transcription System". *Free Radical Biology & Medicine*. Vol. 47, n° 5. (Setembro de 2009): 659–667.

154. Zhang M., Wang S., Mao L., Leak R.K., Shi Y., Zhang W., Hu X., Sun B., Cao G., Gao Y., Xu Y., Chen J. e Zhang F. "Omega-3 Fatty Acids Protect the Brain against Ischemic Injury by Activating Nrf2 and Upregulating Heme Oxygenase 1". *Journal of Neuroscience*. Vol. 34. (2014): 1903–1915. doi: 10.1016/j. freeradbiomed.2009.06.008.

155. Nakagawa F., Morino K., Ugi S., Ishikado A., Kondo K., Sato D., Konno S., Nemoto K., Kusunoki C., Sekine O., Sunagawa A., Kawamura M., Inoue N., Nishio Y. e Maegawa H. "4-Hydroxy Hexenal Derived from Dietary n-3 Polyunsaturated Fatty Acids Induces Anti-Oxidative Enzyme Heme Oxygenase-1 in Multiple Organs". *Biochemistry and Biophysical Research Communications*. Vol. 43. (2014): 991–996. doi: 10.1016/j.bbrc.2013.12.085.
156. Maher J. e Yamamoto M. "The Rise of Antioxidant Signaling — The Evolution and Hormetic Actions of Nrf2". *Toxicology in Applied Pharmacology*. Vol. 244, n° 1. (Abril de 2010): 4–15.
157. Ahmadi Z. e Ashrafizadeh M. "Melatonin as a Potential Modulator of Nrf2." *Fundamental & Clinical Pharmacology*. (8 de julho de 2019). doi: 10.1111/fcp.12498.
158. Uwitonze A.M. e Razzaque M.S. "Role of Magnesium in Vitamin D Activation and Function". *Journal of the American Osteopathic Association*. Vol. 118, n° 3. (1 de março de 2018): 181–189. doi: 10.7556/jaoa.2018.037.
159. Houston M. "The Role of Magnesium in Hypertension and Cardiovascular Disease". *Journal of Clinical Hypertension (Greenwich)*. Vol. 13, n° 11. (Novembro de 2011): 843–7. doi: 10.1111/j.1751-7176.2011.00538.x.
160. Bertinato J. "Magnesium Deficiency: Prevalence, Assessment, and Physiological Effects". *Handbook of Famine, Starvation, and Nutrient Deprivation*. Dezembro de 2016. doi: 10.1007/978-3-319-40007-5_6-1.
161. Liu G., Weinger J.G., Lu Z.L., Xue F. e Sadeghpour S. "Efficacy and Safety of MMFS-01, a Synapse Density Enhancer, for Treating Cognitive Impairment in Older Adults: A Randomized, Double-Blind, Placebo-Controlled Trial". *Journal of Alzheimer's Disease*. Vol. 49, n° 4. (2016): 971–90.

Capítulo 7: Como Reduzir Sua Exposição aos CEMs

1. Wall S., Wang Z.M., Kendig T., Dobraca D. e Lipsett M. "Real-World Cell Phone Radiofrequency Electromagnetic Field Exposures". *Environmental Research*. Vol. 171. (Abril de 2019): 581–592. doi: 10.1016/j.envres.2018.09.015.
2. Havas M., Illiatovitch M. e Proctor C. "Teacher Student Response to the Removal of Dirty Electricity". Presented at 3rd International Workshop on the Biological Effects of EMFS, 4-8 de outubro de 2004. Kos, Greece. <http://electricalpollution.com/documents/WWcolour.pdf>.
3. Wilkins A., Veitch J. e Lehman B. "LED Lighting Flicker and Potential Health Concerns: IEEE Standard PAR1789 Update". Institute of Electrical and Electronics Engineers. 1 de setembro de 2010. Doi: 10.1109/ECCE.2010.5618050. <https://ece.northeastern.edu/groups/power/lehman/Publications/Pub2010/2010_9_Wilkins.pdf>.
4. David Goldman. "Your Samsung TV Is Eavesdropping on Your Private Conversations". CNN Business. 10 de fevereiro de 2015. <https://money.cnn.com/2015/02/09/technology/security/samsung-smart-tv-privacy/index.html>.
5. Matt Day, Giles Turner e Natalia Drozdiak. "Amazon Workers Are Listening to What You Tell Alexa". Bloomberg. 10 de abril de 2019. <https://www.bloomberg.com/news/articles/2019-04-10/is-anyone-listening-to-you-on-alexa-a-global-team-reviews-audio>.
6. Samuel Burke. "Google Admits Its New Smart Speaker Was Eavesdropping on Users". CNN Business. 12 de outubro de 2017. <https://money.cnn.com/2017/10/11/technology/google-home-mini-security-flaw/index.html>.

7. Davies N. e Griffin D.W. "Effect of Metal-Framed Spectacles on Microwave Radiation Hazards to the Eyes of Humans". *Medical and Biological Engineering and Computing.* Vol. 27, nº 22. (Março de 1989): 191–97.

8. "How Safe Is a Wireless Baby Monitor?" CBS Local 2, postado por EMFAnalysis em 22 de novembro de 2014. <https://www.youtube.com/watch?v=1WONwXP5lvM>.

9. "EMF Radiation Blocked! Smart Meter EMF Radiation Protection". Smart Meter Guard. 24 de janeiro de 2013. <https://www.youtube.com/watch?v=cmS5pVEZHzg>.

Capítulo 8: O Caminho A Seguir

1. Mark Hertsgaard e Mark Dowie. "How Big Wireless Made Us Think That Cell Phones Are Safe: A Special Investigation". *The Nation.* 29 de março de 2018. <https://www.thenation.com/article/how-big-wireless-made-us-think-that-cell-phonesare-safe-a-special-investigation/>.

2. Sarah Ryle. "Insurers Balk at Risk from Phones". *The Guardian.* 10 de abril de 1999. <https://www.theguardian.com/uk/1999/apr/11/sarahryle.theobserver>.

3. "Lloyd's Emerging Risks Team Report". Novembro de 2010, version 2.0. <http://s3.amazonaws.com/eakes-production/file_attachments/25/lloyds_of_london_emf_final_november_2010.pdf>. (De <https://www.joneakes.com/jons-fixitdatabase/2235-lloyds-of-london-bails-out-of-the-cell-phone-health-debate>.)

4. MedSurance A&M Policy Document. U.S. Version 3.2 CFC Underwriting (apoiado pela Lloyd's of London). <http://www.eperils.com/pol/cfc-a&mcmb-v32.pdf>.

5. Disponível no site da empresa, em <https://investor.crowncastle.com/financial-information/annual-reports>.

6. Timothy Schoechle, Ph.D. "Re-Inventing Wires: The Future of Landlines and Networks". The National Institute for Science, Law, and Public Policy. 2008. <http://electromagnetichealth.org/wp-content/uploads/2018/02/ReInventingWires-1-25-18.pdf>.

Apêndice A: Efeitos Prejudiciais do Excesso de Peroxinitrito

1. Pacher P., Beckman J.S. e Liaudet L. "Nitric Oxide and Peroxynitrite in Health and Disease". *Physiological Reviews.* Vol. 87, nº 1. (Janeiro de 2007): 315-424. doi: 10.1152/physrev.00029.2006.

2. Arteel G.E., Briviba K. e Sies H. "Protection Against Peroxynitrite." *FEBS Letters.* Vol. 445, no. 2-3. (1999): 226–230. doi: 10.1016/s0014-5793(99)00073-3.

3. Salvemini D., Doyle T.M. e Cuzzocrea S. "Superoxide, Peroxynitrite and Oxidative/Nitrative Stress in Inflammation". *Biochemical Society Transactions.* Vol. 34, parte 5. (Novembro de 2006): 965-70. doi: 10.1042/BST0340965.

4. Bartesaghi S. e Radi R. "Fundamentals on the Biochemistry of Peroxynitrite and Protein Tyrosine Nitration". *Redox Biology.* Vol. 14. (Abril de 2018): 618–625. doi: 10.1016/j.redox.2017.09.009.

5. Choudhari S., Chaudhary M., Badge S., Gadbail A.R. e Joshi V. "Nitric Oxide and Cancer: A Review". *World Journal of Surgical Oncology.* Vol. 11. (30 de maio de 2013): 118. doi: 10.1186/1477-7819-11-118.

6. Singh I.N., Sullivan P.G. e Hall ED. "Peroxynitrite-Mediated Oxidative Damage to Brain Mitochondria: Protective Effects of Peroxynitrite Scavengers". *Journal of Neuroscience Research.* Vol. 85, nº 10. (1 de agosto de 2007): 2216-2223. doi: 10.1002/jnr.21360.

7. Cai Z. e Yan L.J. "Protein Oxidative Modifications: Beneficial Roles in Disease and Health". *Journal of Biochemical and Pharmacological Research*. Vol. 1, nº 1. (Março de 2013): 15-26.

8. Nita M. e Grzybowski A. "The Role of the Reactive Oxygen Species and Oxidative Stress in the Pathomechanism of the Age-Related Ocular Diseases and Other Pathologies of the Anterior and Posterior Eye Segments in Adults". *Oxidative Medicine and Cellular Longevity*. Vol. 2016. (2016): 3164734. doi: 10.1155/2016/3164734.

9. MacMillan-Crow L.A. e Thompson J.A. "Tyrosine Modifications and Inactivation of Active Site Manganese Superoxide Dismutase Mutant (Y34F) by Peroxynitrite". *Archives of Biochemistry and Biophysics*. Vol. 366, nº 1. (1º de junho de 1999): 82-88. doi: 10.1006/abbi.1999.1202.

10. Van der Veen R.C. e Roberts L.J. "Contrasting Roles for Nitric Oxide and Peroxynitrite in the Peroxidation of Myelin Lipids". *Journal of Neuroimmunology*. Vol. 95, nº 1-2. (1º de março 1999): 1-7. doi: 10.1016/s0165-5728(98)00239-2.

11. Schmidt P., Youhnovski N., Daiber A., Balan A., Arsic M., Bachschmid M., Przybylski M. e Ullrich V. "Specific Nitration at Tyrosine 430 Revealed by High Resolution Mass Spectrometry as Basis for Redox Regulation of Bovine Prostacyclin Synthase". *Journal of Biological Chemistry*. Vol. 278, nº 15. (11 de abril de 2003): 12813-12819. doi: 10.1074/jbc.M208080200.

12. Bartesaghi S. e Radi R. "Fundamentals on the Biochemistry of Peroxynitrite and Protein Tyrosine Nitration". *Redox Biology*. Vol. 14. (Abril de 2018): 618–625. doi: 10.1016/j.redox.2017.09.009.

13. Lee D.Y., Wauquier F., Eid A.A., Roman L.J., Ghosh-Choudhury G., Khazim K., Block K. e Gorin Y. "NADPH Oxidase Mediates Peroxynitrite-Dependent Uncoupling of Endothelial Nitric-Oxide Synthase and Fibronectin Expression in Response to Angiotensin II: Role of Mitochondrial Reactive Oxygen Species". *Journal of Biological Chemistry*. Vol. 288, nº 40 (4 de outubro de 2013): 28668-28686. doi: 10.1074/jbc.M113.470971.

14. Gochman E., Mahajna J. e Reznick A.Z. "NF-κB Activation by Peroxynitrite through IκBα-Dependent Phosphorylation versus Nitration in Colon Cancer Cells". *Anticancer Research*. Vol. 31, nº 5. (Maio de 2011): 1607-1617.

15. Kuzkaya N., Weissmann N., Harrison D.G. e Dikalov S. "Interactions of Peroxynitrite with Uric Acid in the Presence of Ascorbate and Thiols: Implications for Uncoupling Endothelial Nitric Oxide Synthase". *Biochemical Pharmacology*. Vol. 70, nº 3. (1 de agosto de 2005): 343-354. doi: 10.1016/j.bcp.2005.05.009.

16. Pall M.L. "The NO/ONOO-Cycle as the Central Cause of Heart Failure". *International Journal of Molecular Sciences*. Vol. 14, nº 11. (Novembro de 2013): 22274–22330. doi: 10.3390/ijms141122274.

17. Case A.J. "On the Origin of Superoxide Dismutase: An Evolutionary Perspective of Superoxide-Mediated Redox Signaling". *Antioxidants (Basel)*. Vol. 6, nº 4 (30 de outubro de 2017): 82. doi: 10.3390/antiox6040082.

Apêndice B: 34 Mecanismos Específicos do Ciclo do ON/Peroxinitrito

1. Hybertson B.M., Gao B., Bose S.K. e McCord J.M. "Oxidative Stress in Health and Disease: The Therapeutic Potential of Nrf2 Activation". *Molecular Aspects of Medicine*. Vol. 32, nº 4-6 (Agosto de 2011): 234–246. doi: 10.1016/j.mam.2011.10.006.

AGRADECIMENTOS

Levei três anos para compilar todas as informações e escrever este livro, e muitas pessoas ajudaram a melhorar minha capacidade de traduzir essas informações complexas e técnicas de modo que servissem como um guia prático para você.

Em primeiro lugar, gostaria de expressar minha gratidão a minha irmã Janet, que trabalha comigo desde que comecei minha prática médica em 1985. Ela agora atua como editora-chefe do meu site, portuguese.mercola.com, e ajudou muito na edição deste livro, pelo que sou muito grato.

Kate Hanley é uma escritora profissional que ajudou a converter meus rascunhos iniciais em um texto de fácil leitura e mais atraente.

Também pedi a muitos dos principais especialistas em variados aspectos da ciência por trás dos CEMs que revisassem as partes do manuscrito que se relacionavam com suas áreas de especialização. Sou grato por todos os comentários, adições e recomendações atenciosas:

- Brian Hoyer é um especialista em remediação dos CEMs que me ajudou pessoalmente na remediação de minha casa, removendo as fontes furtivas de CEMs. Ele acrescentou perspectivas valiosas no Capítulo 7 sobre como remediar a sua casa. Ele está realizando treinamentos para que outros profissionais possam prestar um serviço semelhante. Seu site é https://shieldedhealing.com/ [conteúdo em inglês].
- Martha Herbert, Ph.D., é professora assistente de neurologia na Harvard Medical School, neurologista pediátrica e neurocientista do Massachusetts General Hospital, em Boston, e afiliada do Harvard-MITMGH Martinos Center for Biomedical Imaging, onde é diretora do Programa de Pesquisa TRANSCEND (Treatment Research and Neuroscience Evaluation of Neurodesevelopmental Disorders).
- Stephanie Seneff, Ph.D., é pesquisadora sênior do Laboratório de Ciência da Computação e Inteligência Artificial do Instituto de Tecnologia de Massachusetts (MIT). Ela publicou pesquisas inovadoras sobre os mecanismos moleculares de como o glifosato causa danos aos humanos.
- Sharon Goldberg, M.D., é uma praticante de medicina credenciada e professora associada voluntária da Escola de Medicina da Universidade do Novo México.
- Magda Haavas, Ph.D., é professora associada da Trent University. Desde a década de 1990, a pesquisa da Dra. Havas tem investigado os efeitos biológicos da poluição eletromagnética, incluindo a radiação de radiofrequência, os campos

eletromagnéticos, a eletricidade suja e a corrente da terra. Ela trabalha tanto com diabéticos quanto com indivíduos que têm esclerose múltipla, zumbido, fadiga crônica, fibromialgia e aqueles que são eletricamente hipersensíveis. Ela também conduz pesquisas sobre a síndrome do edifício doente no que se refere à qualidade da energia nas escolas.

- James Clement é um dos principais pesquisadores clínicos em extensão da vida e NAD+. Ele dirigiu o Supercentenarian Research Study (www.supercentenarianstudy.com, conteúdo em inglês) e é o fundador da organização de pesquisa científica sem fins lucrativos Betterhumans (www.betterhumans.org, conteúdo em inglês).

- Peter Sullivan é o fundador e CEO da Clear Light Ventures Inc., uma importante financiadora de pesquisas em saúde ambiental. Ele mora no Vale do Silício e teve muitas experiências pessoais e familiares com a recuperação de exposições aos CEMs.

- Nicolas Pinault é um jornalista de saúde que publicou mais de 1.500 artigos online por meio do boletim diário chamado *Nick & Gen's Healthy Life*. Em 2017, ele escreveu *The Non-Tinfoil Guide to EMFs* — um livro não convencional que combina bom senso e humor para lidar com o assunto muito sério da poluição eletromagnética e seus efeitos na saúde humana.

- Oram Miller é líder no campo da biologia das construções. Ele remedia muitos lares e é um professor ativo para aqueles que buscam aprender nesse campo. Forneceu informações valiosas sobre as estratégias de remediação do Capítulo 7, já que está nas trincheiras todos os dias ajudando as pessoas a resolver seus desafios com os CEMs.

- Alasdair Phillips é um engenheiro elétrico que foi fundamental na organização de conferências internacionais sobre as causas do câncer infantil. Ele é um dos maiores especialistas em efeitos biológicos dos CEMs no Reino Unido. Seus sites são emfields-solutions.com e powerwatch.org.uk [ambos com conteúdo em inglês].

- Lloyd Burrell é autor sobre os CEMs e fundador do site https://www.electricsense.com [conteúdo em inglês], que ajudou milhares de pessoas a resolver o tópico confuso da poluição dos CEMs, forneceu recursos práticos poderosos, além de contribuir com as opções de medidores na seção de recursos.

- Arthur Firstenberg, M.D., é um apaixonado defensor da segurança dos CEMs. Ele escreveu dois livros, *Microwaving Our Planet: The Environmental Impact of the Wireless Revolution* [Colocando o Planeta no Micro-ondas: O Impacto Ambiental da Revolução Sem Fio, em tradução livre] e *The Invisible Rainbow* [O Arco-Íris Invisível, em tradução livre]

- Alex Tarnava é um pesquisador brilhante cujo trabalho tem permitido a aplicação prática do hidrogênio molecular como ferramenta para melhorar a saúde.

SOBRE O AUTOR

O **dr. Joseph Mercola** é médico e autor de best-sellers do *New York Times*. Foi eleito o Ultimate Wellness Game Changer pelo *Huffington Post* e foi destaque em vários meios de comunicação internacionais, incluindo a revista *Time*, o *Los Angeles Times*, a CNN, a Fox News, a ABC News, a TODAY e o The Dr. Oz Show. Fundou o site mercola.com em 1997, bem antes do Google, da Amazon e do Facebook, que tem sido o site de saúde natural mais visitado da web nos últimos quinze anos.

Website: portuguese.mercola.com

ÍNDICE

SÍMBOLOS
5G, xi–xii
  Fast Plan, 44
  quinta geração, 31
    implicações para a saúde no longo prazo, 31

A
abelhas, 96
abolismo celular intermediário, 79
adenosina trifosfato (ATP), 82, 86, 138
adolescentes, 101
agência
  capturada, 69
  de Proteção Ambiental, 69
  Internacional de Pesquisa do Câncer da OMS, 101
AirPods, 188
AirPort, 27
Ajit Pai, 44
Alasdair Philips, 39
Alexa, 28, 180
Allan Frey, 115, 128
alterações
  na memória, 127
  neuropsiquiátricas produzidas pela exposição aos CEMs, 126
Amazon, 28
American
  Cancer Society, 74
  Society of Hypertension, 124
Android, 171
Annie Hopper, 130
ansiedade, x, 124, 126

Apelo
  Internacional dos Cientistas CEM/EMF, 73
  Internacional para Parar o 5G na Terra e no Espaço, 46
Apple, 70, 107, 171
  TV, 181
Archives of Medical Research, 128
área rural, 7
Arris Surfboard, 169
Arthur Harden, 139
árvores e mudas próximas de torres de celular, 98
atores de estresse ambiental, 10
aumento
  da carga tóxica no cérebro, 118
  da frequência cardíaca, 10
  do estresse oxidativo, 115
  do risco de aborto, 12
  do risco de desenvolver tumores cerebrais nos usuários de celulares, 119
  seus níveis de NAD+, 147
autofagia, 156, 158
avisos exigidos pelo governo nas embalagens de cigarros, 58

B
bactérias, 98
baixa autoestima, 107
banda larga mais abrangente, 35
Bank of America, 70
barreira hematoencefálica, 114

beamforming, 34
biogênese mitocondrial, 156
Bluetooth, 169, 207
bolsa Faraday, 172, 188
Brown & Williamson, empresa de tabaco, 56, 76
Bundestag, 47

C
cabos
  de fibra óptica, 52
  Ethernet, 168, 207
cadeia de transporte de elétrons, 87
campo
  elétrico, 11, 67, 183
    afetar a função cerebral, 67
  eletromagnético, 187, 202
    efeitos fisiológicos negativos demonstráveis, x
    fontes naturais, x
  eletromagnéticos
    exposição ao, xi
  magnético, 11, 175
canais de cálcio dependentes de voltagem (CCDVs), 80, 123
câncer, x, 118
  cerebral, 11, 111, 119, 173
  glioma, 119
  de mama, 121
  leucemia infantil, 122
Carta Mundial para a Natureza, 204
caso Estados Unidos vs. Philip Morris USA, 75
catarata, 113

células
  senescentes, 129, 156
  -tronco, 6
CEMs, 1, 55
  carcinogênicos, 71
  efeitos potenciais no corpo, 67
  fontes
    artificiais, 2
    naturais, 2
  não ionizantes, 4
  "vazamento" da barreira hematoencefálica, 67
Centro
  de Controle e Prevenção de Doenças, 58
  de Ética Edmond J. Safra, 69
ciclo do óxido nítrico e peroxinitrito, 227
cidades inteligentes, 36
cobertura de rede móvel, 25
cóclea, 112
Comissão Federal de Comunicações (FCC), 69–70
Committee on Interagency Radiation Research and Policy Coordination, 71
Common Sense Media, 106
comodidades eletrônicas, 1
comunicação
  ótica por luz visível (VLC), 29
  por campo de proximidade (NFC), 171
conexão
  entre o uso dos celulares, 102
  mais rápidas, 35
contagens de espermatozóides baixas, 132
conversão do excesso de calorias, 144
correção de fase, 177
corrente
  alternada (CA), 9, 170
  contínua (CC), 9, 13
corrupção institucional, 69

D

dano
  ao DNA, 60, 94
  induzido pelo peroxinitrito, 84
  oxidativo
    causado pelos radicais livres, 153
David Michaels, 55
declínio da fertilidade masculina, 133
decompor o superóxido, 92
Denham Harman, 142
Departamento de Defesa dos EUA, 42
depressão, x, 124, 126
desenvolvimento de doenças, 111
Devra Davis, 109
dieta, xi
dificuldade de concentração, 124
diminuição da quantidade de espermatozóides, x
dimmers eletrônicos, 14
disestesia, 127
disfunção
  do DNA, 95
  mitocondrial, 118, 153
  sináptica, 128
disparidade nos relatos, 64
disrrupção da barreira hematoencefálica, 114
distúrbio
  do colapso das colônias (DCC), 96
  do sistema circulatório, 112
  do sono, x, 116, 126
DNA
  mitocondrial, 83
  nuclear, 83
doença
  autoimunes, 117
  cardíacas, 123
    arritmia cardíaca, 123
    aumento da pressão arterial, 124
    morte súbita cardíaca, 123
  de Alzheimer, x, 115
  de Lou Gehrig, 128
  de Lyme, 131
  neuropsiquiátricas, 95, 124
    hostilidade, 124, 126
  pulmonar obstrutiva crônica (DPOC), 59
dores
  de cabeça, 127
  na pele, 42
Dra. Beatrice Golomb, 131
Dr. Yoshiaki Omura, 131

E

Ed Leeper, 122
efeito
  biológicos conhecidos dos CEMs em humanos, 127
  colaterais da radioterapia, 146
  de aquecimento, 77
  dos campos magnéticos, 11
efeito Frey, 67
eletricidade suja, 12–14, 28, 175, 215–217
  fontes de, 175
eletrodomésticos inteligentes, 39
eletroencefalografia, 10
eletrohipersensibilidade, x, 40, 113
eletromagnetismo, 202
elétron desemparelhado, 83
ELFs pulsantes, 11
emissor de frequências de RF, 171
energia
  elétrica, 1
  magnética, 1
Energy Policy Act, 71
envelhecimento prematuro, 82

Índice

Environmental
  Health Criteria, 122
  Health Trust, 101
enzimas PARP, 137
Escola de Saúde Pública da Universidade da California em Berkeley, 65
Escritório de Análise Ambiental e de Saúde, 71
espécie reativa
  de nitrogênio (ERN), 91, 145
  de oxigênio (ERO), 87, 133, 144
estilo de vida, xi
  saudável, xi
estratégias anti-envelhecimento, 147
estresse oxidativo, 81, 142
  nocivo, 104
  secundário, 184
Estudo Interphone, 72
Ethernet Cat7 aterrado, 169
exposição
  à radiação, 60
  de micro-ondas, 71
  dos celulares como uma causa do câncer cerebral, 119
  à radiofrequência, 168
  desnecessária aos CEMs, 164
  no útero, 102

F

fator Nrf2, 152
filtros
  de eletricidade suja, 176
  Stetzer, 176
fitonutrientes, 157
fluoroscópio de sapataria, 19
fonte
  de alimentação comutada, 13
  internas de CEMs, 168
Food and Drug Administration, 45, 69
forno de micro-ondas, 22

frequências
  de micro-ondas, 67, 114
  extremamente baixas (ELFs), 10
Friedrich Nietzsche, 155
função do cálcio, 79

G

gaussímetro, 175, 191
  de eixo único, 214
General Electric, 67
geolocalizar dispositivos móveis, 34
Geovital, 165
Gigahertz Solutions, 165
glioma, 119
Global Union Against Radiation Deployment from Space, 39
glutationa, molécula, 90
Google Home, 28, 180
Grande Conselho de Vaud, 47
gravidez, 12

H

Hadassah Medical Center, 42
harmonizadores, 171
Harvard Medical School, 104
heme, molécula, 90
hidrogênio molecular, 151–152, 208
hidroxila, 5
Hill+Knowlton Strategies, 56, 59
hipersensibilidade
  aos CEMs, 112
  elétrica, 190
  eletromagnética, 129–130
homeostase, 155
hormese, 155
House Energy and Commerce Subcommittee on Communications and Technology, 70

I

IHS Markit, 37
indústria
  das telecomunicações, 201
  sem fio, x–xi, 55, 70
  do tabaco, ix, 55, 57
infertilidade, 132
  aumento no risco de aborto espontâneo, 134
  redução da motilidade do esperma, 133
infiltração nas agências reguladoras, 71
infravermelho (IR), 181
insônia, 116, 126
instabilidade genética, 114
Instituto Nacional de Ciência, Direito e Políticas Públicas, 52
Interferência eletromagnética (EMI), 12
internet
  das Coisas (IoT), 28, 38, 180
  via satélite, 204
inversores de energia solar, 175
ionização indireta, 94
iPad, 174
iPhone, 174

J

James
  Clement, 148
  Clerk Maxwell, 22
  Dean, 74
JANA Partners, 107
Jean Twenge, 107
jejum, 144
  intermitente, 151, 155, 208
Jeremy K. Raines, 126
John McCain, 119
Journal
  for the Association of Consumer Research, 125
  of Environmental and Public Health, 121

K

Kaiser Permanente, 102, 134
KetoFast, 144

L

lâmpadas fluorescentes compactas, 13
Larry
  King Live, 59
  Pressler, senador, 65
lei
  das Telecomunicações de 1996, 64
  do inverso do quadrado de Newton, 187
  para minimizar a exposição ao Wi-Fi nas escolas, 108
Leif Salford, 115, 128
Lennart Hardell, 73, 120
lesões nos ouvidos, 112
leucemia infantil, 11
Liggett Group, fabricante de cigarros, 58
limites de exposição à radiofrequência, 108
Lloyd Burrell, 167
longevidade, 155
Longmont Power & Communications, 52
Long Term EMF Protection, 41
LTE (evolução de longo prazo), 32–35
luz
  azul, 179
  solar, 2

M

Magda Havas, 166, 176
magnésio, 158, 208
magnétron, 22
manequim antropomórfico específico (SAM), 7
Marlon Brando, 74
Martin
  Cooper, 23
  Pall, 123, 126

Matthew Walker, 116
mecanismos de humor, 126
medicina natural, 28
medidor
  de CEMs, 165
  de poluição elétrica microsurge, 178
  de voltagem corporal, 185
medidores inteligentes, 36, 211
membranas celulares, 6
menor latência de rede, 35
metais pesados, 131
microcélulas, 33, 190
micro-ondas, 22
Microwave News, 66
Mill Valley, 50
Milton Zaret, 114
MIMO (multiplas entradas e multiplas saídas, 33
mitocôndrias, 6, 81
modificações na estrutura e função de membranas celulares, 41
modo avião, 171
morte celular prematura, 82
Motorola, 23, 59, 66
mudanças
  maciças na estrutura dos neurônios, 128
  na expressão do gene, 104

N

NAD+, 138, 208
NADPH, 142
  desidrogenase, quinona 1 (NQO1), 152
  oxidase (NOX), 144
Nady Braidy, 148
Nancy Wertheimer, 122
Narendra "N.P." Singh, 66
NASA, 78, 127
National
  Cable & Telecommunications Association, 64
  Institute for Science, Law, and Public Policy, 43

Institutes of Health, 66, 93
  Press Club, 38
Naval Medical Research Institute, 126
NCTA: The Internet & Television Association, 64, 70
NEC Corporation of America, 59
neurodegeneração, 173
New York Times, 19
niacina, 208
niacinamida, 148, 151
nicotinamidaadenina dinucleotídeo (NAD+), 138
nociceptores, 42
Norm Alster, 69
normas reguladoras, 58
N. P. Zalyubovskaya, 40
número de smartphones no mundo, 24

O

ondas
  de rádio, 24, 202
  milimétricas (mmW), 32
OneWeb, 38
Örebro University Hospital, 73
Organização Mundial da Saúde (OMS), 72, 73, 101, 122
organizações lobistas, 58
Otto Warburg, 139
óxido nítrico, 83–84, 88, 145

P

painéis solares, 14, 178
PARP1, 137
participação financeira pessoal nos setores para os quais criam legislação, 70
Paul Ehrlich, 114
pelagra, 150
Pentágono, 68
Percy Spencer, 22
peróxido de hidrogênio, 92

Índice

peroxinitrito, 83, 115, 145, 172, 225–226
pesquisas
  financiadas pela indústria, 60
  tendenciosas, 57
Petaluma, 50
Peter Sullivan, 133
Pew Research Center, 109
Phonegate Alert, 47
Pierre Curie, 18
plantas alimentícias, 98
plugue de três pinos, 170–171
PNU ou polimorfismos de nucleotídeo único, 104
poli (ADP-ribose) polimerase (PARP), 137
polifenóis, 155
população rural, 36
porcentagem de fumantes, 58
pressão elétrica de CA, 184
Princípio da Precaução, 204
problemas
  de saúde, x
  oculares, 41
processo de autofagia, 144
Programa
  Nacional de Toxicologia, 120
  Nacional de Toxicologia dos EUA, 49, 74
proteínas, 6
PubMed, 153

Q

Qualcomm Technologies, 37
quarta revolução industrial, 36
quarto blindado contra RF, 113

R

radar, 22, 67–68
Radarange, 22
radiação
  de micro-ondas, 66, 68
  de radiofrequência, 8, 125
  eletromagnética, 202

ionizante, 2, 5, 93, 146
não ionizante, 2–4, 43, 68, 94
  lesões por, 68
  pulsante, 109
  sem fio, 169
radicais livres, 2, 83
  carbonato, 91, 94
  de carbonila, 6
  hidroxila, 88, 91
  prejudiciais, 5
radioatividade, 18
radiofrequência (RF), 25
raios
  gama, 83, 93
  X, 17, 83, 93
redução dos níveis de melatonina, 116
regular e controlar rigidamente seu nível de cálcio, 80
reino animal, 99
Rejuvenation Research, 149
relação entre o uso de celulares e de telefones sem fio e tumores cerebrais, 120
Relatório
  BioInitiative, 78, 121–122
  do Futuro Digital de 2017, 27
reservas antioxidantes, 225
resposta inflamatória do sistema imunológico, 84
Richard Blumenthal, 45
ritmo circadiano, 116
Roku, 181
Rome Laboratory, 127
romper a estrutura de um átomo, 2
roteadores Wi-Fi, 2
Router Guard, 170

S

satélites de baixa órbita, 38
saúde
  intestinal, 117
  mental, 107
  pública, xii

schwannoma maligno no coração, 120
Scott M. Bolen, 127
Screen Time, 108
Segunda Guerra Mundial, 22
seguradoras, 201
semear dúvidas no público, 65
sensação de calor, 78
Signal Tamer, 170
sinais elétricos, 113
síndrome
  da sensibilidade química múltipla, 130
  do intestino permeável, 117
síntese de novo, 147
sintomas depressivos, 107
Sir Robert Watson-Watt, 22
sirtuínas, 138, 151
sistema
  de aquecimento radiante, 193
  de drenagem glifático do cérebro, 118
  de Negação Ativa (ADS), 42
  imunológico, 117
  Voz sobre o Protocolo de Internet (VoIP), 178
Smart
  Meter Guard, 170
  TV, 180
Sonoma, 50
sono profundo, 185
Sony, 180
Sophia Health Institute, 105
SpaceX, 38
suicídio entre os jovens, 107
superóxido, 83–85, 145, 152
  dismutase, 85, 92
suplementação com antioxidantes, 142
Suprema Corte da Itália, 47
suprimento de alimentos, 42

T

tabaco, 55
tabagismo, ix, 56
taxa
    de absorção específica (SAR), 7
    de fertilidade em declínio, 95
TDA (transtorno do déficit de atenção), 103
Ted Kennedy, 119
tempo de tela para crianças, 107
teoria do envelhecimento dos radicais livres, 142
terapia de niacina, 150
testados quanto à segurança, xii
The Appraisal Journal, 43
The British Medical Journal, 133
The Guardian, 70
The Journal of the American Association of Dermatology, 124
The Lancet, 124
The New Yorker, 69
tinnitus, 112
Tobacco Institute, 58
Tom Wheeler, 38
torre de celular, 14, 189
tráfego, 36
transientes de alta tensão, 12
transtorno do espectro autista (TEA), 104
treinamento com restrição do fluxo sanguíneo, 149, 151
tumor maligno, 119
turbinas eólicas, 14

U

União
    Europeia, 48
    Soviética, 128
Universidade
    da Califórnia em Berkeley, 61
    de Harvard, 55
    de Washington, 60
U.S. Census Bureau, 23

V

variabilidade da frequência cardíaca, 41
vasos sanguíneos, 90
vazamento de linhas subterrâneas, 191
velocidades de download, 35
Verizon, 65, 70, 119
via de recuperação, 148
vigilância pública, 36
Virgin Mobile, 59
Vitamina
    B3 (niacina), 150
    D, 157
vontade política, 206

W

Walnut, 51
WaveCage, 170
Wi-Fi, xi, 26, 168, 207
Wilhelm Conrad Röntgen, 17
Wireless
    Technology Research Project, 60
    Telecom Group, 70

Y

Yael Stein, 42
YouMail, 173

Z

zumbido no ouvido, 112

Projetos corporativos e edições personalizadas dentro da sua estratégia de negócio. Já pensou nisso?

Coordenação de Eventos
Viviane Paiva
viviane@altabooks.com.br

Assistente Comercial
Fillipe Amorim
vendas.corporativas@altabooks.com.br

A Alta Books tem criado experiências incríveis no meio corporativo. Com a crescente implementação da educação corporativa nas empresas, o livro entra como uma importante fonte de conhecimento. Com atendimento personalizado, conseguimos identificar as principais necessidades, e criar uma seleção de livros que podem ser utilizados de diversas maneiras, como por exemplo, para fortalecer relacionamento com suas equipes/ seus clientes. Você já utilizou o livro para alguma ação estratégica na sua empresa?

Entre em contato com nosso time para entender melhor as possibilidades de personalização e incentivo ao desenvolvimento pessoal e profissional.

PUBLIQUE
SEU LIVRO

Publique seu livro com a Alta Books. Para mais informações envie um e-mail para: autoria@altabooks.com.br

 /altabooks   /alta-books   /altabooks   /altabooks

CONHEÇA OUTROS LIVROS DA **ALTA BOOKS**

Todas as imagens são meramente ilustrativas.

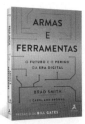 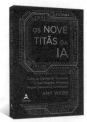

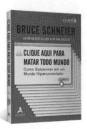 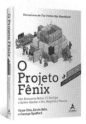

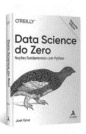 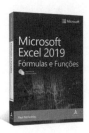

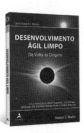 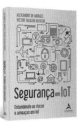

Este livro foi impresso nas oficinas gráficas da Editora Vozes Ltda.,
Rua Frei Luís, 100 – Petrópolis, RJ.